Was bringt Ihnen dieses Buch?

Vorwort

Tausende Medizinstudierende, Ärztinnen und Ärzte werden jedes Jahr in ihren Staatsexamina und Facharztprüfungen mit komplexen Prüfungsinhalten konfrontiert, die sie sich oft nur schwer merken können. Viele Mediziner haben bereits erkannt, dass der Versuch, sich lange Listen von Symptomen, Stadien und Erkrankungen durch häufig wiederholtes Auswendiglernen anzueignen, recht ineffektiv und zeitaufwendig ist. Natürlich existieren auch Erfahrungswerte, welche Zusammenhänge oder Lerninhalte immer wieder besonders schlecht in der Aus- und Weiterbildung vermittelbar sind (gemeint sind hier nur diejenigen mit tatsächlicher Praxisrelevanz). Genau diese Inhalte wurden bevorzugt in die vorliegende Sammlung von Merksprüchen aufgenommen.

Es kursieren in der „medical community" seit Jahrzehnten zahlreiche Merksprüche oft unbekannter Herkunft in den unterschiedlichen Medien. Leider sind davon viele unvollständig oder sie enthalten falsche Aussagen. Andere sind so kompliziert, dass man sie sich schon daher kaum merken kann. Wir haben versucht, die geeignetsten Merksprüche herauszufiltern, haben die meisten angepasst oder verändert und haben schließlich viele neue hinzugefügt. Dabei haben wir aus Gründen des Stils bewusst auf allzu obszöne oder politisch tendenzielle Merksprüche verzichtet, selbst wenn einige der dadurch aussortierten Merksprüche auf den ersten Blick gut einprägsam waren.

Je mehr Sinne Sie am Lernprozess beteiligen können, um so effektiver wird Ihr oft knappes Zeitbudget genutzt werden: Dieses Buch setzt methodisch bewusst Humor, Überraschung und das visuelle Vorstellungsvermögen als wirkungsvolle Instrumente ein, damit Sie sich komplexe Zusammenhänge mit geringerem Zeitaufwand einprägen können. Für die besondere Einprägsamkeit der hier aufgeführten Merksprüche sorgen neue Skizzen und Zeichnungen, die oft in Cartoon-Form gehalten sind.

Dieser Band 2 des „Triple-M" hat zwei Funktionen: Er fokussiert zum einen Themen, die Ihnen im klinischen Studienabschnitt und in der späteren klinischen Tätigkeit oft begegnen werden. Im zweiten Teil (ab Seite 141) haben wir Ihnen die Syndrome und Phänomene alphabetisch zusammengestellt und jeweils kurz kommentiert, die nach Eigennamen benannt sind („EPONYME"). Erfahrungsgemäß wird deren Bedeutung immer wieder verwechselt, so dass Sie hier ein nützliches Nachschlagewerk im „Kitteltaschenformat" in den Händen halten. Für die Lektüre dieser Zusammenstellung wünschen wir Ihnen viel Spaß und den gewünschten Lerneffekt – hoffentlich mit dem geringst möglichen Zeitaufwand.

Düsseldorf, im Frühjahr 2006

Dr. med. Matthias Hofer (Hrsg.) Torsten Kaussen Dr. med. Sebastian Pohle

Impressum

Dr. med. Matthias Hofer, MPH, MME (Hrsg.)
Arzt für Diagnostische Radiologie
Leiter des Medizindidaktischen Pilotprojektes
Inst. für Anatomie II & Diagnost. Radiologie
Heinrich-Heine-Universität Düsseldorf
Postfach 10 10 07
40001 Düsseldorf

Dr. med. Sebastian Pohle, Düsseldorf
Torsten Kaussen, Passau

1. deutsche Auflage 2003
2. deutsche Auflage 2006

Bibliographische Information der Deutschen Bibliothek
Die Deutsche Bibliothek verzeichnet diese Publikation in der Deutschen Nationalbibliografie; detaillierte bibliografische Daten sind im Internet über **http://dnb.ddb.de** abrufbar.

Robert-Mayer-Weg 18, D – 40591 Düsseldorf
Printed in Germany
Gestaltung und Produktion:
Susanne Kniest Graphik, Kaarst
Inger Jürgens, www.ingerj.de, Köln
Cartoons: Sebastian Pohle
Druck und Repro: WAZ-Druck, Duisburg

ISBN 978-3-938103-10-8
ISBN 3-938103-10-8

DIDAMED Verlag GmbH

Robert-Mayer-Weg 18 • 40591 Düsseldorf
Tel. 0211-750655 • Fax 0211-750633

www.didamed.de

Produkthaftung – wichtiger Hinweis:
Die Medizin erfährt wie jede Wissenschaft ständig neue Entwicklungen: Forschungen und klinische Erfahrungen verändern insbesondere die Erkenntnisse der medikamentösen Therapie und Dosierung. Soweit in diesem Werk die Dosierung oder Applikationsform eines Medikamentes angegeben wird, dürfen die Leser zwar darauf vertrauen, dass die Angaben mit großer Sorgfalt dem Wissensstand bei Fertigstellung des Werkes angepasst wurden. Trotzdem kann für Druckfehler oder Irrtümer vom Verlag keine Gewähr übernommen werden und **jeder Leser muß sorgfältig**, durch Vergleich mit anderen Literaturstellen, Prüfung der Beipackzettel der verwendeten Präparate oder Konsultation eines Spezialisten **prüfen, ob die dortigen Empfehlungen in Bezug auf Dosierung und Kontraindikationen gegenüber den Empfehlungen in diesem Buch abweichen**. Diese Sorgfaltspflicht gilt insbesondere bei neu auf den Markt gebrachten Medikamenten. Jede Dosierung und Anwendung eines Medikamentes erfolgt ausdrücklich auf eigene Gefahr des Benutzers.
Das Gleiche gilt für die Kennzeichnung der anatomischen, (patho-) physiologischen und anderen Angaben in diesem Buch. Auch hier wurden von den Autoren und dem Verlag die größtmögliche Sorgfalt angewandt – **Übertragungsfehler im Herstellungsprozess** können jedoch nicht sicher ausgeschlossen werden.

Inhaltsverzeichnis

I. Eselsbrücken

II. Eponyme

E

Myokardinfarkt

? In welcher Reihenfolge steigen die Herzenzyme nach einem Myokardinfarkt?

➡ **„Timmy's t**iny **castl**e"

Zuerst steigt das **T**roponin I, gefolgt von **My**oglobin, dann **T**roponin **T** und **C**K, danach die **AS**AT und zuletzt die **L**DH-1.

„Timmy's tiny **castl**e"

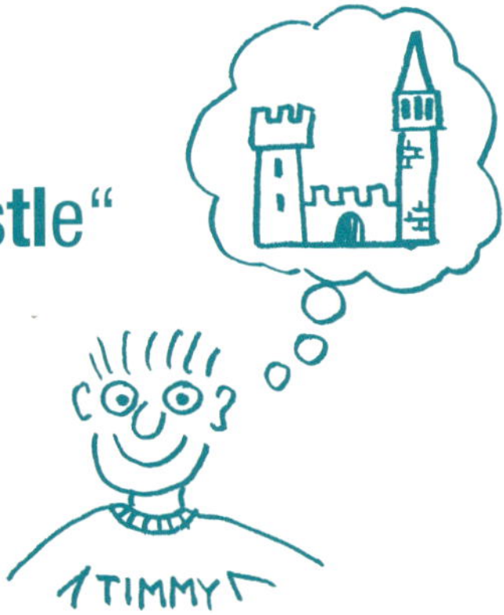

Enzym im Serum	Zeit bis Anstieg	Referenzbereich - cave: variieren je nach Methode
Troponin I	0,5 - 1 h	< 0,1 ng/mL
Myoglobin	1 - 2 h	Männer: 28 – 72 ng/ml Frauen: 25 – 58 ng/ml
Troponin T	2 - 6 h	< 0,1 ng/mL
CK	2 - 6 h (Maximum nach 16 - 36 h)	Männer: < 200 U/l Frauen: < 160 U/l
CK-MB	(Maximum nach 12 - 18 h)	< 6% der CK
ASAT	4 - 6 h (Maximum nach ca. 48 h)	10 - 40 U/L
LDH-1	6 - 12 h (Maximum nach ca. 4 - 6 Tagen)	20 - 30% der LDH (LDH: 100 - 240 U/L)

Myokardinfarkt

? Wie behandle ich medikamentös einen gesicherten Myokardinfarkt?

➡ Ein gesicherter Myokardinfarkt wird behandelt von Schwester **MONAH!**

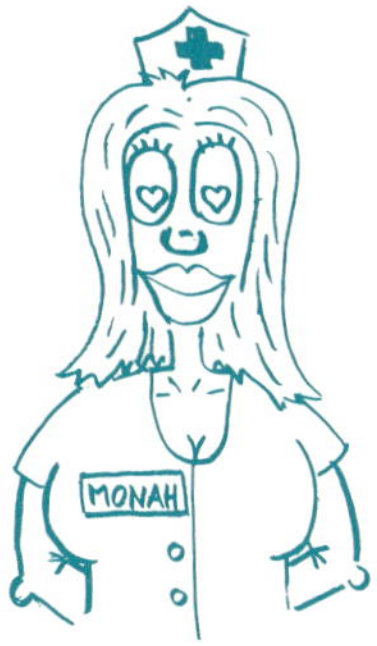

M	**M**orphin
O	**O**$_2$
N	**N**itrate
A	**A**cetylsalicylsäure
H	**H**eparin

Übrigens:
Im Bezug auf die sonstige Therapie besteht in letzter Zeit zunehmend die Tendenz, die systemische Lysetherapie durch eine Akut-PTCA (Ballondilatation der Koronarien) zu ersetzen.

Deskriptive Kriterien zur EKG-Beurteilung

? Wie befunde ich ein EKG systematisch?

➡ Freni rüttelt lange am Infostand.

Freni	**Fre**quenz
Rüttelt	**Rhyt**hmus
Lange	**Lage**typ
am	**Am**plituden-Zeitwerte
Infostand.	**Inf**arkt-Zeichen

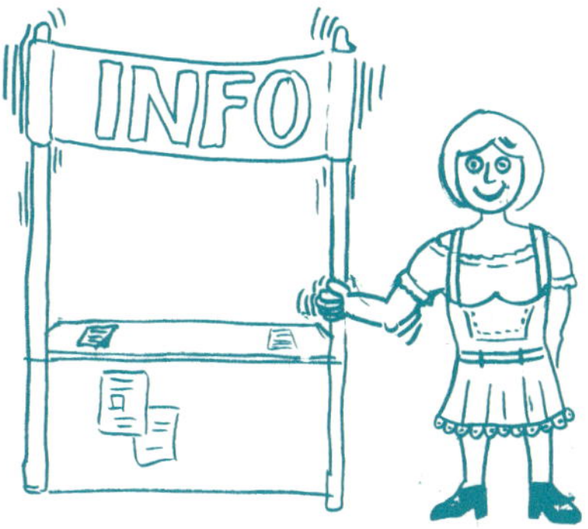

Infarktzeichen / Infarktstadien

? Was sind die typischen Zeichen der Stadien eines Myokardinfarkts?

➡ Ein Erstickungsanfall im Aufzug führt zu negativer Stimmung und Verlust des Patienten.

Ein **Erstickungs**anfall im	1. **Erstickungs**-T
Aufzug führt zu	2. ST-**Hebung** / -Elevation
Negativer Stimmung und	3. T-**Negativ**ierung / -Inversion
Verlust des	4. R-**Verlust**
Patienten.	5. **Pat**hologisches, tiefes Q

DD Myokardinfarkt

? Was sind die Differenzialdiagnosen eines Myokardinfarktes?

➡ Alle Pakete müssen per Luftpost am heiligen Ulrich vorbei.

Alle	**A**ngina (stabil / instabil / Prinzmetal-Form)
Pakete	**P**leuritis
müssen	**M**yokarditis
per	**P**erikarditis
Luftpost	**L**ungenembolie
am	**A**ortendissektion
heiligen	**H**iatushernie
Ulrich	**U**lkus (Magen / Duodenum / Akutes Abdomen)
vorbei.	**V**ertebragene Schmerzen

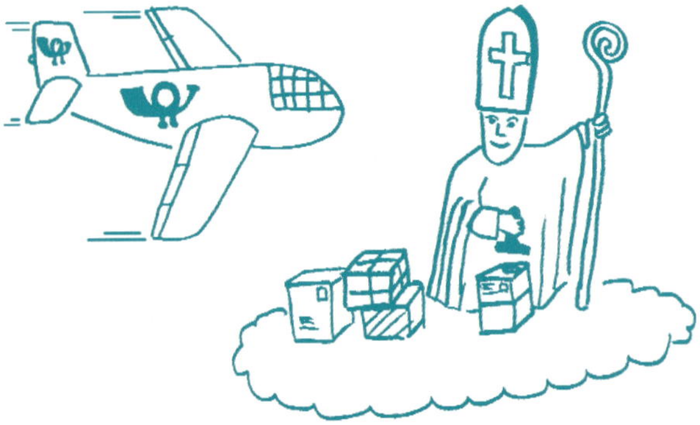

Angina pectoris

? Wie erkenne ich im EKG eine Prinzmetal-Angina?

➡ Denk bei Prinzmetal an den kleinen Prinzen, der erhöht auf seinem Thron sitzt:

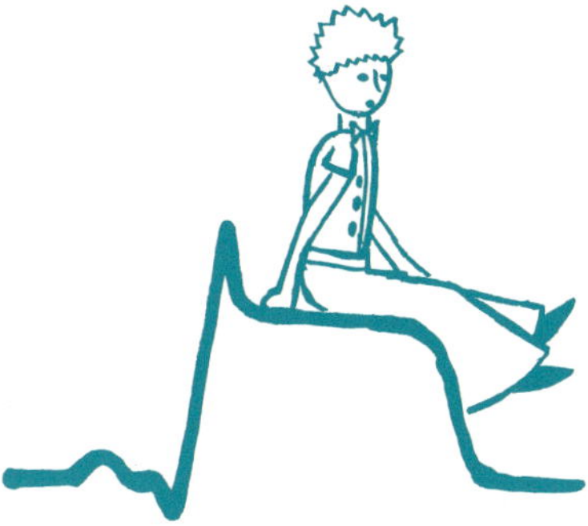

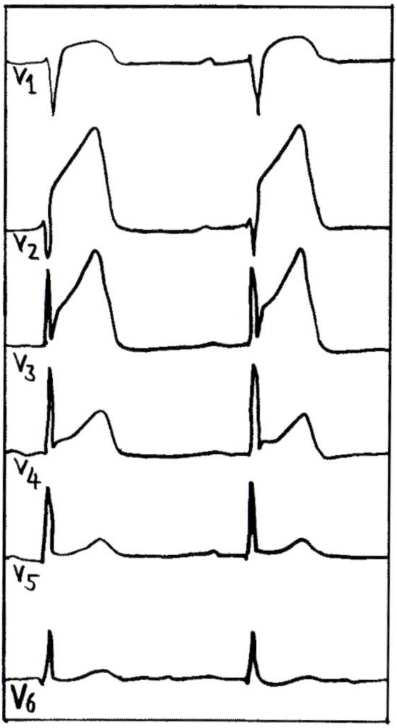

Bei der PRINZMETAL-Form (Vasospasmus der Koronarien) der Angina pectoris zeigt sich im EKG eine Erhöhung der ST-Strecke, im Gegensatz zur stabilen Angina pectoris, die durch eine ST-Strecken-Senkung (in den Ableitungen I (II), aVL und V4 bis V6 bei Linkslagetyp bzw. in III (II), aVF und V4 bis V6 bei Steil- oder Rechtslagetyp) gekennzeichnet ist.
Die Schmerzanfälle treten bei der PRINZMETALform vorwiegend oder ausschließlich in Ruhe auf, in ergometrischen Belastungsprüfungen zeigen die Patienten gewöhnlich eine gute Belastbarkeit.

Schenkelblock

? Wie stellt sich ein Linksschenkelblock (LSB), wie ein Rechtsschenkelblock (RSB) im EKG dar?

Merke Dir den Namen **WilliaM MarroW**!

WilliaM: LSB (W-Muster in V1 – V2, M-Muster in V3 – V6)
MarroW: RSB (M-Muster in V1 – V2, W-Muster in V3 – V6)

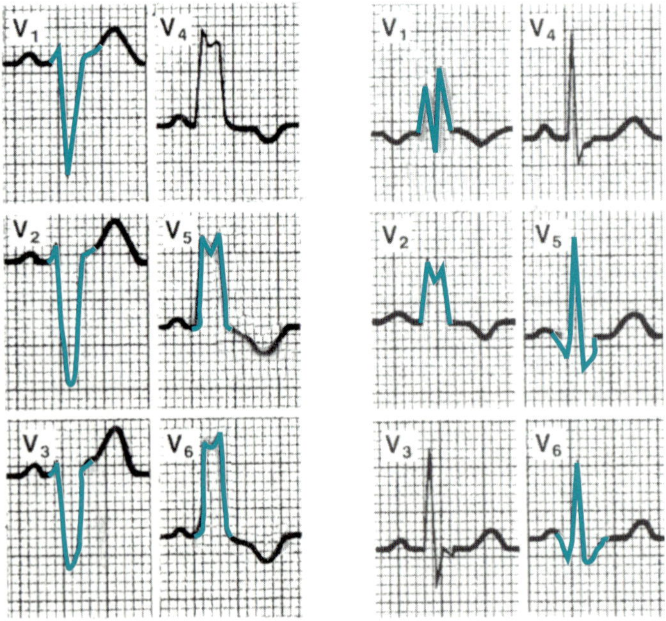

LSB **RSB**

Übrigens:
Die Merkmale lauten nochmals kurz zusammen gefasst:

LSB: M-Konfigurationen in V5, V6, I und aVL
breites Q in V1
QRS-Breite > 120 Millisekunden

RSB: M-Konfiguration in V1 und V2, verspätete R-Zacke rSR' in V1,
plumpes S in I, aVL und V6
QRS-Breite > 120 Millisekunden

Linksherzinsuffizienz

? Wie behandle ich eine akute Linksherzinsuffizienz (LVF = left ventricular failure)?

➡ A B C D E F G H I J K **L M N O P** Q R S T U V W X Y Z

- **L** **L**asix® (Furosemid)
- **M** **M**orphin
- **N** **N**itrate (Nitrolingual®, ggf. Nitrolingual-Perfusor)
- **O** **O_2** (erhöhter Oberkörper führt zu einer besseren Oxygenierung)
- **P** **P**ulmonale Ventilation (bei sehr schlechtem Zustand: Intubation)

Herzversagen / kardiogener Schock

? Was sind die Zeichen eines Herzversagens?

➡ **A B C D E** F G H I J K L M N O P Q R S T U V W X Y Z

- **A** **a**cidosis (Azidose)
- **B** **b**lue skin (Zyanose)
- **C** **c**old skin (kalte Haut)
- **D** **d**ilated heart (dilatiertes Herz)
- **E** **e**dema (Ödem)

* ***Übrigens:***
Die Herzdilatation läßt sich zum Beispiel mit Hilfe eines Röntgenbildes oder (genauer) mit einer echokardiographischen Ultraschalluntersuchung feststellen.

Schock

? Wie kann der Körper einen Schock kompensieren?

➡ Der Körper versucht sich als "**SAVER**" der Organperfusion durch:

- **S** **S**ympathoadrenerges System
- **A** **A**trialer natriuretischer Faktor
- **V** **V**asopressin
- **E** **E**ndogener Digitalis-like Faktor
- **R** **R**enin-Angiotensin-Aldosteron-System

* ***Übrigens:***
In allen fünf Fällen wird das jeweilige System aktiviert bzw. der Faktor freigesetzt.

Kardiologie

Hypertonie

? Was sind Ursachen für einen sekundären Bluthochdruck?

➡ Zu den möglichen Ursachen eines sekundären Bluthochdrucks zählen **"CHAPS"**!

C	**C**ushing-Syndrom (NNR-Überfunktion)
H	**H**yperaldosteronismus (Conn-Syndrom)
A	**A**ortenstenose
P	**P**häochromozytom
S	**S**tenose der Nierenarterien

✱ ***Beachte:***
Nur etwa 5% aller Hypertoniker leiden an einem sekundären Hypertonus, der Rest ist primär!

Endokarditis

? Wie erkenne ich eine Endokarditis?

➡ Merken Sie sich **"FAME"**.

F	**F**ieber
A	**A**nämie
M	**M**urmur (Herzgeräusch)
	sind Anzeichen einer
E	**E**ndokarditis

Hypokaliämie im EKG

? Woran erkennt man eine Hypokaliämie im EKG?

➡ **No pott**(assium): **no T**(ea), **but U** (wave)!

Eine Hypokaliämie zeichnet sic him EKG durch Verlust der **T**-Welle und Auftreten einer **U**-Welle aus.

✱ ***Übrigens:***
Potassium ist die Bezeichnung für Kalium im anglo-amerikanischen Sprachgebrauch.

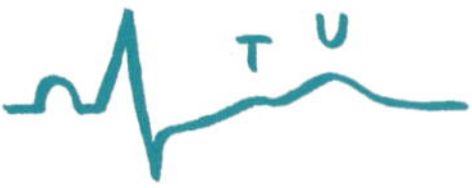

Kardiomyopathien

Was sind prädisponierende Faktoren der unterschiedlichen Kardiomyopathie-Typen?

Der **di**cke **K**utschfahrer ist wieder **besoffen**.

Prädisponierend für **Di**latative **K**ardiomyopathie: **Alkoholismus**

Übrigens:
Der (v.a. unter Pathologen) geflügelte Begriff des "Münchener Bier-(kutscher) herzens" veranschaulicht diesen pathogenetischen Zusammenhang.
Synonym: „Holiday-Heart-Syndrom"

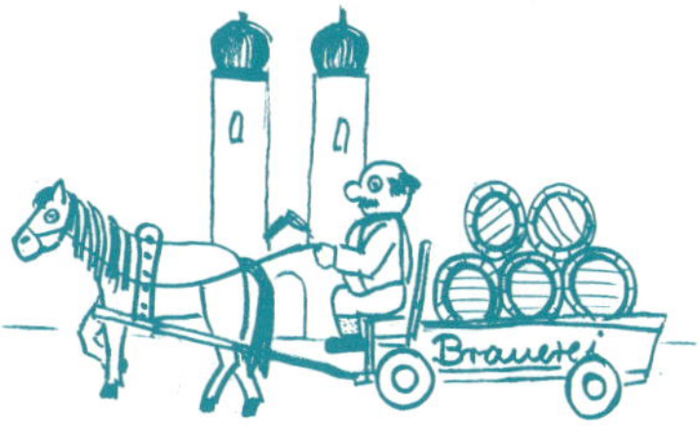

Die **hypersportliche K**athie Witt

Prädisponiert für **Hypertrophische K**ardiomyopathie (HCM): Junge Sportler

Übrigens:
Hypertrophische Kardiomyopathien (HCM) werden in obstruktive (HOCM = Idiopathische hypertrophische Subaortenstenose (IHSS) und nicht-obstruktive Formen (HNCM) unterteilt. Die HOCM ist die häufigste Todesursache bei jungen Leistungssportlern und unterscheidet sich in der therapeutischen Strategie fundamental von allen anderen Kardiomyopathie-Arten:

Welche Therapeutika dürfen bei der Hypertrophischen obstruktiven Kardiomyopatie (HOCM) **nicht** eingesetzt werden?

HOCM

H **H**ier (im Gegensatz zu den anderen Kardiomyopathien) Therapie
O **O**HNE
C **C**alcium, Beta-
M **M**imetika, Digitalis und Nitrate!

...weil mit den genannten Medikamenten die Vorlast gesenkt würde. Zur Erhaltung eines ausreichenden Perfusionsdrucks ist jedoch eine gewisse „Bedarfsvorlast" nötig.

Pulmonologie

Asthma bronchiale

? Wie behandelt man Asthma bronchiale?

➡ **ASTHMA**

A	**A**drenerge Substanzen	β_2-Agonisten inhalativ, z.B. 2 Hübe Fenoterol 100 µg
S	**S**teroide	z.B. 150 mg Prednisolonäquivalent i.v.
T	**T**heophyllin	z.B. Theophyllin 200 mg i.v. als Kurzinfusion über 10 min
H	**H**ydratation	z.B. 500 ml – 1000 ml kristall. Lösung i.v.
M	**M**aske	oder Nasensonde mit z.B. 2 Liter O_2 pro Minute
A	**A**ntibiotika	nur bei eindeutiger bakterieller Entzündung!

DD Asthma bronchiale

? Was sind die Differenzialdiagnosen eines Asthma bronchiale?

➡ Peters Cello tönt abscheulich laut.

Peters	**P**neumothorax
Cello	**C**OPD (chronisch obstruktive Atemwegserkrankungen)
tönt	**T**rachealstenose
abscheulich	**A**sthma cardiale (Linksherzversagen)
laut.	**L**ungenembolie

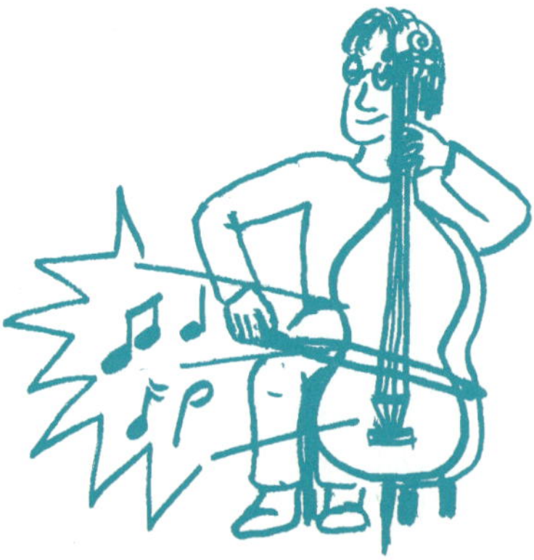

Respiratorische Alkalose

? Was sind Ursachen für eine respiratorische Alkalose?

➡ Asthmatic Sally poisoned POPE's hen!

Asthmatic	**Asthma**
Sally poisoned	**Saly**cylat**vergiftung**
PO	**P**ulmonale **O**edeme
PE	**P**ulmonale **E**mbolie
hen	**H**epatische **En**zephalopathie

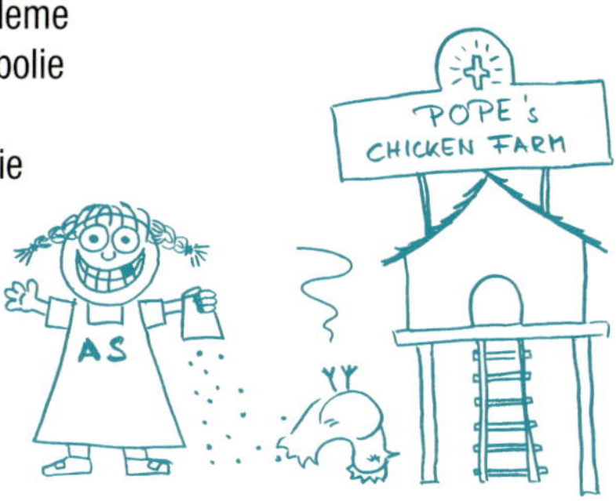

Chronisch Obstruktive Bronchitits

? Was ist das klinische Erscheinungsbild eines Patienten mit Lungenemphysem und eines Patienten mit chronischer Bronchitis?

➡ Em**p**hysem – **P**ink **P**uffer
Bronchitis – **B**lue **B**loater

✱ ***Übrigens:***
Bitte malen Sie die beiden in den entsprechenden Farben aus, dann behalten Sie es besser!

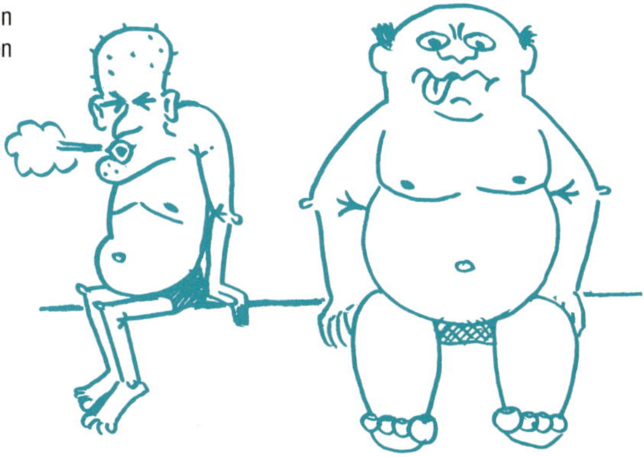

Pink Puffer Blue Bloater

DD Uhrglasnägel

? Welche Ursachen können differenzialdiagnostisch Uhrglasnägeln zugrunde liegen?

➡ Anhand der Uhr mit Krokodil-Armband kann Luigis Familie seine Leiche identifizieren

Anhand der **Uhr** mit	**Uhr**glasnägel möglich bei:
Krokodil-Armband	M. **Cro**hn – **Co**litis ulcerosa
Kann	**Ka**rzinome, ggflls. Paraneoplasien
Luigis	**Lu**ngenerkrankungen mit chronischer Hypoxie
Familie seine	**Familiäre** Formen
Leiche	**Le**bererkrankungen bis hin zur -zirrhose
identifizieren.	**Id**iopathische Formen

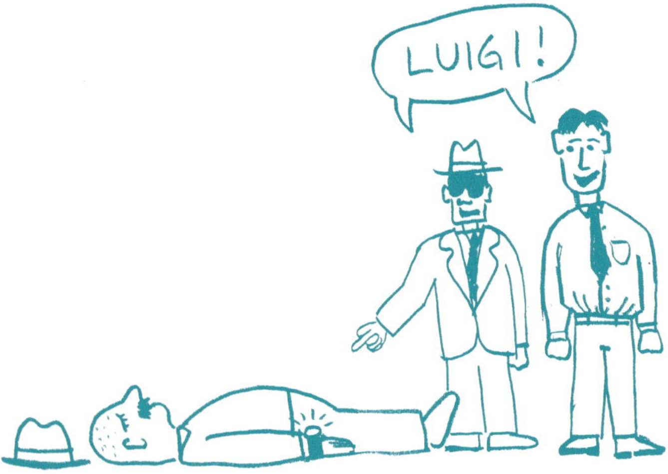

Übrigens:

Unter Paraneoplasie (syn. Paraneoplastisches Syndrom) versteht man Funktionsstörungen in Zusammenhang mit Neoplasien, die weder metastatisch noch durch direkte Tumoreinwirkung zustande kommen und einem klinisch nachweisbaren Tumor vorausgehen können.

Eine wichtige Untergruppe stellen paraendokrine Syndrome dar, bei denen die Tumoren u. a. Hormon-ähnliche Substanzen mit entsprechender Wirkung freisetzen können (z. B. Nierenzellkarzinom: Freisetzung ACTH-, Renin-, Parathormon- und Erythropoetin-ähnlicher Stoffe).

M. Boeck – Löfgren-Syndrom

? Was „weist“ einen M. Boeck „aus“?

➡ **ELA Boeck**

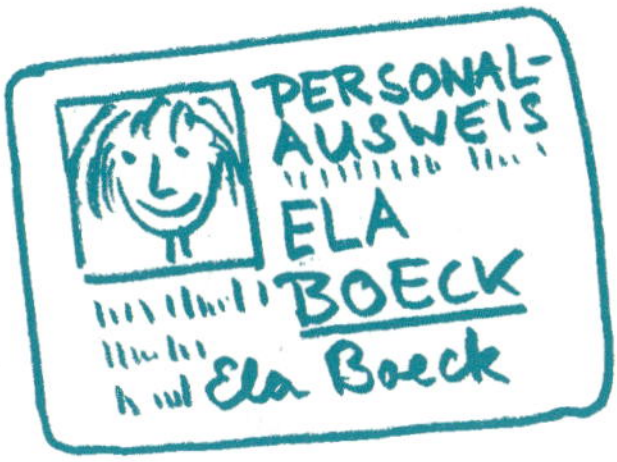

E	**E**rythema nodosum
L	**L**ymphadenopathie bihilär
A	**A**rthritiden meist beidseitig

Übrigens:
Die o.g. Krankheitserscheinungen stellen die typische Symptomentrias beim M. Boeck dar (syn.: Sarkoidose, Schaumann-Krankheit).

Als Differenzialdiagnosen der Sarkoidose kommen in Frage:

➡ Lucy's Tante ist schrecklich.

Lucy's	**L**ymphom (maligne)
Tante	**T**uberkulose
Ist	**I**nterstitielle Lungenerkrankungen
schrecklich	**S**ilikose

Die Akutform einer Sarkoidose bezeichnet man als „Löfgren-Syndrom“.

? Was sind die Charakteristika des Löfgren-Syndroms (**LS**)?

➡ **L**ymphadenopathie bihilär
Langhans-Riesenzellen (= ”Epitheloidzellgranulome” mit sogenannten „Schaumann-Bodies“ (= typische Einschlusskörperchen)

Sarkoidose-Akut-**S**tadium (=Löfgren-Syndrom) mit typischer Trias
Stürmischer Beginn mit **S**turz**S**enkung (BSG bzw. BKS) und Fieber
Sprunggelenksarthritis (häufigste Ursache beidseitiger Arthritiden)
Sarkoidose-typische **S**törung der
- T-Zell-Funktion: Aktivitäts-**S**enkung (u. U. Tine-Test falsch-neg.)
- B-Zell-Funktion: Aktivitäts-**S**teigerung (u. U. Hyper-γ-Globulinämie)

Merke:
Eine beidseitige Arthritis der oberen Sprunggelenke bei jungen Frauen gilt bis zum Beweis des Gegenteils als Löfgren-Syndrom.

Heerfordt-Syndrom

? Welche Symptome treten charakteristischerweise beim Heerfordt-Syndrom auf?

➡ Herr **FUPS** aus Herford sündigt gern…

F	**F**azialisparese und
U	**U**veitis und
P	**P**arotitis und
S	**S**arkoidose

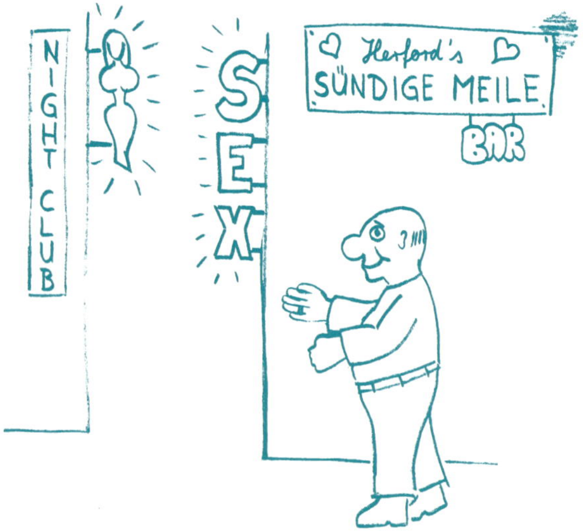

? Welcher Symptomen-Komplex kann bei einem Heerfordt-Syndrom vorliegen?

➡ Herforder (diese „Säcke") haben dicke Backen und rote Augen und sind ziemlich heißblütig.

Herforder (diese „**Säcke**")	**Heerfordt**-Syndrom = **Sarko**idose
haben **dicke Backen** und	und **Parotits**
rote Augen und sind	und **Uveitis**
ziemlich **heißblütig**	und **Fieber**

Kerley-Linien

? Worin unterscheiden sich die drei Arten von Kerley-Linien?

Kerley **A**	„**A**nsteigend und **A**usstrahlend", hilofugal im Bereich der oberen Lungenfelder, etwa 5 cm lang, ohne Verzweigungen
Kerley **B**	**B**asal: im lateralen pleurawandnahen Sinus verlaufend, horizontal verlaufende Streifenschatten, ca. 1 – 2 cm lang; Zeichen chronischer Linksherzinsuffizienz mit Stauung / Ödem
Kerley **C**	retikuläre Zeichnung (= netzartige Struktur), feinmaschig, diffus, in allen Lungenabschnitten

Übrigens:
Kerley-Linien entsprechen verdickten Interlobulärsepten (in Folge eines Ödems, einer Fibrose oder einer zellulären Infiltration).

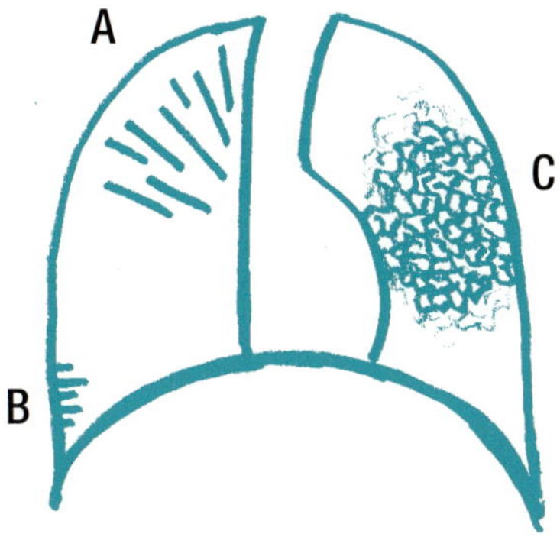

Stadien-Einteilung der Silikose

? Was sind die radiologischen Charakteristika der einzelnen Silikose-Stadien?

Matsch und Schnee auf regennasser Straße

Matsch und	„**Masch**endrahtzaun" mit Rundflecken (Schneebälle): Stadium I
Schnee auf	„**Schnee**gestöber", Hilusverbreiterung, Emphysem: Stadium II
regennasser Straße	„**Regen**straße" basal mit homogener Verschattung: Stadium III

Gastritiden

? Was sind die Charakteristika der verschiedenen Gastritis-Typen?

➡ Typ **A** – Gastritis

Autoimmunerkrankung mit **A**ntikörperbildung gegen Magenkorpus-Zellen
Achlorhydrie (durch **A**ntikörper gegen „**A**cid-“ bildende Parietalzellen)
Anaplasie-Gefahr (Entartung zu **A**denokarzinomen v. a. im **A**ntrum)
Anämie
Atrophie der Belegzellen

➡ Typ **B** - Gastritis

Bakterien-assoziiert/ -induziert
Blutungen bei Ulcus (allerdings insgesamt seltener als bei Typ C)
B-Zell-Lymphom-Entwicklung möglich (= niedrig-malignes NHL, selten)
Belegzell-Reduktion, dadurch aber nur Hypochlorhydrie (**nie** Achlorhydrie!)

➡ Typ **C** - Gastritis

„**c**omplete stomach“ betroffen (keine Bevorzugung einer bestimmten Region)
„**c**omplete remission“ möglich (bei Noxenkarenz und Antazida-Therapie)

Peutz-Jegher-Syndrom

? Was ist das Peutz-Jegher-Syndrom?

➡ Mick Jagger hat Peutz-Jegher.

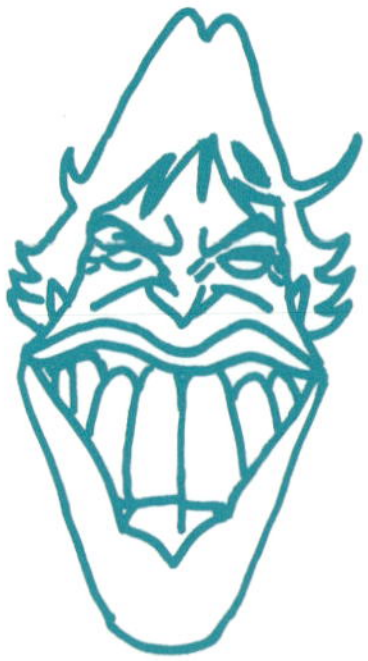

*** *Übrigens:***
Das Peutz-Jegher-Syndrom ist eine autosomal-dominant erbliche Erkrankung mit Polyposis intestinalis und im Kleinkindalter auftretender perioraler Melaninpigmentation. Dies erinnert an die prominenten Lippen von Mick Jagger.

Cronkhite-Canada-Syndrom

? Was spricht für das Vorliegen eines Cronkhite-Canada-Syndrom?

➡ General Cronkhite posiert zu seinem 50. Geburtstag in einem kanadischen Traktor vor den unbändigen Niagara-Fällen.

General	**General**isiert
Cronkhite	**Cronkhite**-Canada-Syndrom
Posiert zu seinem	Poly**pose**
50. Geburtstag in einem	Erkrankung: ab dem **50.** LJ
kanadischen	(Cronkhite-) **Canada**-Syndrom
Traktor vor den	gesamter Gastrointestinal**trakt** betroffen
unbändigen Niagara-**Fälle**n.	Leitsymptom: **Therapierefraktäre Diarrhoen**

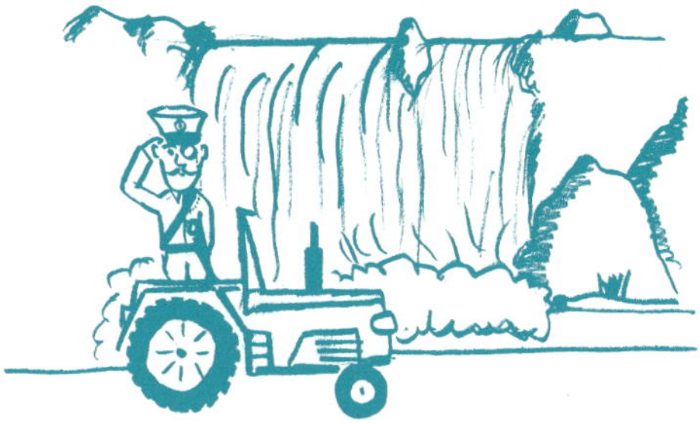

DD Blutige Diarrhoe

? Welche sind die häufigsten Erreger blutiger Diarrhoen?

➡ **O**hne Fieber: Am**ö**ben
M**i**t Fieber: Sh**i**gellen

Haupterreger der Diarrhoe

? Was sind die Haupterreger einer Diarrhoe?

➡ Colli campiert im vibrierenden Schlafsaal.

Colli	E. **col**i species: EHEC, EIEC, ETEC, EPEC, EAEC (Cephalosporine, Ampicillin, Chloramphenicol, Gyrasehemmer)
campiert im	**Camp**ylobacter (Makrolide)
vibrierenden	**Vibri**o cholerae (Flüssigkeit, evt. Tetracycline)
Schlaf-	**Sh**ighellen (Gyrasehemmer)
saal.	**Sa**lmonella enteritidis (Gyrasehemmer, Ceftriaxon)

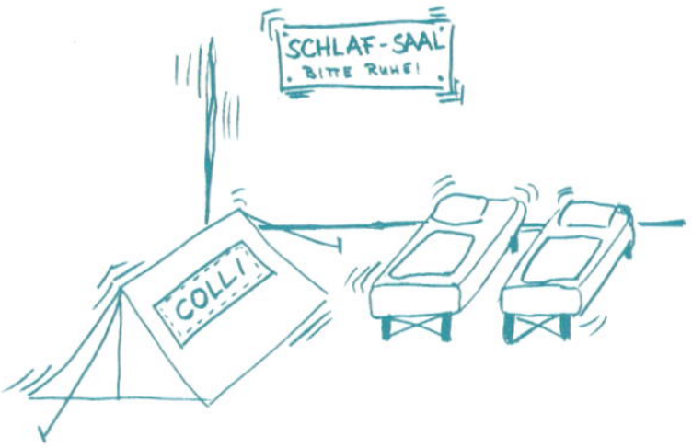

Übrigens:
In Klammern stehen mögliche Therapieoptionen.

Häufigste Ursachen unterer gastrointestinaler Blutungen in Abhängigkeit vom Alter

? Was sind die häufigsten Ursachen unterer GI-Blutungen in Abhängigkeit von der jeweiligen Altersgruppe?

➡ Krokodil Angelo

Kro-	M. **Cro**hn	(< 30. LJ.)
ko-	**Co**litis ulcerosa	
-dil	**Di**vertikulose	(30. - 60. LJ.)
Angelo	**Ang**iodysplasien (v.a. ileozökal und Colon ascendens)	(> 60. LJ.)

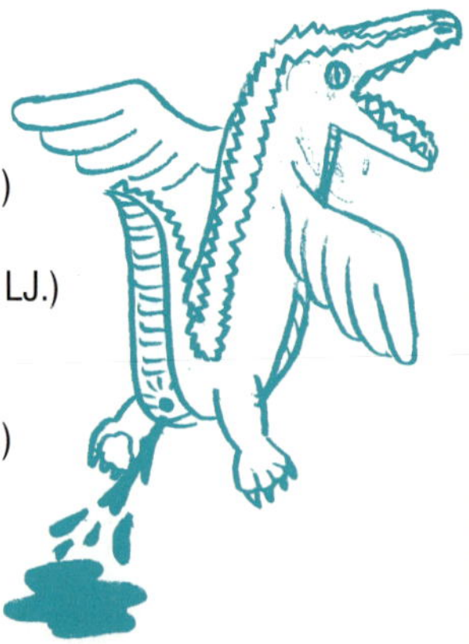

Alkoholabusus

Wann entstehen Mallory-Körperchen?

Auf **Mallor**ca wird viel **Alkohol** getrunken!

Mallory-Körperchen entstehen in der Leber bei chronischem **Alkohol**abusus.

Übrigens:
Mallory-Körperchen bezeichnet man auch als "alkoholisches Hyalin", es handelt sich um die Ansammung von Intermediärfilamenten innerhalb der Hepatozyten bei alkohol-toxischer Leberschädigung.

Zieve-Syndrom

Was verbirgt sich hinter dem Zieve-Syndrom?

Der blasse Zivi mit dem überaus fettigen Haar liebt Alkohol.

Der **blasse**	**Anämie**
Zivi mit dem	**Zieve**-Syndrom
überaus **fett**igen Haar	**Hyperlipid**ämie
liebt	**Leb**erschädigung führt schließlich zu:
Alkohol.	**alkohol**-toxischer Hepatitis

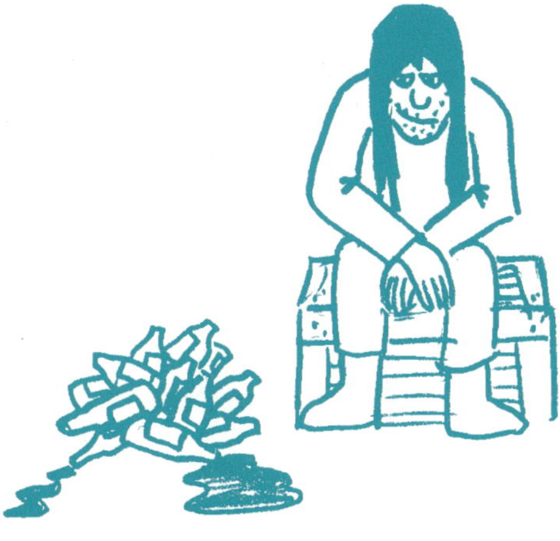

Leberzirrhose: CHILD-Pugh-Klassifikation

? Die CHILD-Pugh-Einteilung der Leberzirrhose zur Beurteilung der Leberfunktionseinschränkung und portalen Hypertension erfolgt in die Klassen „A“ bis „C“

➡ **A**, **B**, und **C** sind gleichzeitig Anfangsbuchstaben der einzelnen CHILD-Kriterien:

A	**A**lbumin: Absinken der Serumkonzentration
	Aszites
B	„**B**rain“: Hepatische Enzephalopathie (v.a. durch Hyperammonämie)
	Bilirubin: Anstieg der Serumkonzentration
C	„**C**ick“: Quick-Wert (Störung der Gerinnungsfaktorenbildung)

Übrigens:
Mit zunehmender Funktionseinschränkung der Leber kommt es zur Akkumulation nicht-detoxifizierter oder metabolisierter Substanzen (z. B. Ammoniak) und zum Absinken der normalerweise durch die Leber gebildeten Syntheseprodukte im Blut (z. B. Albumin und Gerinnungsfaktoren).
Für jedes der o. g. fünf Bewertungskriterien werden im Rahmen der CHILD-Klassifizierung abhängig von der Schwere der Beeinträchtigung 1 bis 3 Score-Punkte vergeben. Aufsummiert ergeben sich demnach Werte zwischen minimal 5 und maximal 15 Punkten, wobei eine Leberfunktionsstörung der Kategorie CHILD-A 5-6 Punkten, CHILD-B 7-9 Punkten und CHILD-C 10-15 Punkten entspricht.

Hepatomegalie

? Was sind Gründe für eine Hepatomegalie?

➡ Die drei **C**'s:

1. **C**irrhose
2. **C**arcinome
3. **C**ardiale Insuffizienz / Dekompensation

Übrigens:
Der Befund Hepatomegalie läßt sich klassisch durch Palpation und Perkussion erheben. Zur Verifizierung eignet sich insbesondere die Ultraschalldiagnostik, die als Standardverfahren zur Beurteilung innerer Organe eingesetzt wird.

De-Ritis-Quotient

? Wie lautet der DE RITIS-Quotient?

$$\frac{\text{GOT}}{\text{GPT}}$$

Man merke sich:
Got**t** ist im Himmel (oben)!

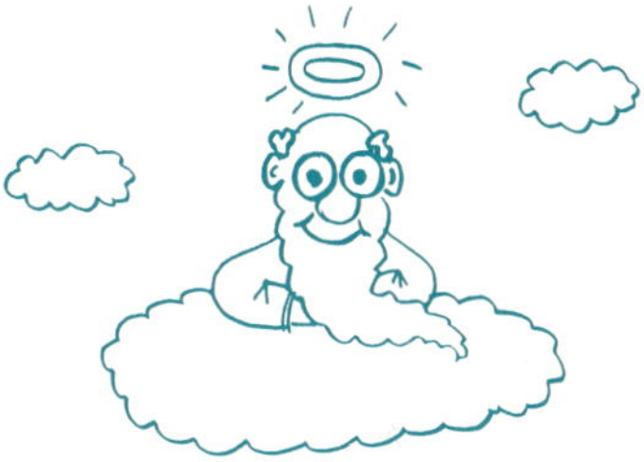

GPT

Übrigens:
Der De Ritis-Quotient eignet sich zur Differenzialdiagnose von Leberschädigungen: Ein Quotient < 1 deutet auf eine Hepatitis (leichter, überwiegend zytoplasmatischer Schaden), ein Quotient > 1 auf eine Nekrose der Leberzellen (schwerer, auch mitochondrialer Schaden) hin.

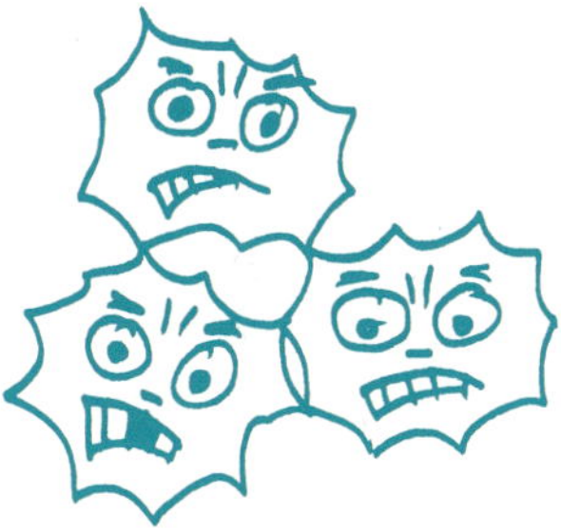

Lebernekrosen

? Welche Medikamente können massive fokale Lebernekrosen verursachen?

Very angry hepatocytes!

Very	**V**alproinsäure (Ergenyl®, Orfiril®)	Antiepileptikum
angry	**A**cetaminophen (engl. für Paracetamol)	NSAR
hepatocytes	**H**alothan (Halothan Hoechst®)	Inhalationsanästhetikum

Übrigens:
Virushepatitiden

? Wie unterscheiden sich Hepatitis A und B klinisch voneinander?

Typ	**Hepatitis A**
Akutstadium	1-6 **Wochen**
Leberversagen/ -koma	**0**,1% der Fälle, also **sehr** selten
Typ	**Hepatitis B**
Akutstadium	1-6 **Monate**
Leberversagen/ -koma	**1**% der Fälle, also selten

Gallensteine

? Was sind die sechs Risikofaktoren für Gallensteine?

➡ Die sechs **F**'s:

1. **f**emale (weiblich)
2. **f**orty (über 40 Jahre alt)
3. **f**ertile (Hormonstatus bei Geschlechtsreife)
4. **f**amily (bereits Kinder geboren)
5. **f**air (blond)
6. **f**at (Adipositas)

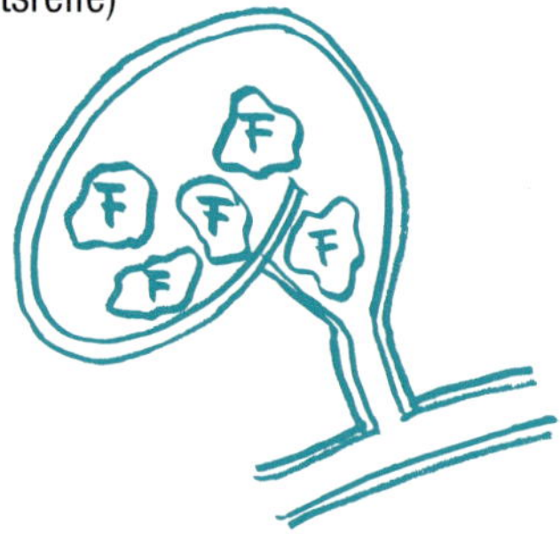

DD Gallenkolik

? Was sind die Differenzialdiagnosen einer Gallenkolik?

➡ Auch Piraten müssen nach Pflaumen mal laut pupsen.

Auch	**A**ppendizitis (akut)
Piraten	**P**ankreatitis (akut)
müssen	**M**yokardinfarkt
nach	**N**ierenkolik
Pflaumen	**P**eptische Ulzera
mal	**M**esenterialischämie
laut	**L**ungenembolie
pupsen.	**P**leuritis

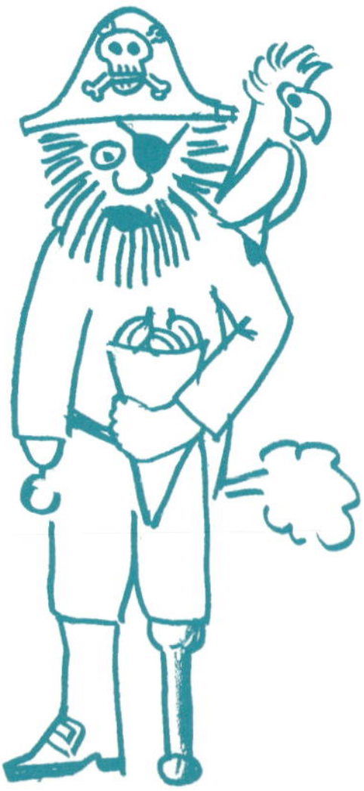

Charcot-Trias

? Welche Symptomen-Kombination wird als Charcot-Trias bezeichnet?

➡ Schaschlik, heiß und gelb, verursacht Bauchweh.

Schaschlik,	**Charc**ot-Trias:
Heiß und	**Fieber**schübe
Gelb, verursacht	und **Ikterus**
Bauchweh.	und rechtsseitiger Ober**bauchschmerz**

Übrigens:
Die Charcot-Trias zeigt sich klinisch v.a. bei Cholangitiden, die zumeist durch gallenwegsobstruierende Konkremente induziert werden.

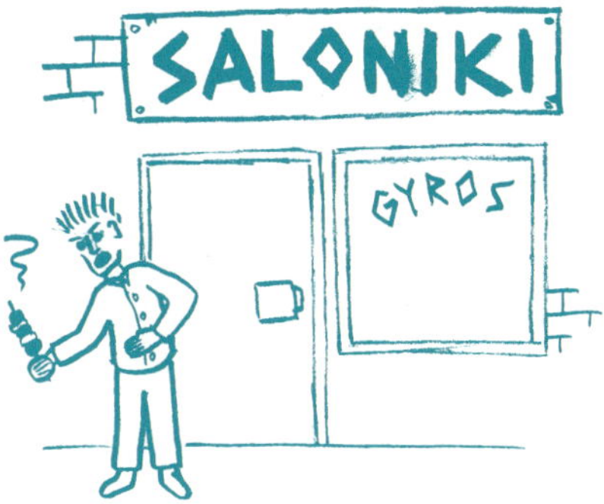

Courvoisier-Zeichen

? Was versteht man unter dem Courvoisier-Zeichen?

➡ Courv-O-I-SI-ER

Courv-	Kurven
-o-	**O**hne
-i-	**I**ntensive
-si-	**S**chmerz-**I**nitalisierung zu
-er	**er**reichen.

Übrigens:
Als „Courvoisier-Zeichen“ bezeichnet man die Palpationsprüfung bei schmerzlos vergrößert tastbarer Gallenblase und gleichzeitig bestehendem Ikterus als Indiz für eine Tumorkompression des Ductus choledochus inferior.

Pankreatitis

? Was können Gründe einer Pankreatitis sein?

➡ **BAD SHIT**

B	**B**iss eines Skorpions
A	**A**lkoholabusus / **A**utoimmunerkrankung
D	**D**rugs (insb. Tetracycline, Azathioprin, Schwefel)
S	**S**teine (Gallensteine)
H	**H**yperlipidämie
I	**I**diopathisch / **I**nfektion (Mumps)
T	**T**rauma

Akute Pankreatitis

? Welche Symptome sind charakteristisch für eine akute Pankreatitis?

➡ **PANKREAS**

P	**P**leuraerguss (linksseitig)
A	**A**nstieg der Lipase
N	„**N**estlé-Pudding"- oder „Gummibauch" (charakteristisch!)
K	**C**ullen- und Grey-Turner- Zeichen
R	**R**otes Gesicht
E	**E**lastase-Erhöhung
A	**A**mylase-Erhöhung (Pankreas-Isoenzym)
S	**S**T-Streckenveränderung (DD Infarkt)

Übrigens:
Cullen-Phänomen: Periumbilikale Zyanose als Spätzeichen bei Blutung in die Bauchhöhle und akuter Pankreatitis.
Grey- (Turner-) Zeichen: Blau-rote bis -bräunliche Hautverfärbung an der rechten Flanke bei schwerer akuter Pankreatitis.

Renin

? Wie merke ich mir die Aufgabe von Renin?

➡ Renin stoppt das Rennen.

Weil Renin letztendlich eine Wasserretention verursacht, muß man nicht mehr so oft zur Toilette rennen!

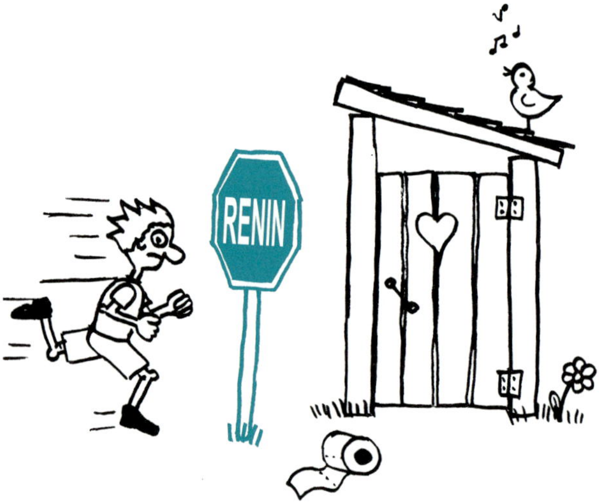

DD: nephrotisches vs. nephritisches Syndrom

? Was ist der Unterschied im Aussehen von Patienten mit einem nephrotischem und Patienten mit nephritischem Syndrom?

➡ Im Gegensatz zu Patienten mit nephritischem Syndrom, werden Patienten mit **nephrotischem Syndrom** dick wie ein **O**!

Sie blähen sich aufgrund der Salz- und Wasserretention und des Proteinverlustes regelrecht auf!

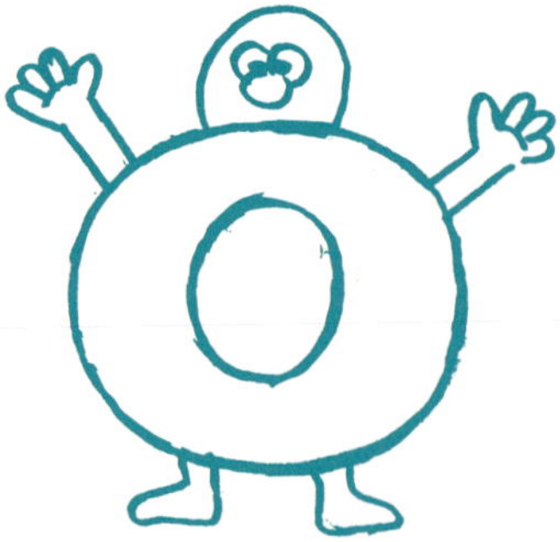

Sekundäres Nephrotisches Syndrom

? Wie merke ich mir Gründe für ein sekundäres nephrotisches Syndrom?

➡ Denk an Michelangelos berühmte Skulptur vom nackten **DAVID**!

D **D**iabetes mellitus
A **A**myloidose
V **V**askulitis
I **I**nfektionen
D **D**rugs

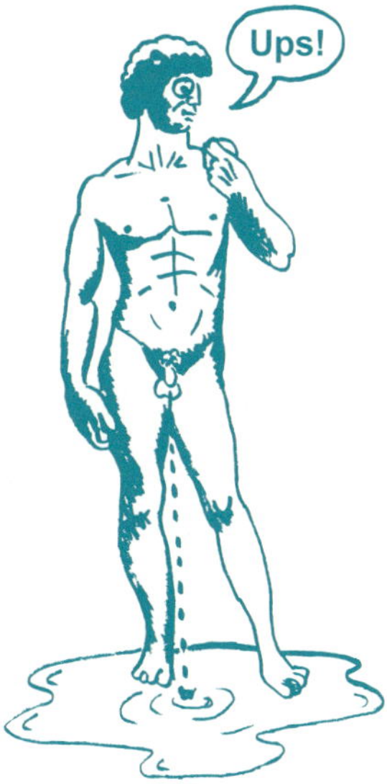

Hämaturie

? Wie kann ich mir die sechs häufigsten Ursachen für eine Hämaturie merken?

➡ Was sagt man, wenn man plötzlich Blut im eigenen Urin entdeckt? – "Oh, **SHITTT**!"

Daher:
S **S**teine
H **H**ämatologische Erkrankung
I **I**nfektion (Blasen- / Nierenentzündung)
T **T**umor
T **T**uberkulose
T **T**rauma (Bauch, Blase, etc.)

Glomerulonephritiden (GN)

? Welche Arten von GM kommen in welchen Lebensabschnitten am häufigsten vor?

➔

Minimal-**ch**ange GN	bei „**Mini**s" und „**ch**ildren" (Kinder)
Mesangio-**p**roliferative GN	bei **M**ama & **P**apa (Erwachsene)

Hämolytisch-urämisches Syndrom (HUS)

? Was sind die Charakteristika des hämolytisch-urämischen Syndroms?

➔ Die Häuser der kleinen Gassen im Großraum Moskau werden noch immer mit lungenschädlicher Kohle beheizt.

Die **Häus**er der **kleinen Gassen** im	**Hä**molytisch-**u**rämisches **S**yndrom HUS-Typ „**Gasser**": Betrifft nur **kleine** Nierengefäße
Grossraum Moskau	HUS-Typ „**Moschkowitz**": Betrifft **generalisiert** Gefäße aller Organe
werden noch mit **lunge**nschädlicher **Kohl**e beheizt.	Err.: neuraminidasebildende **Pneumo**kokken Err.: verotoxinbildende E. **coli**-Stämme

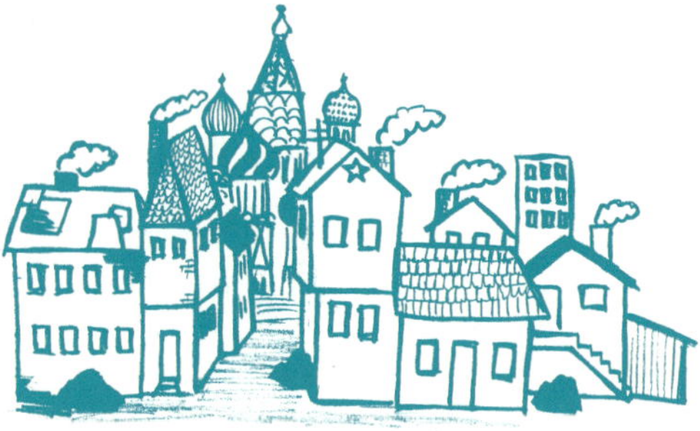

Übrigens:

Das Hämolytisch-urämische Syndrom wird in der Hauptsache durch zwei Erreger verursacht: Neuraminidasebildende Pneumokokken verursachen die nicht-enteropathische Form, während der enteropathische Typ durch enterohämorrhagische E. coli (EHEC) hervorgerufen wird (synonym: verotoxinbildende E. coli (VTEC) = shiga-like-toxinbildende E. coli (SLTEC))
Typische Trias: Akute Anämie + Thrombozytopenie + akutes Nierenversagen

Haupterreger eines Harnwegsinfektes

? Was sind Haupterreger eines Harnwegsinfektes?

➡ Klebrige Enten ekeln Professor Chlam sehr.

Klebrige	**Kleb**siella pneumoniae (Cephalosporine, Aminoglykoside)
Enten	**Ente**robacter (Carbapeneme)
ekeln	**E**. **c**oli (Cephalosporine, Amoxicillin, Chloramphenicol, Gyrasehemmer)
Professor	**Pro**teus mirabilis (Amoxicillin)
Chlam	**Chlam**ydien (Tetracyclin)
Serr.	**Ser**ratia marcescens (Aminoglykoside)

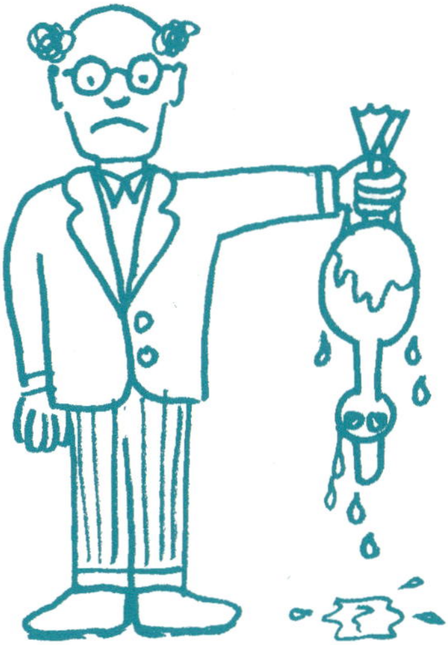

Übrigens:
In Klammern sind die jeweils wirksamen Antibiotika angegeben.

Signifikanz-Kriterien für Bakteriurie:

Suprapubische Punktion:	10^0 - 10^1
Einmalkatheterismus:	10^2 - 10^4
Mittelstrahlurinnahme:	$> 10^5$

Die bei Mittelstrahlurin als signifikant definierte Bakterienmenge heißt auch „Kass"-Zahl und impliziert eine „krasse" Bakteriurie.

Nierensteine

? Durch welchen tubulären Defekt können Nierensteine entstehen?

➔ **COLA** macht Nierensteine

Ein Defekt des tubulären Aminosäuretransporters für **C**ystin, **O**rnithin, **L**ysin und **A**rginin verursacht Nierensteine.

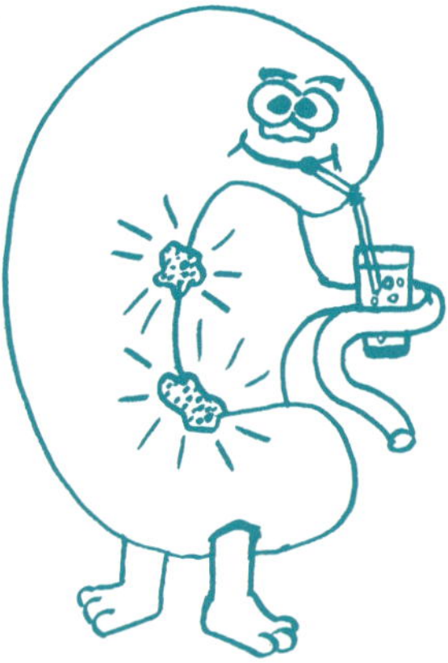

DD Nierenkolik

? Was sind die Differenzialdiagnosen einer Nierenkolik?

➔ Als Erwin die Grenze ohne Ausweis passierte, nahm's niemand ganz persönlich.

Als	**A**ppendizitis
Erwin	**E**xtrauteringravidität
die	**D**ivertikulitis
Grenze	**G**allenkolik
ohne	**O**varialzyste (stielgedreht)
Ausweis	**A**dnexitis
passierte,	**P**ankreatitis
nahm's	**N**iereninfarkt
niemand	**N**ierenvenenthrombose
ganz	**G**erinnsel in den ableitenden Harnwegen (z.B. bei Nierenzellkarzinom)
persönlich.	**P**apillennekrose

Harninkontinenz

? Wie merke ich mir Ursachen einer Harninkontinenz?

→ Stellen Sie sich vor, es tröpfelt immer wieder: "**DRIPPEL**!"

D	**D**elirium
R	**R**etention (starker Harnaufstau)
I	**I**nfektion
P	**P**olyurie
P	**P**harmaka
EL	„**El**derly“ = Senioren

Unfruchtbarkeit

? Welche Faktoren können beim Mann Unfruchtbarkeit verursachen?

→ **CAN'T SWIM**

C	**C**imetidin
A	**A**lkohol
N	**N**itrofurantoin
T	**T**abak
S	**S**ulfasalazin
W	**W**annenbäder (heiße)
I	**I**nfektionen (Mumps, Tbc)
M	**M**arihuana

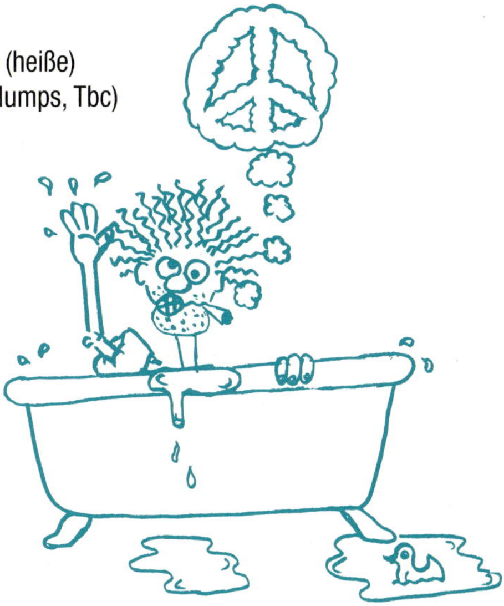

Hodentorsion

? Was macht man bei einer akut aufgetretenen Hodentorsion, wenn eine operative Entlastung nicht möglich ist?

➡ *Merkspruch:*
Hast du im Hoden Pein und Qual, so drehe ihn nach lateral!

Bei einer Hodentorsion vollzieht sich die Drehung des Hodens in der Regel nach medial, so dass mit einer Gegendrehung im günstigtsen Fall die Abschnürung der versorgenden Gefäße durch Verdrehung wieder rückgängig gemacht werden kann.

Übrigens:
Eine Hodentorsion zeigt sich klinisch durch plötzlich auftretende massive Schmerzen im Skrotum bzw. in angerzenden Körperregionen. Im Notdienst wird oft mit Hilfe der farbkodierten Duplexsonographie überprüft, ob die arterielle Hodenperfusion noch nachweisbar ist, bzw. ob wesentliche Seitendifferenzen vorliegen. Bei der Differenzialdiagnose einer Entzündung liegt eher eine Hyperperfusion des betroffenen Hodens vor.

Orchitis

? Welche Erreger führen am häufigsten zu Orchitiden und damit zum „**WIMMERN**" des Patienten?

➡
W	**W**indpocken (Varizellen)
I	**I**nfluenza- und Coxsackie-Viren
M	**M**ononukleose (Epstein-Barr-Viren)
M	**M**umps-Viren (cave: irreversibile Schädigung!)
E	**E**pididymitis-Fortleitung
R	St**r**eptokokki pneumoniae
N	**N**icht betroffen (im Gegensatz zum Keimepithel): Leydig-Zellen (…sind „Nicht leidend")

Hodentumoren

? Was merke ich mir bezüglich der Strahlensensibilität von Hodentumoren?

➡
Seminome sind **s**trahlensensibel.
Nicht-**S**eminome sind **n**icht **s**trahlensensibel.

Ursachen unterschiedlicher hämorrhagischer Diathesen

? Welche Blutungstypen resultieren aus einer Funktionsstörung in welchem System?

➔ Peter thront auf einer purpurnen Vase und bekommt Muskelschwund wegen Bewegungsmangels.

Peter **thron**t auf einer	**Pete**chien: meist **Throm**bozytopathie
purpurnen **Vas**e und bekommt	**Purpur**a: meist **Vas**kulopathie
Muskelschwund wegen Bewegungs**mangel**s	**Muskel**-/ Gelenkeinblutungen: meist Gerinnungsfaktoren**mangel** und sonstige Koagulopathien

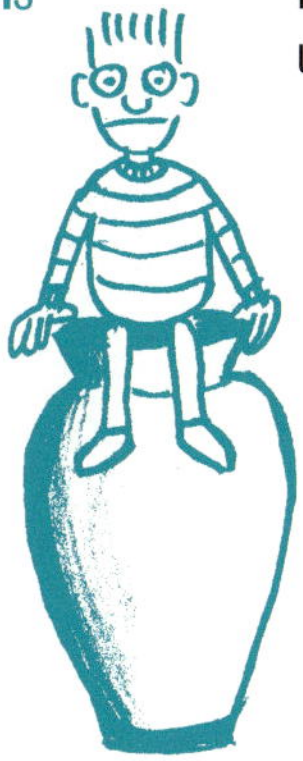

DD Thrombopenie

? Welche Ursachen können einer Thrombo(zyto)penie zugrunde liegen?

➔ **THROMBOPENIE**

T	**T**iclopidin, Clopidogrel (antikoagulatorisch wirksame Medikamente, s.u.)
H	**H**eparin **H**ämolytisch-urämisches Syndrom (Thrombopenie + Anämie + Nierenversagen)
R	**R**eifungsstörung bei Vit. B12- / Folsäuremangel (gehäuft bei Alkoholikern!)

O	**O**nkologisch-zytostatische Therapie mit Knochenmarksuppression
M	**M**alaria (kann zu Splenomegalie mit vermehrter Thrombozytenmauserung führen)
	Mechanische Zerstörung (z. B. an künstlichen Herzklappen)
B	**B**ildungsstörung im Knochenmark (z. B. bei M. Kahler, Wiskott-Aldrich-Syndrom)
O	„**O**psonierung“: Thombozyten-Oberflächenstruktur-ähnliche Antigene können zu (Auto-) Antikörperbildung gegen Thrombozyten und deren Zerstörung führen
P	**P**anmyelopathie mit -zytopenie
E	„**E**DTA-Fehler“: in-vitro-Thrombozytenzerstörung bei EDTA-Gerinnungshemmung
N	**N**ebenwirkungen von Medikamenten
I	**I**ntravasale Gerinnung (DIC)
E	**E**rkrankungen = parainfektiös (z. B. bei HIV-Infektion)

Übrigens:

Ticlopidin und Clopidogrel sind (Reserve-) Thombozytenaggregations-hemmer der zweiten Generation, die insbesondere bei Acetylsalicylsäure-Unverträglichkeit und –Kontraindikation eingesetzt werden können (Hemmung der ADP-abhängigen Thrombozytenaktivierung).

Heparin kann zu „Heparin-induzierten Thrombopenien“ führen (sog. „HIT“-Syndrom). Diese häufigste medikamentös induzierte Thrombopenie wird in 2 Typen unterteilt:

- HIT I: eher harmlose, direkte Interaktion zu Beginn einer Heparintherapie
- HIT II: lebensgefährlicher Thrombozytenabfall durch massive Antikörperbildung 1-2 Wochen nach Therapiebeginn

Man unterscheidet verschiedene Typen möglicher **Thrombozyten-Antikörper** (AK):

- „Auto“-AK entstehen i. R. von Autoimmunerkrankungen, z. B. M. Werlhof = Idiopathische Thrombozytopenie (ITP), Moschkowitz-Syndrom (syn. Thrombotisch-thrombozytopenische Purpura (TTP)), Systemischer Lupus erythematodes (SLE), chronische lymphatische Leukämie (CLL))
- „Allergische“ AK entstehen Medikamenten-induziert (z.B. nach Gabe von Heparin (s.o.), Diuretika, Streptomycin, Penicillin und Goldpräparaten)
- „Allo“-AK können nach Bluttransfusionen und Schwangerschaften entstehen

Zum Ausschluß eines „**EDTA-Fehlers**“ sollte bei Verdacht auf Thrombopenie ein Kontroll-Blutbild unter Citrat-Gerinnungshemmung gewonnen werden.

DD erworbene Gerinnungs-Störungen bei Vitamin-K-Mangel

? Was sind die Differenzialdiagnosen einer erworbenen GerinnungsStörung bei Vitamin-K-Mangel?

➡ Lieber Champagner als langweilige Drinks verschenken.

Lieber	**L**ebererkrankungen (Gerinnungsfaktoren ↓)
Champagner	**C**umarinintoxikation (Marcumar®)
als	**a**ngeborene plasmatische Gerinnungsstörung
langweilige	**L**upus-Antikoagulans-Syndrom
Drinks	**D**isseminierte intravasale Gerinnung (DIC)
verschenken.	**V**erdünnungs- (**V**erlust-) koagulopathie

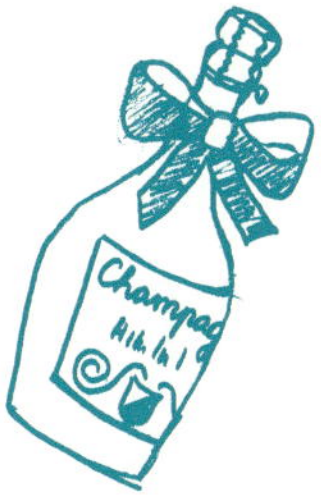

Vitamin-K-abhängige Gerinnungs-Faktoren

? Welche Gerinnungsfaktoren sind Vitamin-K-abhängig?

➡ 1972 = Faktoren neun, zehn, sieben und zwei!
Denkt an die Olympischen Spiele 1972 in München:

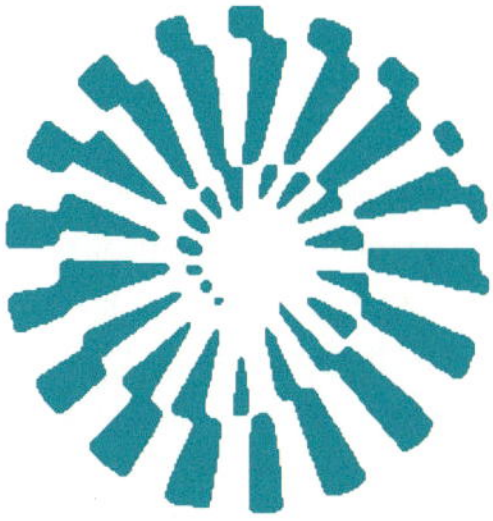

***** ***Übrigens:***
Diese Faktoren werden von Cumarinen (z. B. Marcumar®) als Vitamin-K-Antagonisten beeinflußt.

DD Hämophilie A

Was sind die Differenzialdiagnosen einer Hämophilie A?

Heinrichs VW macht Humbug.

Heinrichs	**H**ämophilie B
VW	**V**on-**W**illebrand-Erkrankung
macht	**M**angelerkrankungen anderer Gerinnungsfaktoren
Humbug.	**H**emmkörper-Hämophilie

Übrigens:
Man unterscheidet die insgesamt seltenen „angeborenen" Koagulopathien (Mangel bzw. Defekt meist eines Gerinnungsfaktors) von den wesentlich häufigeren „erworbenen" plasmatisch bedingten Hämostasestörungen, bei denen häufig mehrere Faktoren dezimiert bzw. funktionsunfähig sind (Ursachen: Vitamin-K-Mangel/ -Antagonismus, Lebersynthesestörungen, Verbrauchskoagulopathien/ Disseminierte intravasale Gerinnung).

Die häufigsten angeborenen Koagulopathien sind in absteigender Häufigkeit:

1. **Von-Willebrand-Jürgens-Syndrom** **(aut.-dom./-rez. erbl.)**
   Der von-Willebrand-Faktor (syn.: Faktor-VIII-assoziiertes Antigen/ Ristocetin-Cofaktor) führt normalerweise über spezifische Rezeptorinteraktionen zur Thrombozytenaggregation am Gefäßendothel.
   a. Typ I: Subklinischer quantitativer Defekt
   b. Typ II: Klinisch relevanter Defekt
   c. Typ III:Schwerer quantitativer Defekt

2. **Hämophilie A** **(x-chrom.-rez. erbl.)**
   Aktivitätsminderung des Gerinnungsfaktors VIII, davon
   a. Schwere Form (Aktivität <1%)
   b. Subklinische bis mittelschwere Form

3. **Hämophilie B** **(x-chrom.-rez. erbl.)**
   Aktivitätsminderung des Gerinnungsfaktors IX

4. **Dysfibrinogenämie** **(aut.-dom. erbl.)**
   Meist subklinische Aktivitätsminderung des Fibrinogens auf <3% (nur 250 Familien weltweit!)

5. **Dysprothrombinämie** **(aut.-rez. erbl.)**
   Aktivitätsminderung des Prothrombin-Komplexes, also der Faktoren II, VII, IX und X („1972") auf <3% (nur 30 Familien weltweit!)

Beta-Thalassämie

? Wie merke ich mir einige Fakten zur Beta-Thalassämie?

BAD MAFIA

Die Bad Mafia Typen haben
das typische Gangster-Aussehen:
Sie sind klein und häßlich!
Die Mafia gibt's in Italien –
die Beta-Thalassämie ist bei Patienten
aus Südeuropa besonders häufig.

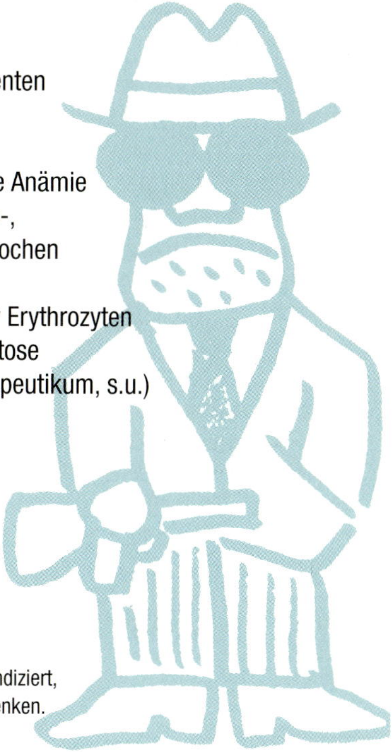

Klein	Mikrozytäre hypochrome Anämie
Häßlich	Zerstörung von Gesichts-, Schädel- und langen Knochen

B	**B**asophile Tüpfelung der Erythrozyten
A	**A**nämiezeichen: Anisozytose
D	**D**esferoxamin (als Therapeutikum, s.u.)

M	**M**CV ↓
A	Hb**A** ↓
F	Hb**F** ↑
I	**I**neffektive Erythropoese
A	Hb$\mathbf{A}_2$ ↓

Übrigens:
Das Desferoxamin ist als Therapeutikum indiziert, um den erhöhten Serumeisenspiegel zu senken.

Major-Test

? Was ist der Major-Test?

➔ SPERMA

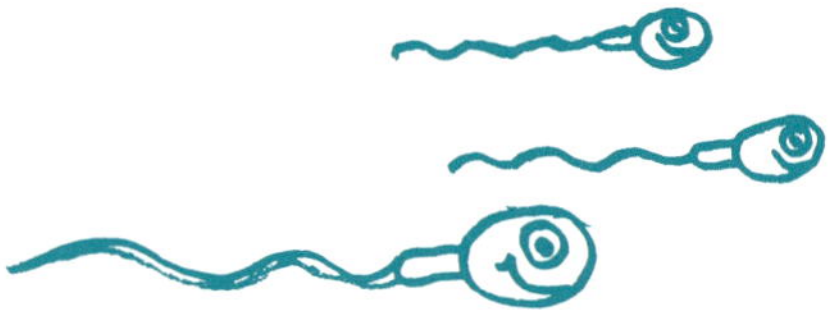

Spender-**Er**ythrozyten ➔ **Ma**jortest

Also: Ein Test für Spender-Erythrozyten.

Um einen Transfusionszwischenfall zu vermeiden, wird beim Major Test geprüft, ob das Plasma des Empfängers mit den Spender-Erythrozyten reagiert. Dieser Test ist gesetzlich vorgeschrieben.

*

Übrigens:
Bei jeder Blutspende wird zusätzlich im Minor-Test überprüft, ob ein Spender Alloantikörper gegen Erythrozyten besitzt. Dieser Test muß nicht zwingend nochmals vor der Transfusion wiederholt werden.

Agranulozytose

? Worin besteht das klinische Alarmsymptom einer Agranulozytose?

➔ ANUG

Agranulozytose führt zu **ANUG**:

A **A**kute
N **n**ekrotisierende
U **u**lzerierende
G **G**ingivititis

*

Übrigens:
Klinisch kann sich eine „ANUG" initial auch als Tonsillitis mit Neutropenie und reaktiver Lymphozytose darstellen.

Zellen des weißen Blutbildes

? Wie merke ich mir die Zellen des normalen weißen Blutbildes, nach Häufigkeit geordnet?

➡ Never let monkeys eat bananas!

Never	Neutrophile	60-70%
let	Lymphozyten	20-30%
monkeys	Monozyten	2-6%
eat	Eosinophile	1-5%
bananas	Basophile	<1%

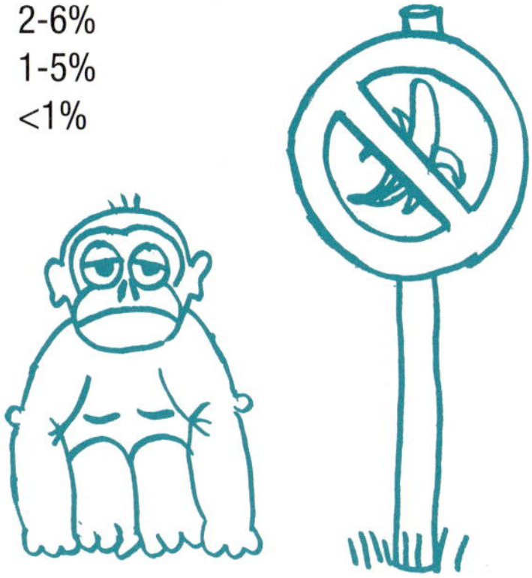

B-Lymphozyten

? Was ist die Aufgabe von B-Lymphozyten?

➡ Big humor against bacteria!

B-Lymphozyten produzieren Immunglobuline (Ig) und sind somit an der humoralen Abwehr gegen Erreger beteiligt.

Burkitt-Lymphom

? Was sind Charakteristika eines Burkitt-Lymphoms?

➔ Die 5 **B**´s des **B**urkitt-Lymphoms

B	**B**-Zell-induziert: Hochmalignes B-Zell-Lymphom
B	**B**lastäres Lymphom
B	**B**arr-Epstein-Virus-Assoziation (EBV)
B	**B**asophiles Plasma (histopathologisches Charakteristikum)
B	„**B**e a star“: „Sternhimmel“-Zellen (histopathologisches Charakteristikum)

Übrigens:
Als „Sternhimmelzellen“ (engl. „starry sky cells“) bezeichnet man Makrophagen, die sich in den Lymphknotenkeimzentren entwickeln (Vorkommen bei Burkitt-Lymphom und unspezifischen Lymphknoten-hyperplasien).

Basophile Granulozyten

? Wie erscheint ein Basophiler Granulozyt im Mikroskop?

➔ Basophil has big blue balls!

Ein Basophiler Granulozyt hat große blau-violette Granula.

Eosinophilie

? Wie merke ich mir mögliche Gründe für eine Eosinophilie?

➔ Der Patient ruft: "I am sad, help!"

I	**I**ntestinale Erkrankung (eosinophile Gastroenteritis, Peritonitis)
A	**A**llergie (Rhinitis, Urtikaria, Asthma, Angioödem, Lebensmittelallergie, Aspergillose)
M	**M**aligner Tumor (lymphoide und fortgeschrittene solide Tumoren)
S	**S**kin (Ekzem, Erythema multiforme, Pemphigus, Well-Syndrom, Granuloma faciale, Dermatitis herpetiformis, Exfoliativdermatitis, Haut-T-Zell-Lymphom, u.a.)
A	**A**rteriitis (Vaskulitis, Polyarteriitis nodosa, Churg-Strauss-Syndrom)
D	**D**rugs (Reaktionen auf Medikamente)
H	**H**erz (eosinophile Myokarditis) **H**ämatologische Erkrankung (myelo- / lymphoproliferative Störungen, Z.n. Splenektomie)
E	H**E**S (hypereosinophiles Syndrom)
L	**L**unge (chronische eosinophile Pneumonie, Löffler-Syndrom)
P	**P**arasiten (Protozoen: Toxoplasmose, Amöbiasis, Malaria; Metazoen: Trichinose, Filariose, Schistosomiasis; Scabies)

Hyper- und Hypokalzämie

? Was sind Symptome eines erhöhten Serumkalzium-Spiegels?

➡ "Bones, stones, groans and psychic moans!"

Knochenschmerz, Nierensteine, allgemeine Schmerzen, Stöhnen (als Zeichen von Verwirrtheit).

Als deutscher Spruch bietet sich an:
"Zu viel Parathormon ist nicht sehr fein, das viele Kalzium macht Stein-, Bein- und Magenpein. Zu wenig Parathormon bringt Hypokalzämie, das führt dann zu Tetanie."

Übrigens:
Der Kalziumhaushalt des Körpers unterliegt einer feinen Regulation durch die Hormone Calcitriol, Calcitonin und Parathormon. Calcitriol und Parathormon erhöhen den Serumcalciumspiegel durch Beeinflussung der Ca^{++}-Resorption aus dem Darm, der Ca^{++}-Mobilisation aus den Knochen und der Reduktion der renalen Ca^{++}-Ausscheidung. Calcitonin wirkt als Gegenspieler zum Parathormon und senkt die Ca^{++}-Konzentration durch Einbau von Ca^{++} in Knochen und Steigerung der Ca^{++}-Ausscheidung durch die Niere.

Blaue Skleren

? Wodurch werden blaue Skleren hervorgerufen?

➡ MIXED

M	**M**arfan-Syndrom
I	Osteogenesis **I**mperfecta
XE	(Pseudo)**X**anthoma **E**lasticum
ED	**E**hlers-**D**anlos-Syndrom

Übrigens:
Marfan- und Ehlers-Danlos-Syndrom sowie Osteogenesis imperfecta gehören zu den angeborenen Matrixdefekten, d.h. es finden sich Störungen der Kollagensynthese. Bei Pseudoxanthoma elasticum handelt es sich um einen erblichen Defekt des elastischen Bindegewebes.

Arzneimittel-induzierter Lupus erythematodes (AI-LE)

? Welche Arzneimittel sind die häufigsten Auslöser des AI-LE und was sind seine Hauptsymtpome?

➔ Die **7-P**-Regel des AI-LE

Hauptinduktoren:	**P**enicillin	(Antibiotikum)
	Penicillamin	(Chelatbildner)
	Procainamid	(Antiarrhythmikum der Chinidin-ähnlichen Klasse I)
	Phenytoin	(Antiepileptikum und -arrhythmikum)
Hauptsymtome:	**P**olyarthritis	
	Perikarditis	
	Pleuritis	

Goodpasture-Syndrom

? Was umfaßt ein GOODPASTURE-Syndrom?

➔ Ein **G**OOD**P**ASTURE-Syndrom besteht aus
Glomerulonephritis und
Pneumonie (Antikörper gegen Membranen).

Übrigens:
Das Goodpasture-Syndrom gehört zur Gruppe der systemischen Autoimmunkrankheiten und ist gekennzeicnet durch einen raschen Anstieg der Serum-Kreatininkonzentration bei allgemeinem Unwohlsein. Es liegen Antikörper gegen Antigene der alveolären (aBMA) und glomerulären (gBMA) Basalmembranen vor.

HLA-B27-assoziierte Krankheiten

? Bei welchen Erkrankungen bestehen die größten Korrelationen zum gleichzeitigen Vorliegen des HLA-B27-Antigens?

➔ Bechterew reitet reaktiv auf Psoriasis.

Bechterew	Morbus **Bechterew**	(90% aller Patienten)
reitet	Morbus **Reiter**	(85% aller Patienten)
reaktiv auf	**Reaktiv**e Arthritiden	(80% aller Patienten)
Psoriasis.	**Psoriasis** / -Arthropathie	(65% aller Patienten)

Übrigens:
5% der gesunden Normalbevölkerung ist HLA-B27-positiv.

SHARP-Syndrom

? Welche Symptome und Erkrankungen können bei einer „SHARP"-Mischkollagenose vorkommen?

➡ **SHARP**

S	„**S**ystemischer Lupus erythematodes" (SLE) Synonym: Mixed connective tissue disease (MCTD)
H	**H**andödeme (sog. "Puffy hands"): Zeichen der „Progredienten systemischen Sklerose" (PSS, Sklerodermie)
A	**A**rthritis (chronische Polyarthritis)
R	**R**aynaud-Syndrom: obligat!
P	**P**olymyositis und inflammatorische Myopathie

? Durch welche Befunde kann die Diagnose eines SHARP-Syndroms gestellt werden?

➡ **SHARP**

S	**S**prenkliges Fluoreszenzmuster der ANA in der Histologie
H	**H**LA-DR-2- und HLA-DR-4-Assoziation
A	**A**NA (hochtitrig!)
R	**R**heumafaktor (hochtitrig!)
P	„**P**rooved" (beweisend): ENA und ANA gegen Ribonukleaseproteine

★ ***Übrigens:***

Der Systemische Lupus erythematodes (SLE) ist eine generalisierte Autoimmunkrankheit unklarer Ätiologie mit Bildung zahlreicher Autoantikörper, Immunkomplexe und Veränderungen im Komplementsystem. ♀ : ♂ = 9:1

Die Progressive systemische Sklerose (PSS) ist eine autoimmune, chronisch-entzündliche Erkrankung des Gefäß- und Bindegewebesystems von Haut und inneren Organen.

ANCA-assoziierte Vaskulitiden

? Bei welchen Vaskulitiden können ANCA-Autoantikörper nachgewiesen werden?

➔ Anke sitzt auf einer rasanten Kawasaki hinter Peter Pan, Richard Wagner, Winston Churchill und Vogel Strauß.

Anke sitzt auf einer **ra**santen	**ANCA**-Positivität zeigt sich bei: **Ra**pid-progressive Glomerulonephritis (90%)
Kawasaki hinter Peter **Pan**,	**Kawasaki**-Syndrom (80%) **mPAN** (95%) = mikroskopische Panarteriitis
Richard **Wagner**, W. **Church**ill und Vogel **Strauß**.	**Wegener**-Granulomatose (95%) **Churge-Strauß**-Syndrom

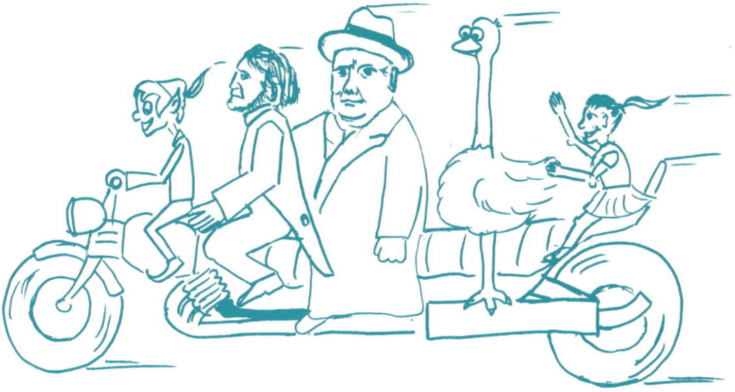

*

Übrigens:
ANCA sind Autoantikörper (AK) gegen zytoplasmatische Antigenstrukturen in neutrophilen Granulozyten. Man unterscheidet c-ANCA (entspricht Anti-Proteinase III-AK) und p-ANCA (entspricht Anti-Myeloperoxidasen-AK). mPAN = mikroskopische Panarteriitis

Morbus Behcet

? Welche Charakteristika können sich bei Morbus Behcet zeigen?

➡ MORBUS BEHCET

M	**M**und- und Genitalschleimhautaphten und -ulzerationen
O	**O**rchitis
R	**R**ezidivierende (chronische) Erkrankung (besonders junger Männer)
B	**B**ehcet, Istanbuler Dermatologe, 1889-1948 (Erstbeschreiber)
U	**U**veitis
S	**S**chmerzen: Kopf (ZNS-Beteiligung), Bauch (gastrointestinale Symptomatik)
B	**B**rustfellentzündung (Pleuritis)
E	**E**nzephalitis-Meningitis („Neuro-Behcet")
H	**H**ypopyoniritis + Iridozyklitis (Komplikation: Erblindung)
C	**C**utanes „Pathergie"-Phänomen
E	**E**rytheme
T	**T**ürkei und Japan (gehäuftes Auftreten im mittleren und fernen Osten) **T**hrombophlebitiden „**T**ouraine-Aphtose" (Synonym für den Schleimhautbefall)

Übrigens:

Das sogenannte „Cutane Pathergie-Phänomen" beschreibt das Auftreten steriler Hautpustulationen 3 Tage nach intrakutaner-NaCl-Injektion.

Als „Hypopyoniritis" bezeichnet man eine schwere Regenbogenhautentzündung mit begleitender (steriler!) Eiteransammlung am Boden der Augenvorderkammer mit typischer Spiegelbildung. Iritiden begleiten in der Mehrzahl der Fälle rheumatisch-immunologische Erkrankungen und sind nur selten infektiös bedingt.
Der Morbus Behcet gehört neben Morbus Bechterew, Morbus Reiter und der Psoriasis-Arthropathie zur Gruppe der HLA-B27-assoziierten Erkrankungen.

HNPCC

? Was ist die Ursache eines hereditären nicht-polypösen kolorektalen Karzinoms (HNPCC)?

➡ HNPCC ist ein autosomal-dominant vererbter Defekt im DNA-Mismatch-Repair, welcher für die Entstehung von Tumoren disponiert. Ein DNA-Mismatch (ein nicht-passendes Basenpaar) verursacht eine Vorwölbung im DNA-Strang, der an einen Polypen der Darmwand erinnert (siehe Zeichnung). Beachte: HNPCC ist dennoch nicht-polypös!

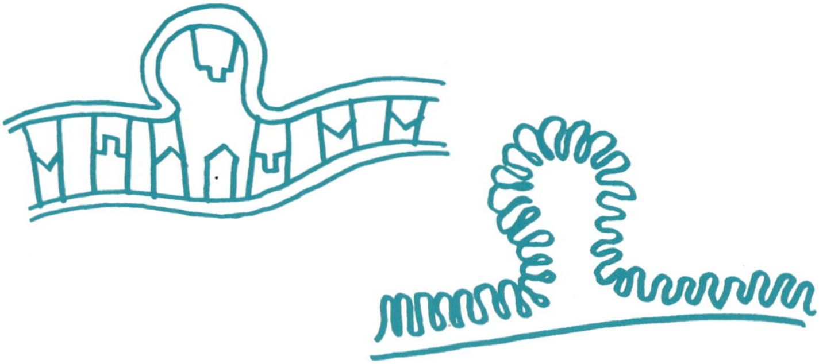

Übrigens:
Die Einteilung der HNPCC erfolgt in Lynch-I- und Lynch-II-Syndrom, wobei Lynch I nur das Colon und Rektum betrifft und Lynch-II zusätzlich zahlreiche extraintestinale Tumoren aufweist.

Knochenmetastasen

? Welche Primärtumoren metastasieren generell in das Skelett?

➡ Common bone lesions can kill the patient!

Common	**C**olon	Colon-Ca
bone	**B**reast	Mamma-Ca
lesions	**L**ung	Bronchial-Ca
can	**C**arcinoid	Karzinoid
kill	**K**idney	Nephrozelluläres Ca
the	**T**hyroid	Schilddrüsen-Ca
patient!	**P**rostate	Prostata-Ca

Osteoblastische Metastasen

? In welchen Organen liegt der Primärtumor beim Vorkommen osteoblastischer Metastasen?

➡ 5 Bienen lecken Pollen

1. **B**	**B**rust	(Mamma-Ca)
2. **B**	**B**rain	(Medulloblastom)
3. **B**	**B**ronchien	(Bronchial-Ca)
4. **B**	**B**auch	(Gastrointestinaler Tumor, Karzinoid)
5. **B**	**B**lase	(Harnblasen-Ca)
lecken	**L**ymphom	
Pollen	**P**rostata	(Prostata-Ca)

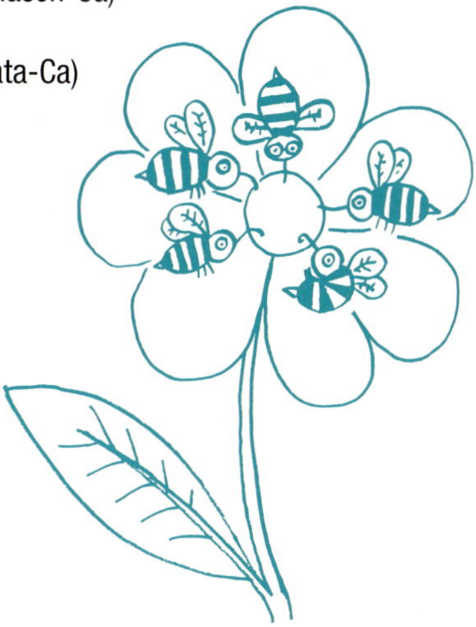

* ***Übrigens:***
Osteolytische Metastasen
können bei
Bronchial-Ca,
Nieren-Ca (immer osteolytisch!),
Schilddrüsen-Ca und
Mamma-Ca entstehen.

Raumforderungen des vorderen Mediastinums

? Welche Raumforderungen des vorderen Mediastinums gibt es?

➡ Die 4 **T** des **T**horaxbereichs:

Thyroidea (Struma retrosternalis)
Teratom
Thymus / Thymom
T-Zell-Lymphom

Multiple Endokrine Neoplasien

? Die Kombination welcher Symptome spricht für welchen MEN-Subtyp?

➡ **MEN I = Wermer-Syndrom**

Werner
hat **v**or´s **l**inke **A**uge eine
Ka**put**se
über´n **Par**ka gezogen.

Wermer-Syndrom =
HVL-**A**denom
und **APUD**om
und **Hyperpar**athyreoidismus

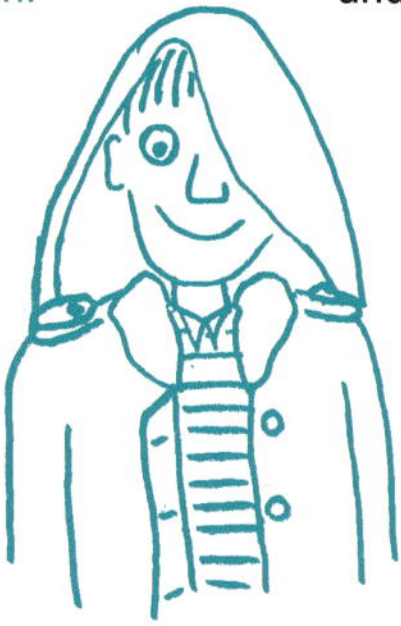

Übrigens:
Unter APUDomen werden hormonproduzierende Tumoren des Gastrointestinaltraktes subsummiert (z. B. Karzinoid, Gastrinom, Vipom, Insulinom, Glucagonom), die Zellen des peripheren endokrinen Zellsystems entstammen.

➡ **MEN II a = Sipple-Syndrom**

Familie **Sipple** hatte
Phänomenalerweise
zehn Zehen
neben der Schilddrüse.

Sipple-Syndrom =
Phäochromozytom
und **C**-**Ze**ll-Karzinom
und **Nebenschilddrüsen**adenom

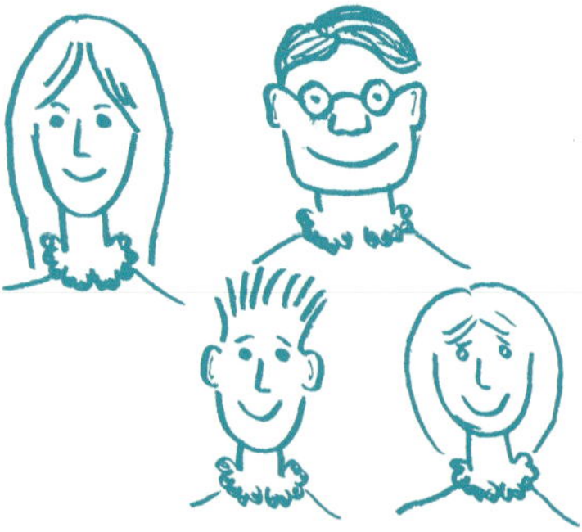

MEN II b = Gorlin-Syndrom

Die **Spinne** hatte
Phänomenalerweise
zehn Zehen mehr als
Merlin;
Ihr **Gang**
war fast gummipuppenartig.

Spinnenfingrigkeit (marfanoid)
und **Phäo**chromozytom
und **C-Ze**ll-Karzinom
Gorlin-Syndrom
und Schlotter**gang** (marfanoid)
und **marfa**noider Habitus
(abnorme Beweglichkeit)

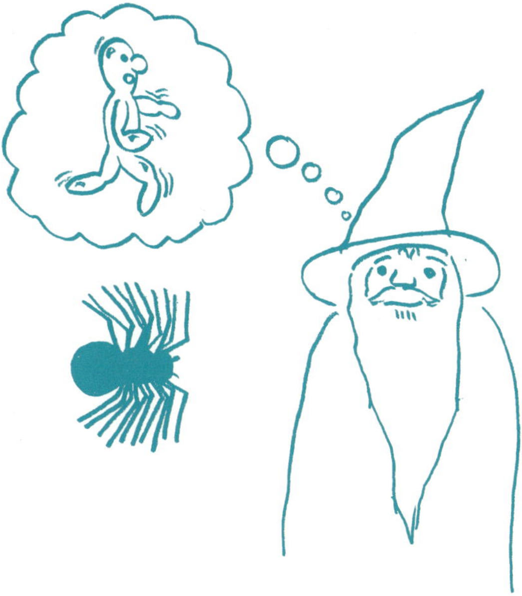

Übrigens:
Synonym zu MEN IIb: **MMN**-Syndrom (zusätzlich **M**ultiple **M**ukosafibrome und –**n**eurofibrome)

Tumormarker

? Welche Tumoren können vorzugsweise welche Tumormarker exprimieren?

➡ Mit **15** hat man schon **Mammae**.
CA **15**-3-exprimierender Tumor (v.a.): **Mamma**-Ca

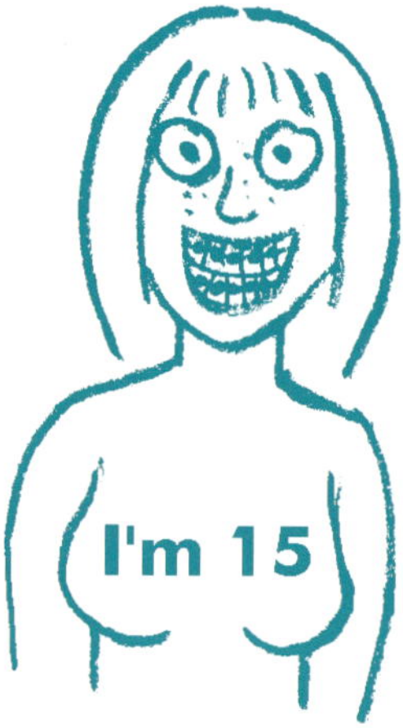

➡ Rezept: ...in den **Of**en bei **125**°...
CA **125**-exprimierender Tumor (v.a.): **Ov**arial-Ca

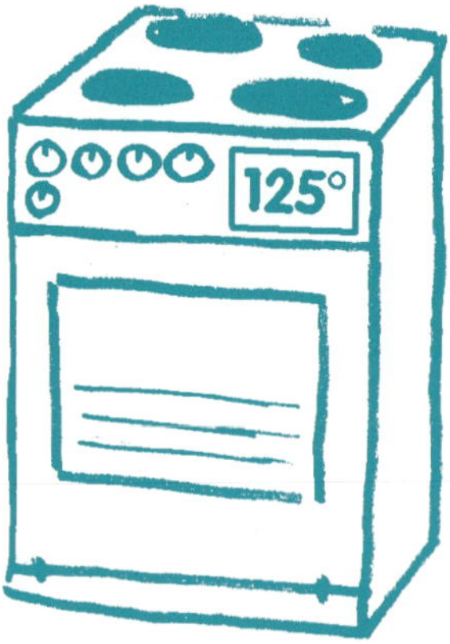

19 Pauker um **9** Uhr
CA **19**-**9**-exprimierender Tumor (v.a.): **Pa**nkreas-Ca

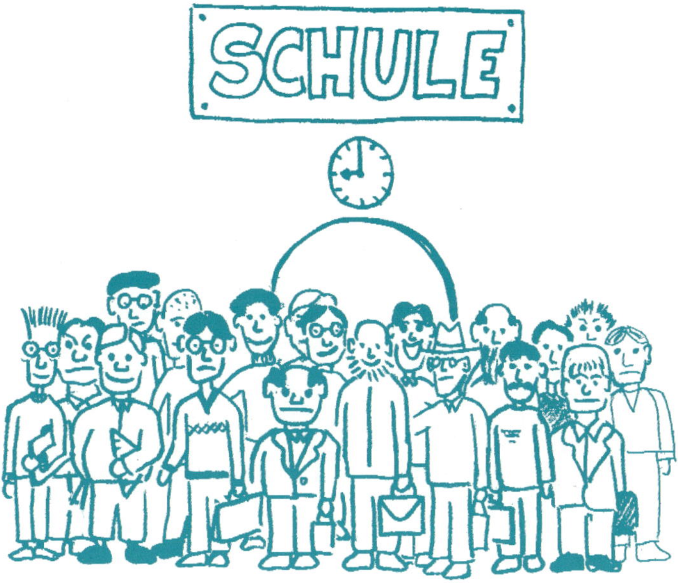

IKEAs **WC** ist geschlossen von **19**-**9**h
CEA- +CA **19**-**9**-exprimierender Tumor (v.a.): **GI**-Ca (Colon etc.)

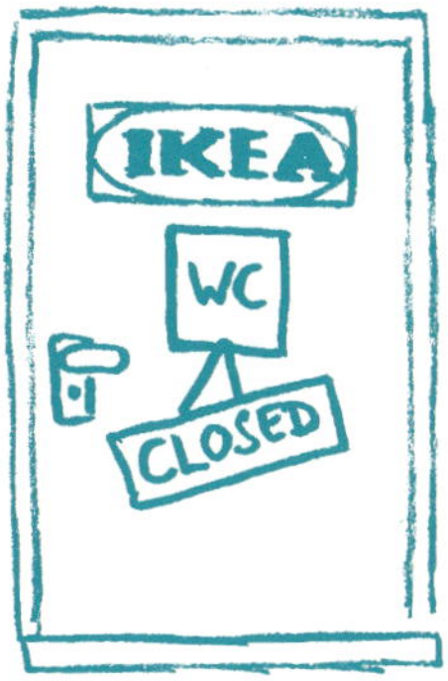

DD Diabetes mellitus/ Hyperglykämie

? Welche Ursachen können einer Hyperglykämie bzw. einem Diabetes mellitus zugrunde liegen?

➔ DIABETES

D	**D**iazoxid (NW: Hemmung der Insulin-Freisetzung)
I	**I**nfektionen (z. B. kongenitale CMV- oder Röteln-Infektionen)
A	**A**drenalin und andere Stresshormone bei Stressmetabolismus
B	**B**-Zell-Schädigung primär/ sekundär (z. B. nach Pankreatitiden)
E	**E**ndokrinopathien (z. B. Akromegalie) **E**rblichkeit (z. B. Diab. mell. Typ „MODY")
T	**T**hiazide und deren Abkömmlinge
E	**E**rnährungsfehler (mit konsekutivem Typ-II-Diabetes)
S	**S**chwangerschaft (Gestationsdiabetes)

Übrigens:
Thiazide wirken diabetogen durch Hemmung der Insulin-Freisetzung und diuretika-induzierte Hypokaliämie. Diazoxid ist ein Thiazid-Abkömmling und wird als Vasodilatator in der antihypertensiven Therapie eingesetzt. MODY = mature onset diabetes of the young.

? Welchem Vererbungsmodus folgt der Diabetes mellitus-Typ MODY?

➔ MODY ➔ MOD ↔ DOM ➔ aut.-dom. Vererbung!

Lysosomale Speichererkrankungen

? Was sind lysosomale Speichererkrankungen?

➔ In der Fabrik dachte niemand an den theoretischen Super-GAU!

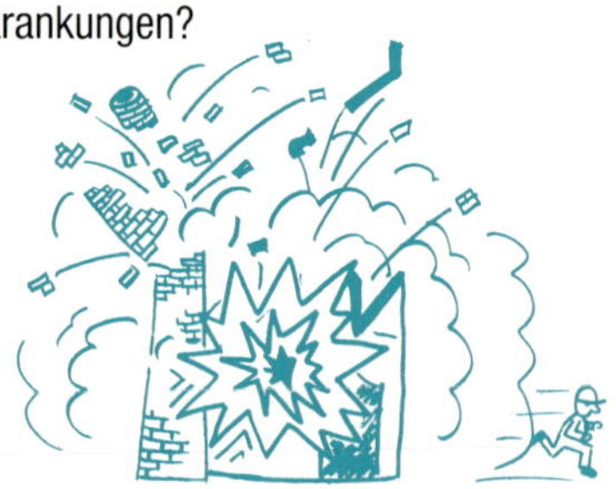

Fabrik	M. **Fabr**y	(Alpha-Galaktosidase-Mangel)
niemand	M. **Nieman**n-Pick	(Sphingomyelinase-Mangel)
theoretischen **S**uper	M. **T**ay-**S**achs	(Hexosaminidase-Mangel)
GAU	M. **Gau**cher	(Glucocerebrosidase-Mangel)

Glykogenspeicher-Krankheiten

Was sind die Charakteristika der wichtigsten Glykogenspeicher-Krankheiten?

Typ I „Gierke"

GI-Trakt **g**iert nach Glykogen
Glykogen-Einlagerung in GI-Trakt, Leber und Nieren aufgrund eines Glucose-6-Phosphat-Dehydrogenase-Defektes

Typ II "Pompe"

Pompe fetzt die **Pumpe**.
Schwere kindliche Form mit Kardiomyopathie (Hohe Letalität!).
Leichtere adulte Form mit Muskelhypotonie.

Typ III "Cori" bzw. "Forbes" (syn.)

Cori **foppt** (Forbes) das Herz, lebt aber weiter.
Kardiomegalie, kardialer Verlauf aber insgesamt sanfter als bei Typ II. Außerdem Muskelhypotonie und leichtgradige Hepatomegalie.

Typ IV "Andersen"

Andersen baut **anders an.**
Bildung und Anbau von abnormem Glykogen.

Übrigens:
Den verschiedenen Glykogenspeicherkrankheiten liegen Einlagerungen von Glykogen in verschiedenen und unterschiedlich stark betroffenen Organen zugrunde, die aufgrund differierender Enzymdefekte nicht mehr abgebaut werden und so zu Organomegalien führen können.

Morbus Gaucher

? Mit welchen Folgen ist bei einem β-Glukosidase-Mangel zu rechnen?

➔ GAUCHER

- **G** **G**lukosidase-Mangel führt zur Ablagerung nicht abbaubarer **G**lukozerebroside in Ganglienzellen
- **A** „**Au**tsch!“: Auftreten von **O**steolysen
- **U** **U**nterentwicklung: v. a. geistige Retardierung und Demenz
- **C** **K**rampfneigung
- **H** **H**epatosplenomegalie
- **E** **E**rythrozytenabbau (dadurch vermehrter Anfall von Glukozerebrosiden)
  Extrapyramidal-motorische Symptomatik: Spastische Paresen
- **R** **R**etikulo-Histiozytäres-System (RHS): Hauptspeicherort für Glukozerebroside (konsekutiv Hepatosplenomegalie & generalisierte Lymphknotenschwellung)

Hyperthyreose

? Was sind Symptome einer Hyperthyreose?

➔ STING

- **S** **S**chwitzen
- **T** **T**remor & Tachykardie
- **I** **I**ntoleranz gegenüber Wärme, irreguläre Menstruationen, Irritabilität
- **N** **N**ervosität
- **G** **G**astrointestinale Symptome (Diarrhoe)

✱ ***Übrigens:***
Bei einer Hyperthyreose unterscheidet man im Wesentlichen zwei Formen:

latente Hyperthyreose:
TSH ↓ fT3 n fT4 n ggf. TSH-Rez.-Antikörper ↑ (M. BASEDOW)

manifeste Hyperthyreose:
TSH ↓ fT3 ↑ fT4 ↑ ggf. TSH-Rez.-Antikörper ↑ (M. BASEDOW)

DD Hyperthyreose

Was sind die Differenzialdiagnosen einer Hyperthyreose?

Heikes Herz macht Pause.

Heikes	**H**erzinsuffizienz
Herz	**H**erzrhythmusstörungen
macht	**M**yokarditis
Pause.	**P**häochromozytom

Pellagra

Was versteht man unter Pellagra?

Ein Niacin (Vitamin B2)-Mangel-Syndrom, mit den **3 D**'s:

1. **D**ermatitis
2. **D**iarrhoe
3. **D**emenz

Vitamin-C-Mangel

Welche Symptome sind charakteristisch für einen Vitamin-C-Mangel?

SKORBUT

S	**S**chonhaltung wegen Gelenk- und Glieder-Schmerzen
K	**K**ollagensynthesestörung
O	**O**steoporose
R	**R**etardierung (Gedeihstörung und Infektanfälligkeit)
B	„**B**arlow-Möller-Krankheit“ (syn.) **B**lutungsneigung: Petechien, Hämatome (typisch: subperiostal), Zahnfleisch
U	**U**rin: Makrohämaturie **U**ngenügende Erythropoese
T	„**T**issue fragility“ (Gewebebrüchigkeit)

Vitamin-D-Mangel

Welche Symptome sind charakteristisch für einen Vitamin-D-Mangel?

RACHITIS

R	**R**achitischer Rosenkranz
A	**A**tonie / Hypotonie der Muskulatur (schlaffe Haltung mit typischem "Froschbauch")
C	**C**raniotabes
	Caput quadratus
H	**H**arrison-Furche
	Hühnerbrust (Pectus carinatum*)
I	„**I**nation" ↓ (verminderte Knochenmineralisation mittels Kalziumphosphat)
T	**T**etanie und andere spastische Phänomene (Obstipation, Laryngospasmus)
I	**I**nfektanfälligkeit
S	**S**kelettdeformationen: „Marfanzeichen", Genu valga und vara, Sitzkyphose
	Sonnenmangel (differentialdiagnostische Ursache des Vit.-D-Mangels)

Übrigens:
Rachitischer Rosenkranz: Osteoidbildung an der Knochen-Knorpel-Grenze der Rippen
Craniotabes: Erweichung des Hinterhauptknochens
Caput quadratus: Okzipitale Abflachung bei bifrontaler Vorwölbung
Harrison-Furche: Kostale Einziehung am Zwerchfellansatz
Pectus carinatum: Kielartig vorspringendes Sternum bei abgeflachten Thoraxseiten
Marfanzeichen: Aufgetriebene Knochenenden

Otitis media

? Welche Charakteristika können eine Otitis media begleiten?

➔ OTITIS

O	**O**hrenschmerzen
	Otorrhoe (Komplikation chronischer Ergüsse: Gehörverlust!)
T	**T**ragusdruckschmerz
	Temperaturerhöhung
	Trinkunlust
I	**I**nfiltration des Schädelknochens
	(Komplikationen: Mastoiditis, Fazialisparese)
T	**T**rommelfellrötung bis -perforation
I	**I**nfiltration des Gehirns
	(Komplikationen: Hirnabszeß, Meningitis)
S	**S**chreien (schmerzbedingte Unruhe)

Pneumonie im Säuglings- und Kleinkindalter

? Welche sind die häufigsten Pneumonie-Erreger im Säuglings- und Kleinkindalter?

➔ HIPP

H	**H**aemophilus...
I	...**i**nfluenzae (= häufigster Erreger)
P	**P**neumokokkus
P	**P**arainfluenzavirus

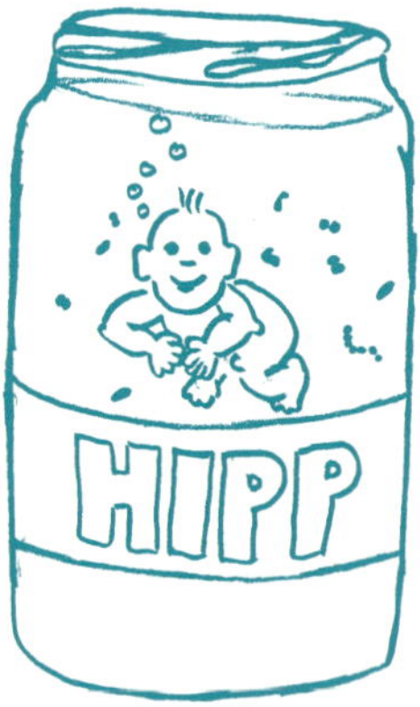

Übrigens:

Haemophilus influenzae verursacht im Kleinkindalter häufig auch Nasopharyngitiden, Otitiden, 30% aller Meningitiden dieser Altersgruppe (!) und z.T. lebensgefährliche Epiglottitiden. Seit Einführung der „HiB"-Impfung ist ein deutlicher Rückgang schwerer Erkrankungsfälle zu verzeichnen.

Impfempfehlung laut STIKO: Nach 2, 4 und 12 Lebensmonaten.

Inkubationszeiten

? Welche Erreger zeigen eine relativ kurze Inkubationszeit von weniger als 1 Woche?

➡ 3-5-Jährige müssen bei strengen respiratorischen Infekten oft auch „kotzen“.

3-**5**-Jährige müssen	**3**-**5**-tägige Inkubationszeit
bei **stre**ngen	β-hämolysierende **Stre**ptokokken (ca. 3 Tage)
respiratorischen Infekten	**Respiratory** Syncytial Virus (RSV; ca. 4 Tage)
oft auch **kotz**en.	**Cox**sackie-Viren (ca. 5 Tage)

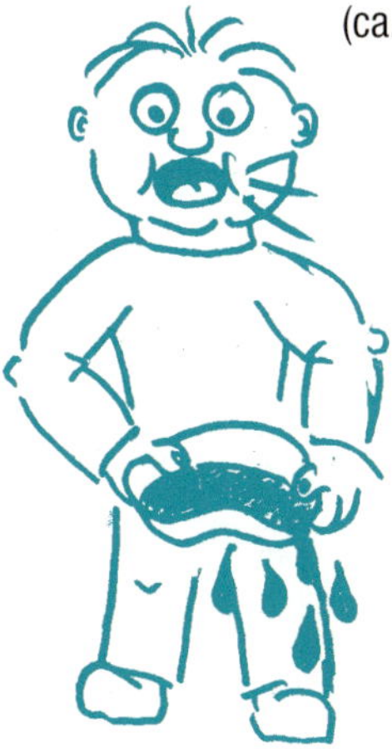

? Welche Erreger zeigen eine mittlere Inkubationszeit von etwa 1-2 Wochen?

➡ 7-14-jährige polnische Tussies mit Ringelsöckchen.

7-**14**-jährige	**7**-**14**-tägige Inkubationszeit
polnische	**Poli**omyelitis-Virus
Tussies mit	Bordetella per**tussis**
Ringelsöckchen.	**Ringel**röteln (Parvovirus B19)

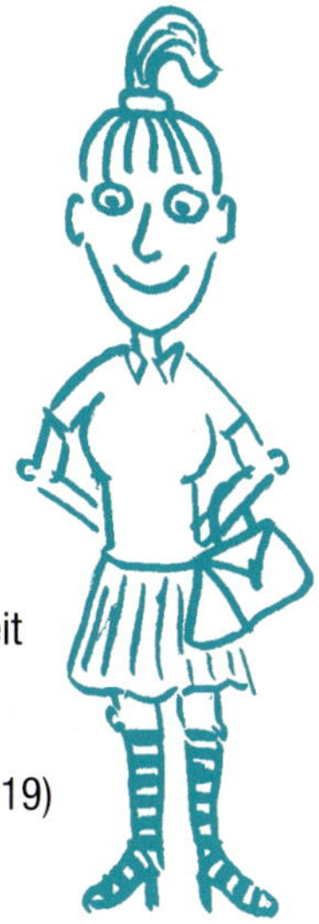

? Welche Erreger zeigen eine relativ lange Inkubationszeit von 1 Woche bis 1 Monat?

➔ Macho´s mit Windjacken erbaut das Erröten junger Mutti´s.

Macho´s mit	**Ma**sern-Virus (ca. 1-2 Wochen)
Windjacken	**Wind**pocken (Varizella) (ca. 1-3 Wochen)
Erbaut das	**EB**V-Virus (ca. 1-5 Wochen)
Er**röten** junger	**Rö**teln-Virus (ca. 1-3 Wochen)
Mutti´s.	**Mu**mps-Virus (ca. 1-3 Wochen)

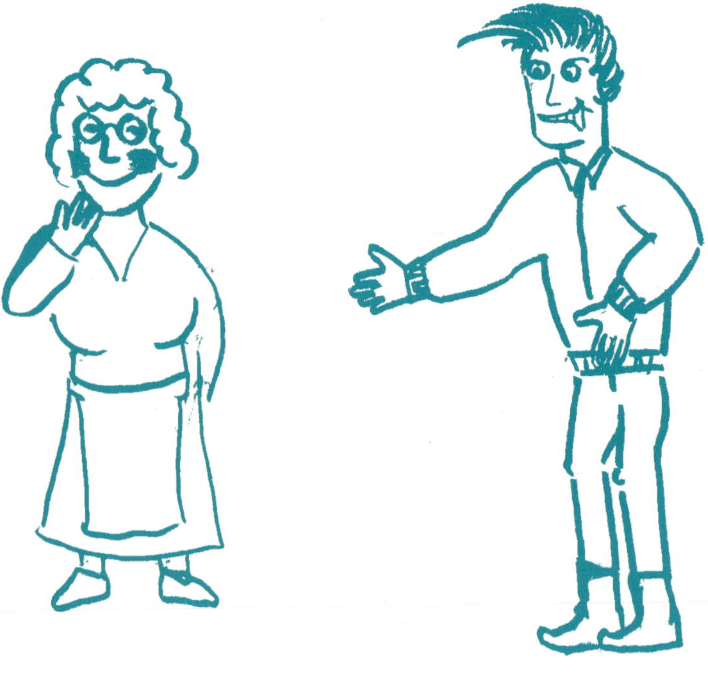

Adrenogenitales Salzverlustsyndrom

? Welche Folgen hat der Ausfall bestimmter Enzyme der Steroidhormonsynthese?

➡ Mit 21 braucht man beim Sex eine (z.B.) Progesteron-haltige Pille.

Mit **21** braucht man beim **Sex** eine **Progesteron**-haltige Pille.

21-Hydroxylasemangel durch Schädigung von Chromosom **6** führt zum Anstieg der **Progesteron**- und dann Testosteron-Konzentrationen.

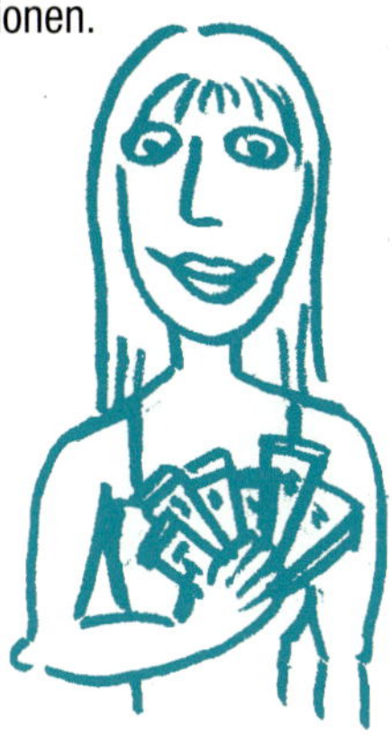

➡ Mit 11 braucht man Cortison gegen Akne.

Mit **11** braucht man **Cortison** gegen **Akne**.

11-Hydroxylasemangel führt zu Anstieg der **Cortisol**- und dann Mineralokortikoid- und Testosteronkonzentration
Ursache: Schädigung von Chromosom **8**

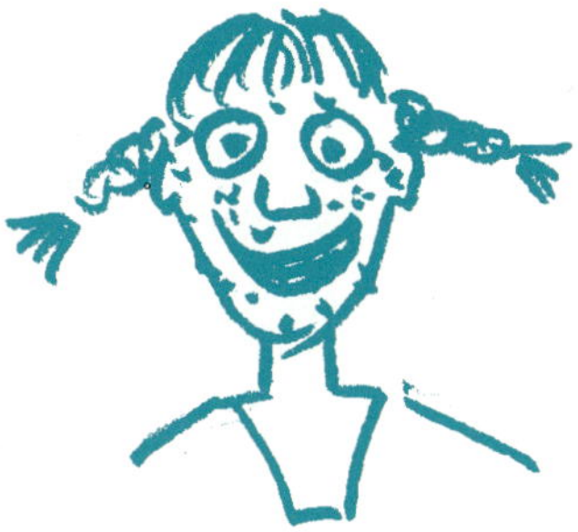

„17 Jahr´, blondes Haar, so stand sie vor mir“ …auf Zehenspitzen.

17 Jahr, blondes	**17**-Hydroxylasemangel führt zu Androgenmangel
Haar, so stand **sie** vor mir…	Folge: **Feminisierung** mit Bild der „**Hair**less woman“
auf **Zehen**spitzen.	Ursache: Schädigung von Chromosom **10**

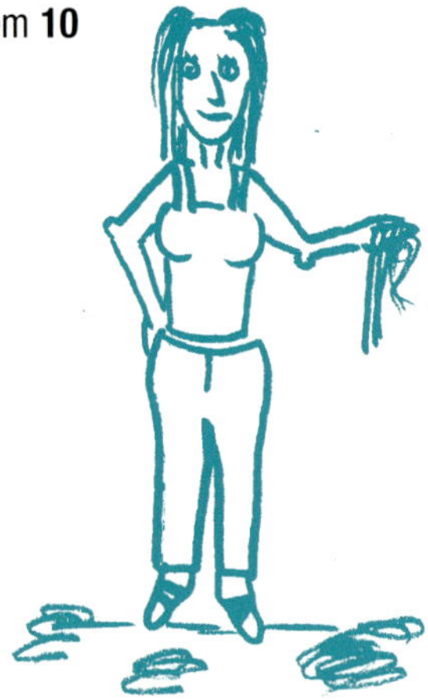

Übrigens:
Durch Androgenmangel kommt es nicht nur zum Ausbleiben der Entwicklung männlicher Geschlechtsmerkmale, sondern auch zu fehlender Sekundärbehaarung, für deren Bildung die Präsenz ausreichender Testosteron-Konzentrationen nötig ist („**Hairless-woman-Syndrom**“).

Schilddrüsenhormonmangel bei Säuglingen

Welche Symptome können auf einen Schilddrüsenhormonmangel bei Säuglingen hindeuten?

MIXOEDEM

M	**M**akroglossie
I	**I**kterus prolongatus
X	**X**-Ray: Verzögerte Knochenalterung (radiologischer Nachweis, meist an den Handwurzelknochen)
O	**O**bstipation (“laaangsaaaam!”)
E	**E**ntwicklungsretardierung geistig (Irreversibel! Vollbild: “Kretinismus”)
D	**D**entitionsverzögerung
E	**E**ntwicklungsretardierung motorisch (Bewegungsarmut und „Faulheit“)
M	**M**yxödem (Cave: Täuscht initial altersentsprechende Gewichtszunahme vor!)

Hereditäre Fruktose-Intoleranz (HFI)

? Welche Symptome können für eine Hereditäre Fruktose-Intoleranz sprechen?

➔ **HFI**

Hereditäre	H	**H**ypoglykämie (Urs.: Glykolyse-/ Glukoneogenese-Hemmung)
Fruktose-	F	**Ph**osphaturie (Urs.: Nierentubulusschädigung)
Intoleranz	I	**I**kterus (Urs.: Leberfunktionsstörung mit Hepatomegalie)

Übrigens:
Die HFI ist ein autosomal-rezessiv erblicher Mangel an Aldolase-B, der eine Hemmung der Glykolyse und Glukoneogenese zur Folge hat. Nach Aufnahme fruktosehaltiger Nahrungsmittel kann es zu Hypoglykämien bis hin zum Schock kommen.

Galaktosämie (Galaktose-1-Phosphat-Uridyl-Transferase-Mangel)

? Welche Symptome sind charakteristisch für eine Galaktosämie?

➔ **GALAKTOSE**

G	**G**edeihstörung (mittlerer IQ < 85) durch **G**alaktoseablagerungen in **G**ehirn, **G**I-Trakt und anderen Organen
A	**A**szites (aufgrund Leberzirrhose)
L	**L**eberschädigung (Hepatomegalie, Ikterus, Leberzirrhose) **L**ebersynthesestörung: u. a. Gerinnungsfaktorenmangel
A	**A**mino**A**zid- und Proteinurie (Tubulusschädigung)
K	**K**ataraktbildung
T	**T**rinkschwäche, Nahrungsverweigerung
O	**O**varialfibrose (50% d. betroff. Mädchen), hypergonadotroper Hypogonadismus
S	**S**epsis-Gefahr stark erhöht (v. a. E.-coli-Sepsis)
E	**E**xsikkosegefahr durch Erbrechen und Durchfall

Homozystinurie

? Mit welchen Folgen ist bei autosomal-rezessiv vererbbarem Zystathion-Synthetase-Mangel zu rechnen?

➡ ZYSTIN

Z	**Z**NS: Erhöhte Krampfneigung
Y	D**y**sproportionierter Hochwuchs mit Watschelgang (marfanoid!)
S	**S**ehschwäche: Myopie, Glaukom, Linsenektopie (marfanoid!)
T	**T**homboembolische Komplikationen wegen verstärkter Atherosklerose
I	„**iiii**hhh, Spinne!“: Spinnenfingrigkeit (marfanoide Arachnodaktylie)
N	**N**eurologisch-geistige Retardierung

Phenylketonurie (PKU)

? Was resultiert aus einem autosomal-rezessiv vererblichen Mangel an Phenylalanin-Hydroxylase?

➡ PKU

Phenyl-	P	**P**sycho-motorische Retardierung
Keton-	K	**K**rampfneigung (v.a. BNS-Anfälle)
Urie	U	**U**rin: charakteristischer Geruch nach „Mäuse**u**rin“

Übrigens:
Betroffene Patienten sind aufgrund der begleitenden Melanin-Pigmentarmut zumeist

- blind,
- blond,
- blass,
- blauäugig und
- blöd.

Kennmuskelreflexe

? Was sind die Kennmuskelreflexe der Wirbelsäulensegmente?

➡ Die Austrittssegmente der Nerven für die bekannten Eigenmuskelreflexe lassen sich von **kaudal nach kranial** von **1** bis **8** durchzählen:

S**1**/S**2**	Achillessehnenreflex	C**5**/C**6**	Bizepssehnenreflex
L**3**/L**4**	Patellarsehnenreflex	C**7**/C**8**	Trizepssehnenreflex

Karpaltunnelsyndrom

? Was sind Gründe für ein Karpaltunnelsyndrom?

➡ **MEDIAN TRAP**

M **M**yxoedem
E **E**dema (Paramenstruelles Oedem)
D **D**iabetes mellitus
I **I**diopathisch
A **A**kromegalie
N **N**eoplasma

T **T**rauma
R **R**heumatoide Arthritis
A **A**myloidose
P **P**regnancy (Schwangerschaft)

Meningismuszeichen

? Welche Reaktionen des Patienten wertet der Untersucher bei Testung von Kernig- und Brudzinski-Zeichen als Meningismus?

➡ Bei **K**ernig **k**ommt´s **K**nie und **B**rudzinski **b**eugt im **B**ecken!

* ***Erklärung:***
Kernig: Der Untersucher beugt die gestreckten Beine des Patienten im Hüftgelenk. Kommt es zum Einknicken der Knie, gilt das Kernig-Zeichen als positiv.
Brudzinski: Der Untersucher beugt den Kopf des Patienten in Richtung Brust. Zieht dieser die Beine an (beugt er also im Hüftgelenk/ Becken), gilt der Test als positiv.

Zentrale Blickparesen

? Die Schädigung welches ZNS-Bereichs kann eine horizontale Blickparese zur Folge haben?

➡ Brücken verlaufen horizontal.

Schädigungsort: P**o**ns (Brücke)
Beispiele: **„INO"**´s: **I**nter-**n**ukleäre **O**phthalmoplegien

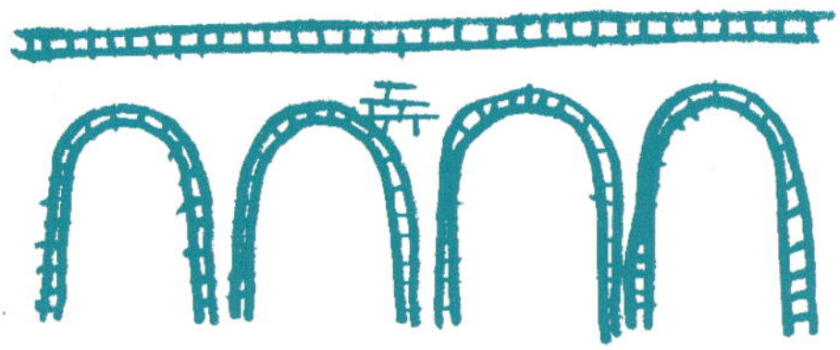

*** Übrigens:**
Vertikale Blickparesen finden sich bei Schädigungen auf Höhe des Mesenzephalons (sogenannte „Vierhügelstarre"). Beispiele für betroffene Erkrankungen sind das Steele-Richardson-Olszewski- und das Parinaud-Syndrom (s.u.).

Parinaud-Syndrom

? Wie kann sich klinisch ein Parinaud-Syndrom äußern?

➡ Sind die Augen paarig? – No!

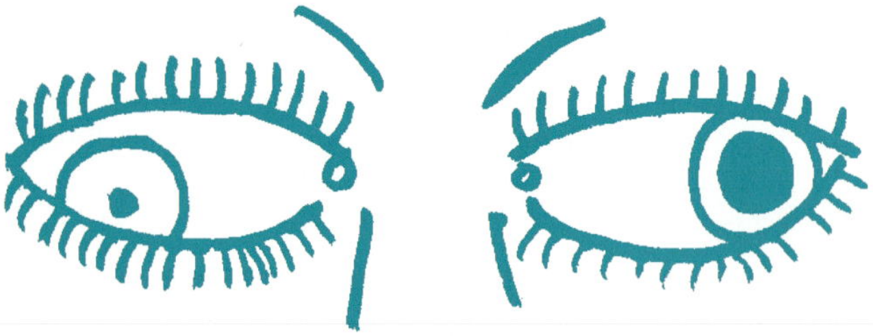

*** Übrigens:**
Zeichen eines Mittelhirnsyndroms durch Kompression der Vierhügelplatte (Tectum):
- Blicklähmung nach oben
- Konvergenzschwäche/ -parese
- Anisokorie

Morbus Parkinson

? Wie identifiziere ich einen Morbus Parkinson?

➡ RAT

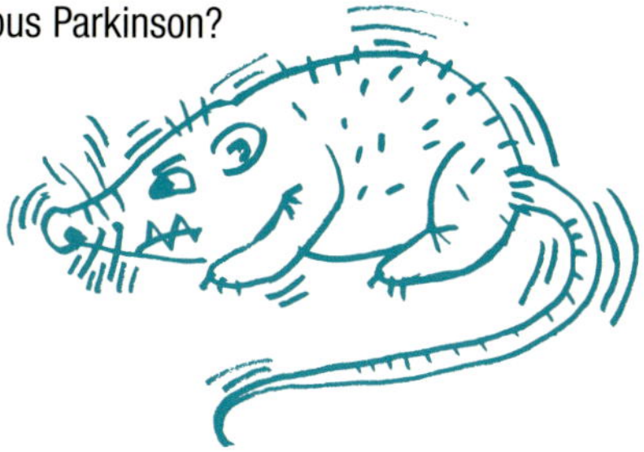

R	Rigor
A	Akinese
T	Tremor

Tolosa-Hunt-Syndrom

? Durch welche Symptome äußert sich ein Tolosa-Hunt-Syndrom?

➡ Zwischen 3 und 6 werden in Toulouse die Hunde in der Kaserne trainiert.

Zwischen 3 und 6 werden in	Schädigung der Hirnnerven **III**, **IV**, **V_1**, **VI** mit retroorbitalen Schmerzen und Augenmuskelparese
Toulouse die **Hunde**	(sog. „painful plegia": „**Tolosa**-**Hunt**-Syndrom")
in der	durch granulomatöse Entzündung unklarer Genese
Kaserne trainiert.	im Bereich des Sinus **cavernosus**

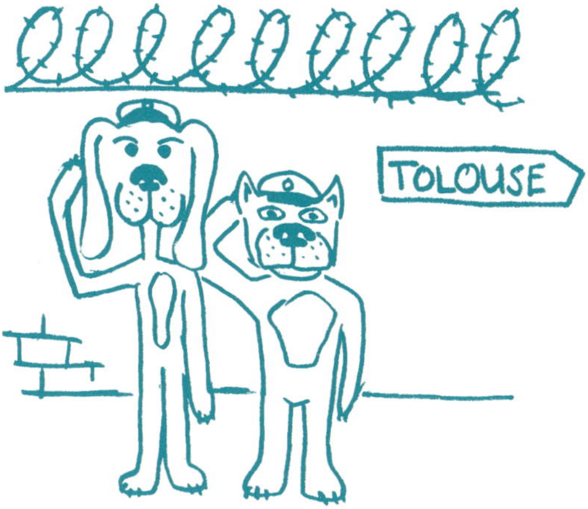

Anton-Syndrom

? Welche Symptome können auf das Vorliegen eines Anton-Syndroms hinweisen?

➡ Anton ist komplett blind, obwohl seine Pupillen noch Reaktion zeigen!

Anton ist	**M. Anton**: Nach bilateralem A. cerebri post.-Infarkt
komplett **blind**, obwohl seine	**ko**rtikale Anosognosie / **Blindheit**
Pupillen noch **Reaktion** zeigen!	erhaltene **Pupillenmotorik**

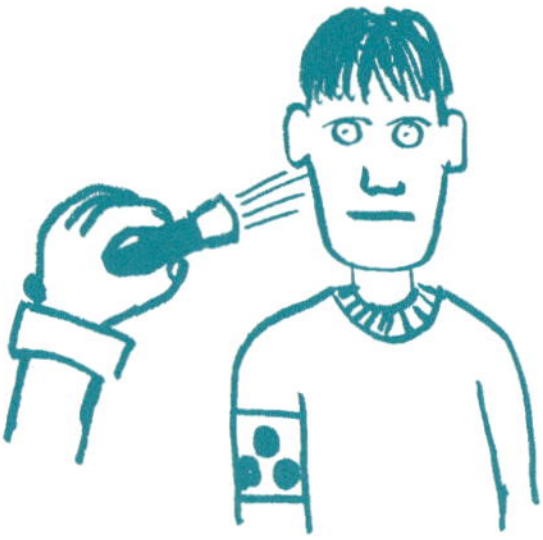

Medulloblastom

? Was sind die Charakteristika des Medulloblastoms?

➡ Die 10 **M**´s des Medulloblastoms

- **M** **M**aligne: infiltratives Wachstum (hochgradig maligne: „G4")
- **M** **M**itosen- und zellreich (viele kleine rund-ovale Zellen, die Pseudorosetten bilden)
- **M** **M**ittellinientumor, zu >90% ausgehend vom unpaaren Kleinhirnwurm
- **M** **M**etastasierung sehr frühzeitig
- **M** **M**etastasen „tropfen" über Liquor v. a. ins Rückenmark und die Seitenventrikel „ab"
- **M** **M**ännlich : weiblich = 2:1
- **M** **M**aximale Verlaufsdauer: **M**onate (eher Wochen!) wegen sehr rascher Progredienz!
- **M** **M**aximaltherapie-Erfolgsrate (OP + Radiatio + Polychemotherapie): 5-JÜR 30%
- **M** **M**edulla-Oblongata-Einklemmung durch frühzeitigen Okklusionshydrozephalus

Guillain-Barré-Syndrom

? Welche Symptome können auf ein Guillain-Barré-Syndrom hinweisen?

➡ Der Camper Guilain Barré ist wieder zu Gast in Ober-Polen.

Der **Camper**	**Camp**ylobact**er** jejuni (häufig beteiligter Erreger)
Guillain Barré	**Guillain-Barré**-Syndrom
ist wieder	Voraus gehen zumeist Infekte des
zu **Gast in Ober-**	**Gastroin**testinal- und **Ober**en Respirationstraktes
Polen.	Erstmanifestation: **Poly**radikulitis

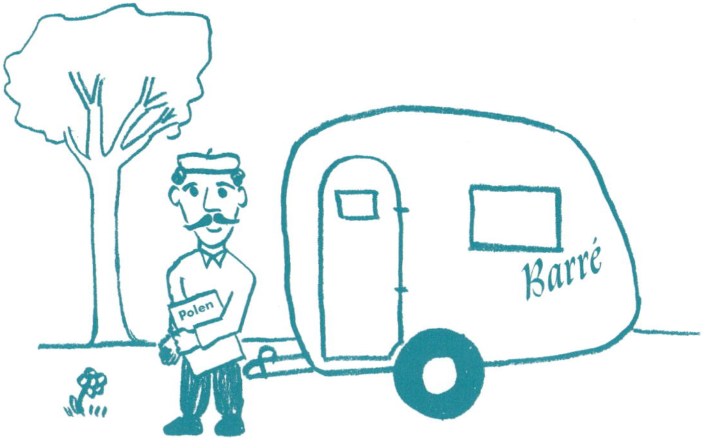

Polyneuropathie

? Welche Polyneuropathien werden durch Diabetes und Alkoholismus verursacht?

➡

Diabetes	führt zu einer	**d**emyelinisierenden Polyneuropathie,
Alkoholismus	führt zu einer	**a**xonalen Polyneuropathie

EEG-Charakteristika

? Welche EEG-Muster können Hnweise auf das Vorliegen welcher Epilepsie-Arten geben?

➡ Annie **Lennox**, die **Raver**in

Lennox-**Gastaut**-Syndrom (syn.: Myoklonisch-**astat**ische Petit-mal-Epilepsie); EEG-Zeichen: Polyspike- und Spike-**waves**

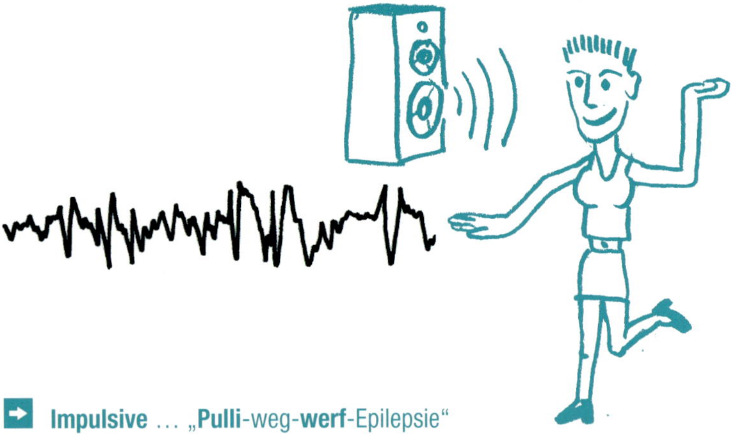

➡ **Impulsive** … „**Pulli**-weg-**werf**-Epilepsie"

Impulsiv-Petit-mal-Epilepsie (syn.: Juvenil-myoklonische Epilepsie); EEG-Zeichen: **Poly**-Spike-**Waves**

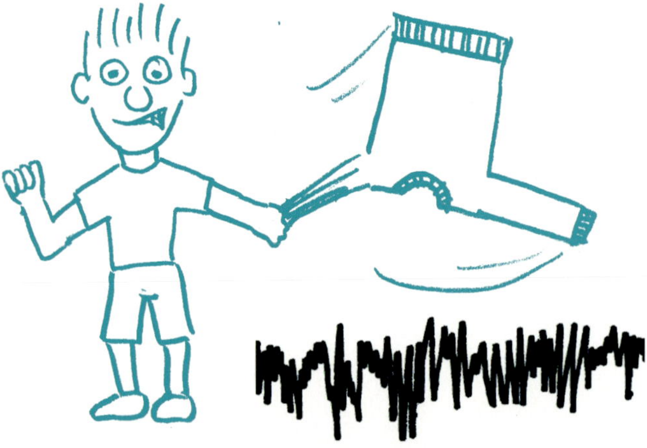

Hopsen - "**Hyps**“en

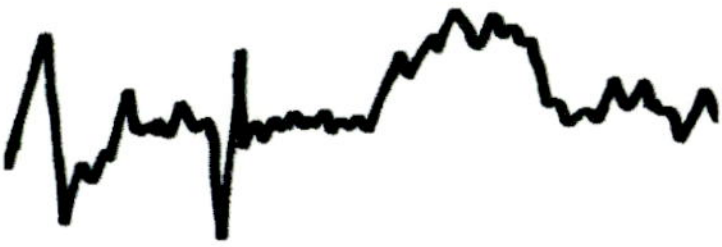

BNS-Epilepsie (= Blitz-Nick-Salaam);
EEG-Zeichen: **Hyps**arrhythmien

EEG-Wellenformen

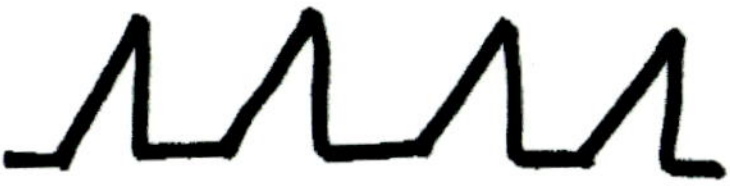

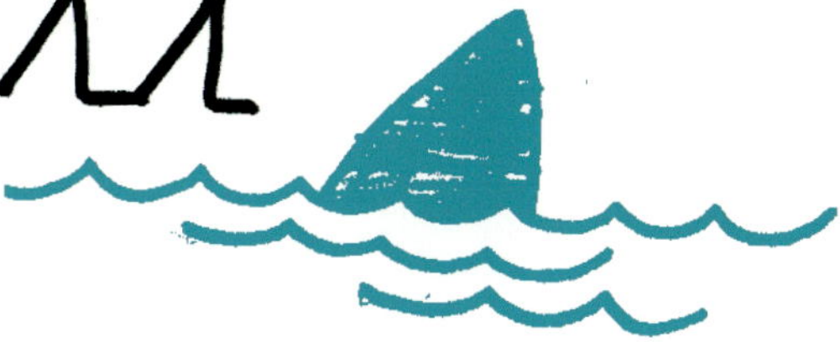

„**Sharp**“ hat Ähnlichkeit mit „Shark“ (engl. Hai)
Sharp-waves haben Ähnlichkeit mit der Rückenflosse eines Hai´s

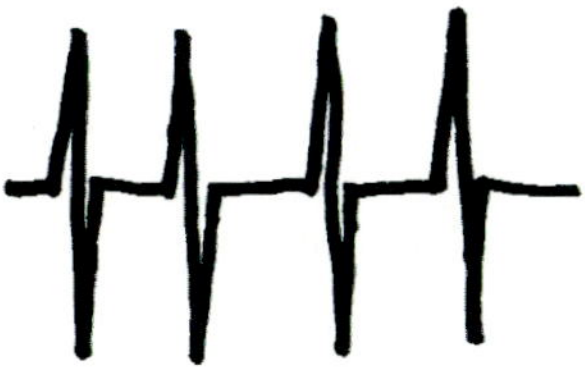

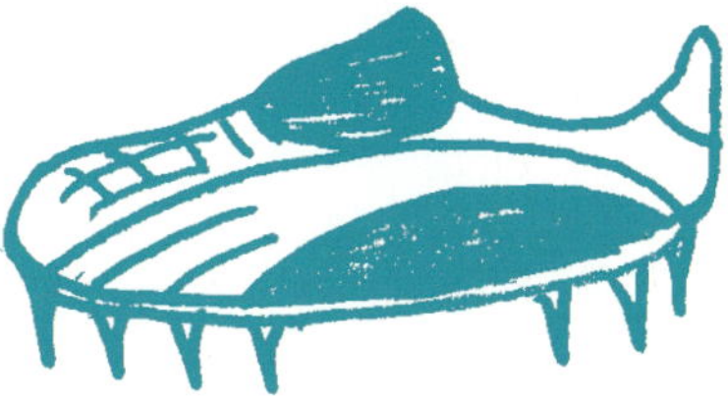

Spike-waves haben Ähnlichkeit mit den Spikes eines Fußballschuhs

Übrigens:

Sharp waves	steil ansteigend, langsam abfallend, Dauer: 80-200ms
Spike waves	steil ansteigend, steil abfallend (spitz und kurz), Dauer: < 80ms

Schizophrenie

? Was sind Symptome einer Schizophrenie?

➔ Die fünf **A**'s:

A	**A**ntriebsstörungen
A	**A**ffektstörungen
A	**A**ssoziationsstörungen
A	**A**mbivalenz
A	**A**utismus

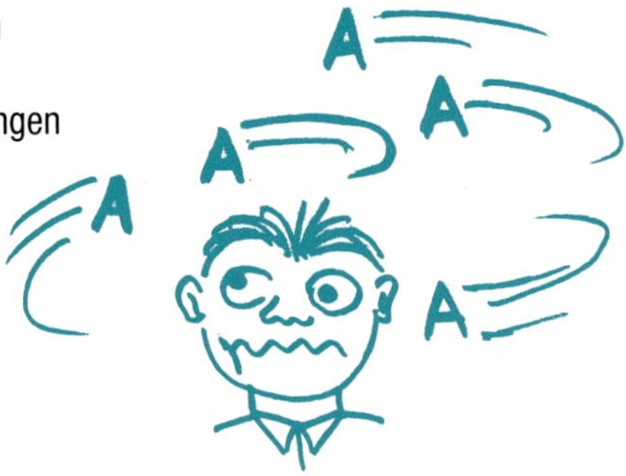

Delirium

? An welche Ursachen muß ich bei einem Delirium denken?

➔ **DELIRIUMS**

D	**D**rugs	(z.B. Digoxin, Theophyllin, Cimetidin, Anticholinergika)
E	**E**motional	(manisch-depressive Psychosen)
L	**L**ow pO2	(Myokardinfarkt, Anämie, Lungenembolie)
I	**I**nfektionen	(Sepsis)
R	**R**etention	von Urin oder Stuhl
I	**I**ktaler und postiktaler Status	(Krampfanfall)
U	**U**nterernährung	(Dehydratation, Elektrolytveränderungen)
M	**M**etabolismus	(Schilddrüsenerkrankungen, M. Addison, Vitamin-B12-Mangel)
S	**S**ubdurale Hämatome	

Persönlichkeitsveränderungen

? Was sind Gründe für eine Persönlichkeitsveränderung?

➡ Denken Sie an: "**AEIOU Tipps**"!

A	**A**lkohol und Medikamente
E	**E**ndokrinologische Störungen
I	**I**nsulin
O	**O**piate
U	**U**rämie
T	**T**oxine, **T**umor, **T**rauma
I	**I**nfektionen
PP	**P**sychosen, **P**orphyrie
S	**S**ubarachnoidalhämatom, **S**chock, **S**chlaganfall

Pica-Syndrom

? Welche frühkindliche Verhaltensstörung verbirgt sich hinter dem Pica-Syndrom?

➡ Dieses Kind pickt alles auf!

Dieses **Kind** pickt **alles** auf!	Essstörung im frühen und mittleren Kindesalter Betroffene essen „**jeden Dreck, der ihnen in die Quere kommt**“.

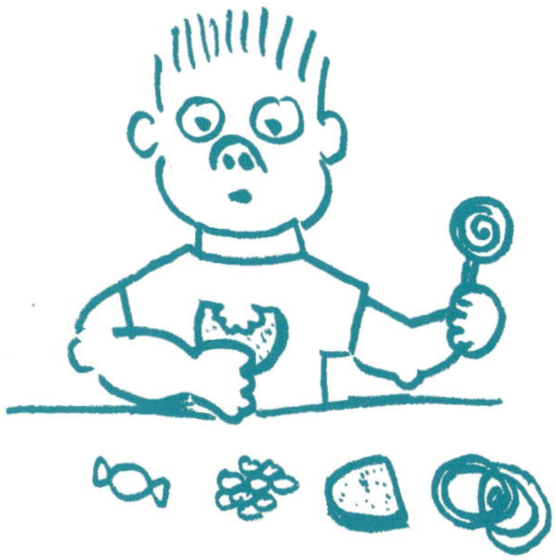

Asystolie

? Was sind Gründe für eine Asystolie?

➔ Die drei "**Hypos**" und die drei "**Hypers**":

1. **Hypo**xie	1. **Hyper**kaliämie K^+
2. **Hypo**thermie	2. **Hyper** H^+ (Azidose)
3. **Hypo**kaliämie	3. **Hyper** Drugs (Medikamentenüberdosierung)

Chronologie des Kreislaufstillstands

? Wann kommt es in Folge eines Kreislaufstillstandes zu welchen Symptomen?

➔ **BAM!**

B	**B**ewusstlosigkeit	nach 15 Sekunden
A	**A**temstillstand	nach 30 Sekunden
M	**M**ydriasis mit Licht-Pupillenstarre	nach 60 Sekunden

Koma

? Was können Gründe für ein Koma sein?

➔ Man denke an König **MIDAS**: Alles, was er berührte, wurde zu Gold.

M	**M**eningitis
I	**I**ntoxikation
D	**D**iabetes mellitus
A	**A**temstillstand
S	**S**ubdurale oder **S**ubarachnoidale Blutung

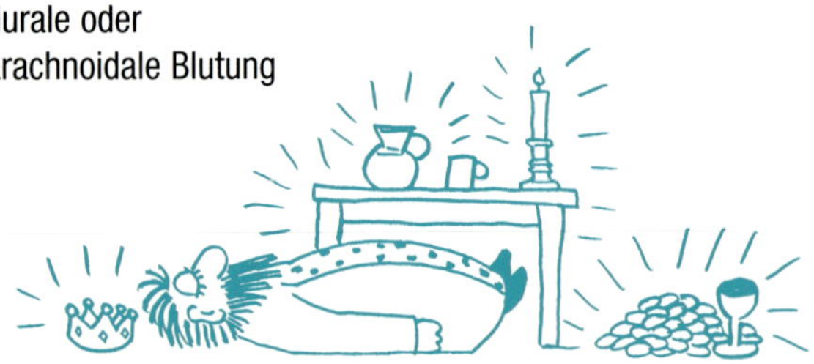

***** ***Übrigens:***
Eine Einteilung in Koma-Stadien kann mit Hilfe der Glasgow-Coma-Scale erfolgen (siehe dort).

Glasgow-Coma-Scale

Wie ist die Punkteverteilung bei der Glasgow-Coma-Scale?

Ein Mann mit Brille fährt mit seinem Sportwagen zum Jackson 5 - Konzert.

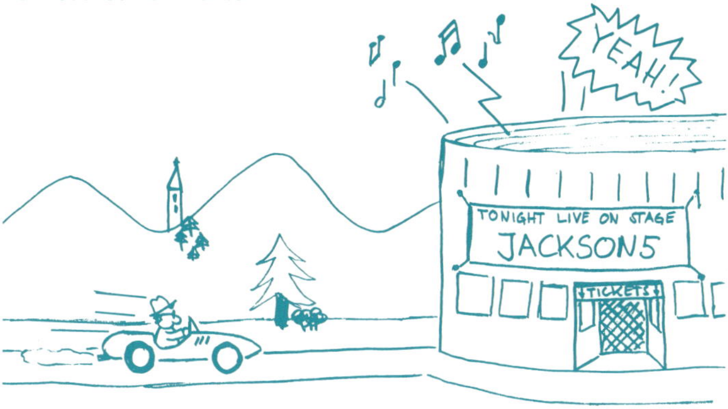

4 Augen (Mann mit Brille)	Augenöffnung:	4 Punkte
6 Zylinder-Motor (Sportwagen)	Motorik:	6 Punkte
Jackson 5-Konzert	Verbale Äußerung:	5 Punkte

Übrigens:
Die Punktwerte der Glasgow-Coma-Scale verteilen sich wie folgt:

Augenöffnung	spontan	4 Punkte
	auf Ansprache	3 Punkte
	auf Schmerzreiz	2 Punkte
	keine Reaktion	1 Punkt
Motorische Reaktion	befolgt Aufforderung	6 Punkte
	gezielte Schmerzreaktion	5 Punkte
	ungezielte Bewegungen	4 Punkte
	Beugesynergien	3 Punkte
	Strecksynergien	2 Punkte
	keine Reaktion	1 Punkt
Verbale Reaktion	orientiert	5 Punkte
	verwirrt, desorientiert	4 Punkte
	zusammenhanglose Worte	3 Punkte
	unverständliche Laute	2 Punkte
	keine Reaktion	1 Punkt

Unterhalb eines Punktwertes von insgesamt 8 Punkten sollte der Patient intubiert und beatmet werden.

Stumpfes Bauchtrauma

? Welche sind die am häufigsten betroffenen Organe bei stumpfen Bauchtraumata?

➡ In alphabetischer Reihenfolge:

A B C D E F G H I J K **L M N O P** Q R S T U V W X Y Z

L	Leber (häufiger als)	**1**
M	Milz (häufiger als)	**2**
N	Niere (häufiger als)	**3**
(0)	(0)	
P	Pankreas	**4**

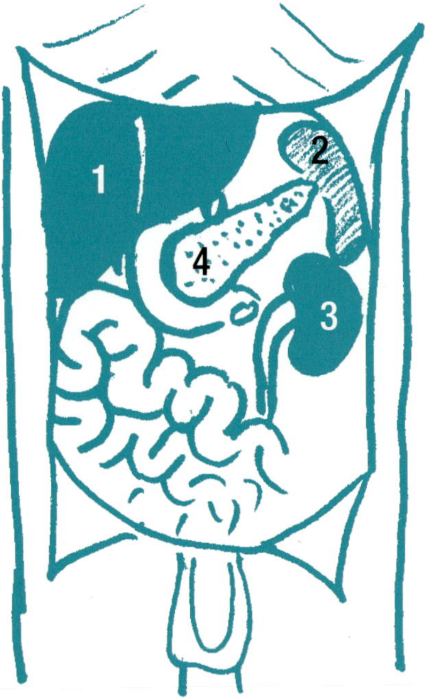

Kehr-Zeichen

? Wie äußert sich klinisch eine linksseitige Phrenikusreizung z. B. bei Milzverletzungen?

➡ Phreni kehrt schulterfrei den Mist weg.

Phreni	**Phrenikus**reizung linksseitig
Kehrt	**Kehr**-Zeichen: Projektion auf die zugehörige Head-Zone (= linke Schulter)
schulterfrei	**Schulter**schmerz linksseitig
den **Mist** weg.	**Milz**trauma als Ursache (DD basale linksseitige Pneumonie)

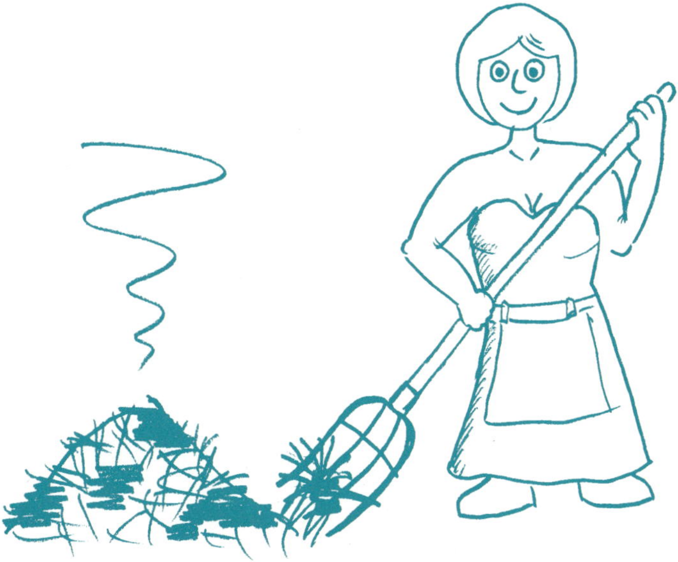

Klinischer Tod

? Welche Verdachtsdiagnosen muss ich BEACHTEN, wenn ich eine leblosen Körper vor mir habe?

➡ **BEACHTEN**

B	**B**adeunfall
E	**E**pilepsie
A	**A**lkoholintoxiaktion
C	**C**oma bei Hypoglykämie
H	**H**erz (Kammerflimmern, Infarkt), **H**irnmassenblutung, **H**ypothermie
T	**T**rauma
E	**E**lektrounfall
N	**N**arkotika (und andere Medikamente)

Sichere („fass“-bare) Todeszeichen

? Was gilt als sicheres und damit „fass“-bares Todeszeichen?

➡ **FASS**

F	**F**lecken und Fäulnis
A	**A**utolyse
S	**S**tarre
S	**S**ulfhämoglobinbildung

*** *Übrigens:***
Sulfhämoglobin (syn. Verdoglobin) bildet sich unter dem Einfluß der fäulnisbedingten Freisetzung von H_2S bei der Eiweißzerstörung (Proteolyse). Durch aus den Gefäßen austretendes Sulf-Hb kommt es zur Grünverfärbung des Unterbauches und zum Durchschlagen der Venennetze.

Häufigste Todesursachen

? Welche sind die drei häufigsten Todesursachen in Mitteleuropa?

➡ Man merke sich **3 x C**.

1. **C**ardial	(Herz-Kreislauf-Erkrankungen)
2. **C**arcinome	(Malignome)
3. **C**erebrovaskulär	(Apoplexie)

DD Anal- vs. Rektumprolaps

? Was sind die differenzialdiagnostischen Charakteristika von Anal- und Rektumprolaps?

➡ Anna radelt zum Zirkus Rektus.

Anna radelt zum	**Anal**prolaps: **rad**iäre Schleimhautfalten
Zirkus Rektus	**Rektum**prolaps: **zirku**läre Schleimhautfalten

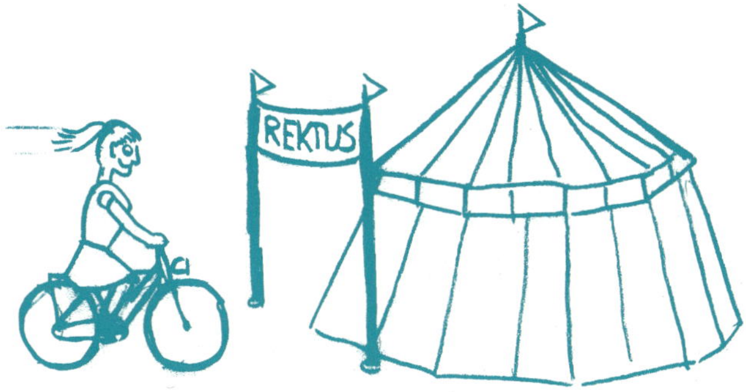

DD Colitis ulcerosa

? Was sind die Differenzialdiagnosen einer Colitis ulcerosa?

➡ Chirurgen können im Sitzen pinkeln!

Chirurgen	M. **C**rohn des Dickdarms
können	**K**olitiden (viral, bakteriell, parasitär)
im	**I**schämische Kolitis
Sitzen	**S**trahlenkolitis
pinkeln!	**P**seudomembranöse Enterokolitis (antibiotikainduziert)

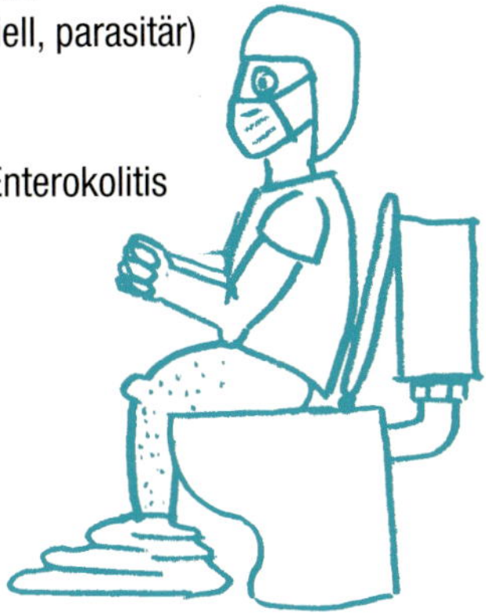

pAVK

? Was sind die Symptome eines arteriellen Verschlusses?

➡ Die sechs P's (nach Pratt):

1. **P**ain	(Schmerz)
2. **P**aleness	(Blässe)
3. **P**ulslessness	(Pulslosigkeit)
4. **P**rostration	(Schock)
5. **P**aralysis	(Lähmung)
6. **P**aresthesia	(Parästhesie)

Übrigens:
Ein plötzliches Auftreten der Symptome spricht für eine arterielle Embolie, während eine langsame Entwicklung der Symptome auf eine chronisch progrediente Arteriosklerose mit Thrombosierung hindeuten kann.

DD Schmerzen bei pAVK

➡ Ludwig poliert für Willi Autos mit Mamas Einkaufstassche.

Ludwig	**L**WS-Syndrom
poliert	**P**olyneuropathie
für	**F**ußdeformitäten
Willi	**W**urzelreizsyndrom
Autos	**A**rthritis / **A**rthrose
mit	**M**eralgia paraesthetica
Mamas	**M**ediasklerose
Einkaufstasche.	**E**ntrapment-Syndrom (Wadenkompressions-Syndrom durch Fehlansätze des M. gastrocnemius)

Übrigens:
Meralgia paraesthetica = Inguinaltunnelsyndrom, Nerven-Einklemmungssyndrom in der Leistengegend, analog zum Karpaltunnelsyndrom.

Post-OP Fieber

? Was sind Gründe für postoperatives Fieber?

➡ Die fünf W's:

1. **W**ind	Pneumonie, Atelektase
2. **W**ound	Wundinfektion
3. **W**ater	Harnwegsinfekt (via Katheter) / Phlebitis (via i.v.-Zugang) / Bakteriämie – Sepsis
4. **W**alk	Tiefe-Beinvenenthrombose
5. **W**onderdrugs	Anästhetika

Sportverletzungen

? Wie ist das Vorgehen bei einer Sportverletzung?

➡ Wenn man sich eine Sportverletzung zugezogen hat, dann hat man einfach **PECH** gehabt:

P	**P**ause
E	**E**is
C	**C**ompression
H	**H**ochlagern

Übrigens:
Das oben beschriebene Vorgehen beschränkt sich auf die unmittelbare Zeit nach der Verletzung bis zum Eintreffen des Notarztes bzw. der Ankunft im Krankenhaus, wo dann nach abgelaufener Diagnostik weitere Maßnahmen getroffen werden. Der Spruch ist somit auch für sportinterssierte Laien nützlich!

DD akute Monarthritis

Was sind die Differenzialdiagnosen einer akuten Monarthritis?

Beim Treppensteigen läutet Rainers Armbanduhr.

Beim	**B**akterielle Arthritis
Treppensteigen	**T**raumatische Arthritis
läutet	**L**upus erythematodes
Rainers	M. **R**eiter
Armbanduhr.	**A**rthritis psoriatica

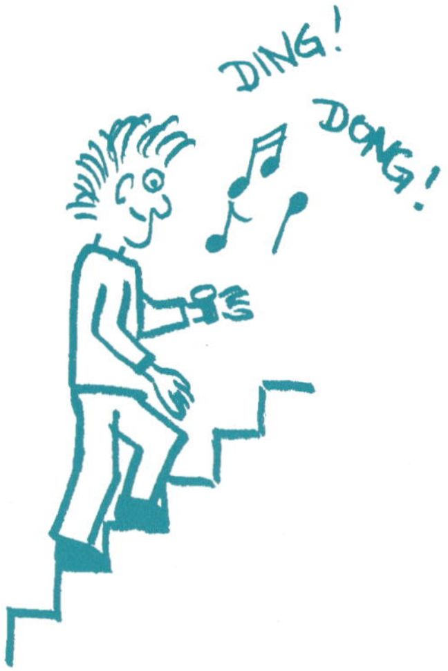

SAPHO-Syndrom

Welche Einzelsymptome verbergen sich hinter dem SAPHO-Syndrom?

S	**S**ynovitits
A	**A**kne
P	**P**soriasis pustolosa
H	**H**yperostosis
O	**O**steitis

Rückenschmerzen

? Was sind Ursachen für Rückenprobleme oder –schmerzen?

➡ **"O, VESALIUS!"**

O	**O**steomyelitis
V	**V**ertebralfraktur
E	**E**xtraspinaler Tumor
S	**S**pondylolisthesis
A	Spondylitis **A**nkylosans
L	**L**umbaler Bandscheibenprolaps
I	**I**ntraspinaler Tumor
U	**U**nzufriedenheit
S	**S**tress

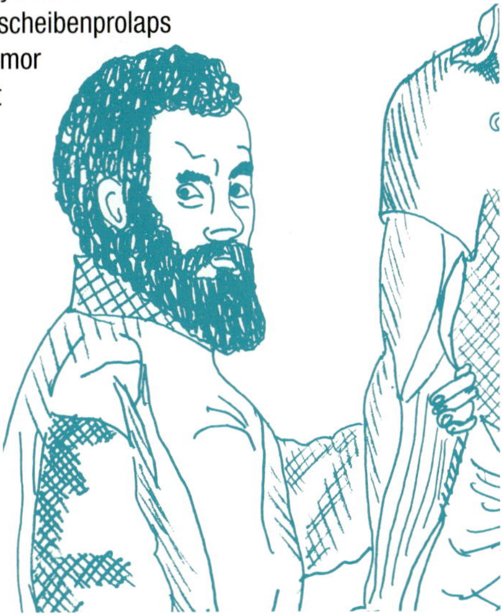

***** ***Übrigens:***
Rückenschmerzen sind in Deutschland die häufigste Ursache für einen Besuch beim Arzt. Als Ergänzung kann man sich zur Differenzialdiagnose bei Kreuzschmerzen auch noch Folgendes merken:

➡ **DORSAL**

D	**D**egenerative Ursachen
O	**O**steoporose
R	**R**adikuläre Ursachen
S	**S**pondylarthritiden
A	**A**ndere Ursachen
L	**L**igamentäre Ursachen

Zystische Knochenläsionen

? Was merke ich mir zur Differentialdiagnose beningner zystischer / osteolytischer Knochenläsionen im Röntgen-Bild?

➡ Für eine geile Nacht opfert Martin auch sein Hemd im Closet!

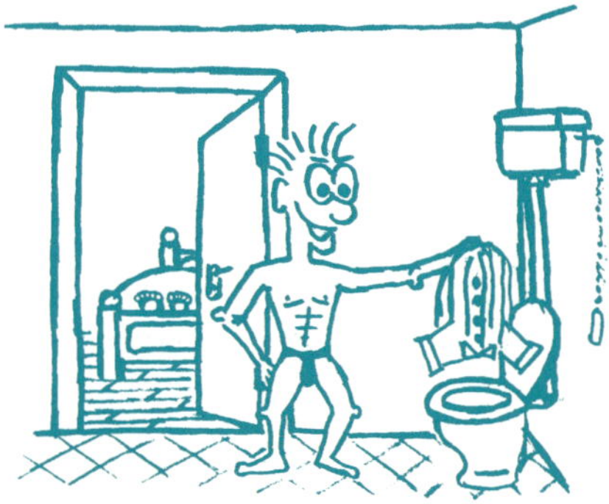

Für	**F**ibröse Dysplasie	ohne Periostreaktion! Falls in der Tibia: DD: Adamantinom!
eine	**E**nchondrom	obligate Kalzifikationen, außer in Phalangen, keine Periostitis-Zeichen!
	Eosinophiles Granulom	< 30. Lebensjahr
geile	**G**iant Cell Tumor	= Riesenzelltumor mit folgenden Charakteristika: 1. Epiphysen geschlossen 2. obligat epiphyseal und Beteiligung der Gelankfläche 3. exzentrisch 4. gut abgrenzbar und nicht sklerotisch
Nacht	**N**icht-ossifizierendes Fibrom	< 30. Lebensjahr, keine Periostitis-Zeichen!
opfert	**O**steoblastom	immer eine DD bei V.a. aneurysmatische Knochenzyste (s.u.), auch > 30. Lebensjahr
Martin	**M**etastasen	> 40. Lebensjahr
	Multiples Myelom	> 40. Lebensjahr
auch	**A**neurysmatische Knochenzyste	< 30. Lebensjahr, expansiv
sein	**S**olitäre Knochenzyste	< 30. Lebensjahr, zentral lokalisiert
Hemd	**H**yperparathyroidismus	Nierensteine, Ca^{++} i. S. ↑
Im	**I**nfektion	
Closet	**C**hondroblastom **C**hondromyxoides Fibrom	< 30. Lebensjahr, epiphysär lokalisiert

Blutungsanomalien

? Was versteht man unter Menorrhagie bzw. Metrorrhagie?

➔ **7 Tage** Urlaub auf **Menorca**.

Unter **Menorrha**gie versteht man eine verlängerte Perioden-Blutungsdauer von **> 6 Tagen**.

➔ Die **Metro** kommt nie pünktlich / unregelmäßig.

Unter **Metro**rrhagie versteht man das Auftreten zyklus-unabhängiger Zwischenblutungen.

Endometriose

? Wie lauten die Hypothesen zur Entstehung einer Endometriose?

➔ Endometriose macht monatlich **KUMMER**

K	**K**eimversprengung (embryonale Müller-Gänge)
U	**U**mwandlung (Metaplasie von Urothel oder Serosa zu Endometrium)
M	**M**igration: Wanderung von Endometrium-Zellen in die Tiefe
M	„**M**etastasierung": hämato- oder lymphogene Verbreitung von Endometriumzellen
E	**E**rblichkeit? Beobachtung familiär gehäuften Auftretens
R	**R**etrograde Menstruation mit Neuimplantation der abgestoßenen Zellen

Metastasen von Mamma-Karzinomen

? In welchen Organen siedeln sich am häufigsten Metastasen von Mamma-Karzinomen ab?

➔ **Mama** pflanzt eine **KNOLLE**.

KNO	**Kno**chen
L	**L**unge
L	**L**eber
E	**E**nzephalon (Gehirn: extrem schlechte Prognose!)

Meigs-Syndrom

? Was versteht man unter dem Meigs-Syndrom?

➔ **MEIGS**

M	Mischbild aus:
E	Ergüsse (Hydrothorax und Aszites) meist rechtsbetont
I	"Involution": komplette Rückbildung der Symptome nach Tumorentfernung
G	Gutartiger Genitaltumor: (meist) Ovarialfibrom (falls maligne: "Pseudo"-Meigs)
S	Senioren-Erkrankung: v. a. ältere Frauen betroffen

Übrigens:
Falls es sich im Rahmen des Syndroms um einen bösartigen Genitaltumor handelt, spricht man vom "Pseudo"-Meigs-Syndrom.

Nabelschnurgefäße

? Welche Gefäße enthält die Nabelschnur?

➔ Man stelle sich einen **Smiley** vor:

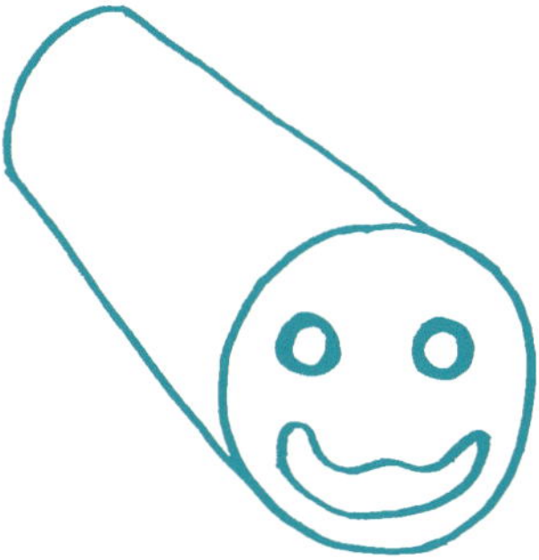

2 (rote) **A**ugen	= **2** **A**rterien (**Aa**. umbilicales)
1 **V**-förmiger (blauer) Mund	= **1** **V**ene (**V**. umbilicalis)

zusammen: ein lächelnder Smiley!

Sonographische Hinweise auf fetale Entwicklungsstörungen

? Anhand welcher Parameter kann man auf eine fetale Entwicklungsstörung rückschließen?

➡ Merke Ta-Tü-Ta-Ta bzw. „**Na-Ni-Na-Na**" (das sonographische „Martinshorn").

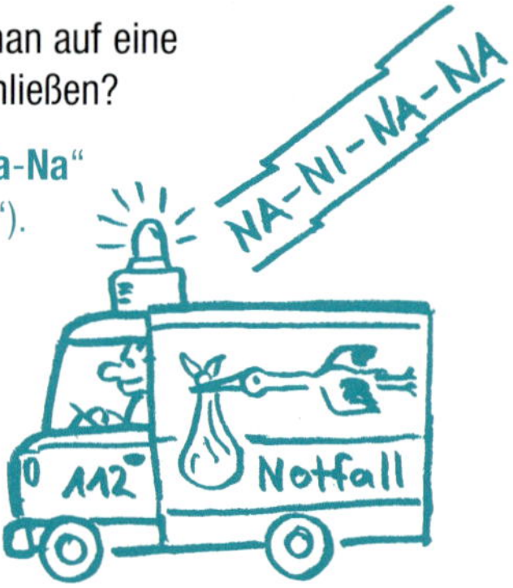

Na Nackenödem > 3 mm
Ni Nierenbeckenerweiterung beidseits
Na Nasenbeinverknöcherung vermindert/ fehlend
Na Nabelschnurarterie singulär angelegt

Übrigens:
Weitere Merkmale sind: Plexus-choroideus-Zyste, hyperechogener Darm und „white spots" (sog. „Golfball") im Herzen sowie Femur- und / oder Humerusverkürzungen. Liegt eines der Kriterien isoliert vor, kann die Kindesentwicklung störungsfrei und normal sein. Bei Kombination mehrerer Parameter steigt die Wahrscheinlichkeit einer fetalen Fehlbildung massiv an.

Geburtseinleitung

? Mit welchen Hilfsmitteln kann man die Geburt einleiten?

➡ **OPA** kennt einige Tricks zur Geburtseinleitung…!

O Oxytocin
P Prostaglandin PG-E2
A Amniotomie

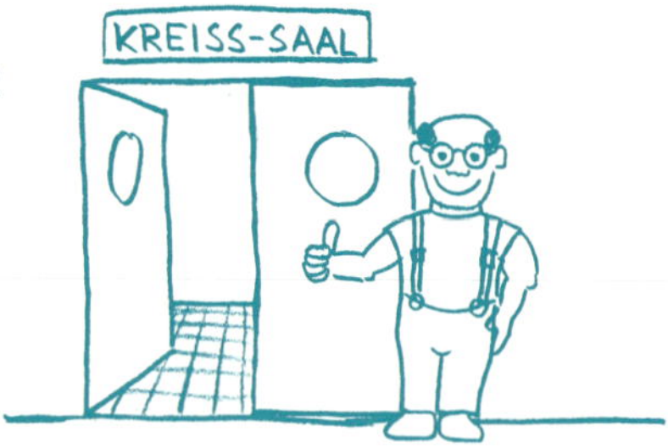

Übrigens:
Unter Amniotomie versteht man die Schnitteröffnung des Amnions, also der Eihülle (wörtlich übersetzt: „Schafshaut").

APGAR-Schema

? Was erfaßt man mit dem APGAR-Schema?

➡ Ein Punkteschema für die Zustandsdiagnostik des Neugeborenen nach Virginia **Apgar**:

A	**A**ussehen
P	**P**uls
G	**G**rimassieren (beim Absaugen)
A	**A**ktivität
R	**R**espiration

Übrigens:
Die Punkteverteilung gestaltet sich beim **APGAR**-Schema folgendermaßen:

Aussehen	blaß, blau	0 Punkte
	Rumpf rosig, Extremitäten blau	1 Punkt
	rosig	2 Punkte
Puls	keiner	0 Punkte
	< 100 / min	1 Punkt
	> 100 / min	2 Punkte
Grimassieren	keines	0 Punkte
	Verziehen des Gesichtes	1 Punkt
	Schreien	2 Punkte
Aktivität	keine Spontanbewegung	0 Punkte
	geringe Extremitätenflexion	1 Punkt
	aktive Bewegungen	2 Punkte
Respiration	keine	0 Punkte
	langsam, unregelmäßig	1 Punkt
	kräftiges Schreien	2 Punkte

Eine Beurteilung des Neugeborenen nach dem **APGAR**-Schema findet direkt nach der Geburt, sowie nach fünf und nach zehn Minuten statt. Für die Interpretation der Ergebnisse gilt eine Gesamtpunktzahl von 9 – 10 Punkten als optimal, unterhalb von 7 Punkten spricht man von einem Depressionszustand des Neugeborenen. Es besteht keine Korrelation zur späteren neuroligischen Entwicklung des Kindes.

Strahlen-Embryopathie

? Mit welchen Folgen ist bei intrauteriner, radioaktiver Strahlenbelastung zu rechnen?

➡ KERN

K	**K**atarakt-Bildung (Mikrophtalmie-bedingte Augeninnendruckerhöhung)
E	**E**pilepsie **E**xitus (intrauteriner Fruchttod)
R	**R**etardierung (geistig und körperlich)
N	**N**ervale Schädigung, Mikrozephalie

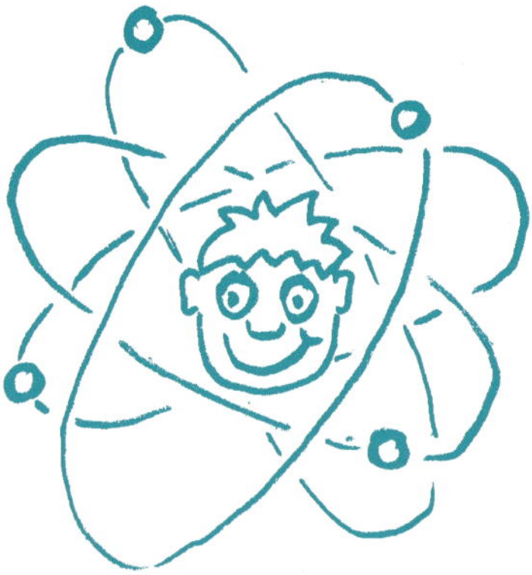

Warfarin-Embryopathie

? Mit welchen kindlichen Entwicklungsschäden ist bei der Einnahme von Vitamin-K-Antagonisten (WarFARIN-Derivate, z. B. Marcumar®) während der Schwangerschaft zu rechnen?

➡ WarFARIN

F	**F**ugenverkalkung der Epiphysen
A	**A**trophie des N. opticus mit Erblindung
R	**R**etardierung
I	**I**nitiale Schwangerschaft (4.-6. SSW): Phase maximaler Gefährdung
N	**N**asenhypoplasie

Alkoholembryopathie

? Was sind Stigmata einer Alkoholembryopathie?

➡ **ALKOHOL**

A	**A**ugenlider: Ptosis
L	**L**äsionen (Fehlbildungen) an Skelett und Gelenken
K	**K**raniofaziale Dysmorphien: Mikrozephalus, Kieferhypoplasie, flache Nase
O	**O**rganmißbildungen: Niere, Genitalien, Gehirn (geistige Retardierung)
H	**H**erzfehler
O	**O**hne Ruhe (= psychomotorische Unruhe)
L	**L**idfalten: Epikanthus **L**ippe: verstrichenes Philtrum

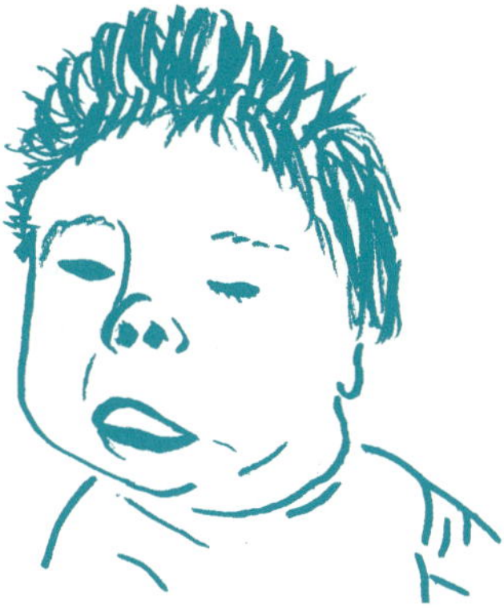

Übrigens:
Unter Epikanthus versteht man eine angeborene sichelförmige Hautfalte am inneren Rand des oberen Augenlides, das sich vom oberen zum unteren Lid spannt und die nasale Lidkommissur verdeckt. Als Philtrum bezeichnet man das Grübchen zwischen Nase und Oberlippe.

Konnatale HIV-Infektion

? Wie äußert sich eine konnatal erworbene HIV-Infektion?

➡ **AIDS**

A	**A**denopathie (Generalisierte Lymphknotenvergrößerung)
I	**I**nfektionen (opportunistische Erkrankungen)
D	**D**ysmorphie und -trophie (Gedeihstörung und Entwicklungsverzögerung)
S	**S**pleno-Hepato-Megalie

Übrigens:
Dysmorphie-Charakteristika: Mikrozephalie, Hypertelorismus, prominente Stirn, lateral ansteigende Lidachsen, abgeflachte Nasenwurzel

Infektionen in der Schwangerschaft

? Was sind wichtige infektiöse Teratogene?

➔ STORCH

Syphilis	Hutchinsonsche Trias (Tonnenzähne, parenchymatöse Keratitis, Labyrinthschwerhörigkeit)
Toxoplasma gondii	Kalzifikationen im Gehirn
Rubiviren (Röteln)	GreggscheTrias (Herzfehler, Augen- und Ohrenmißbildungen)
CMV	Kalzifikationen um die Ventrikel
Herpesviren	Manifestationen siehe HSV-Merkspruch (S. 97) selten diaplazentar, meistens intra partum

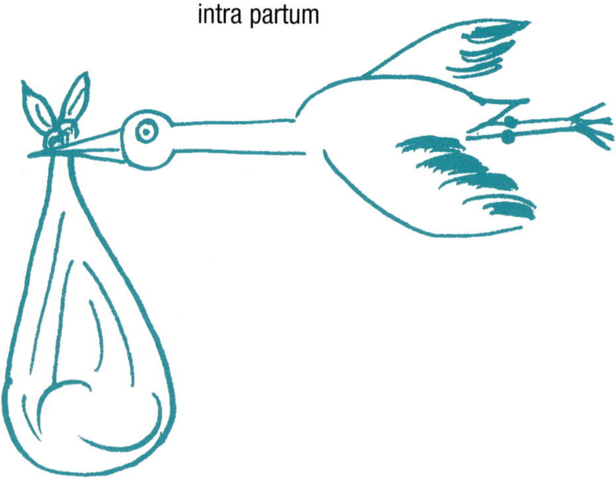

Übrigens:

Je nach Zeitpunkt der Infektion unterscheidet man zwischen „Konnatalem" (diaplazentare Übertragung) und „Neonatalem Herpes" (vaginale Übertragung sub partu):

1. Konnatale HSV-Infektion (selten): Kleinwuchs, kleiner Kopf, kleine Augen, klein-blasiges Exanthem

2. Neonatale HSV-Infektion (zu 50% bei mütterlicher Erst- und zu 5% bei mütterlicher Re-Infektion):
- Typ I: Periphere Form (Schleimhaut- / Haut- und Augenerkrankung)
- Typ II: Zerebrale Form (Herpes-Enzephalitis)
- Typ III: Disseminierte Form (Sepsis-Bild, zumeist infaust)

Konnatale Cytomegalie-Virus-Infektion

Siehe auch Kapitel Mikrobiologie (S. 117)

Herpes simplex (HSV)

? Wie kann sich eine Herpes-simplex-Infektion manifestieren?

➔ **HERPES**

H	**H**ohes Fieber
	Herpes-Keratokonjunktivitis
	Herpes-Embryopathie
E	**E**kzema herpeticatum
	Exanthema bullosa
R	**R**eaktivierung aus…
P	…**P**lexus lumbalis bzw. Ganglion trigeminale Gasseri
E	**E**nzephalitis (hohe Letalität!)
S	**S**tomatitis aphtosa
	Sepsis (v. a. bei Neugeboreneninfektionen; hohe Letalität!)

Übrigens:
Das neurotrope Herpes-simplex-Virus kann lebenslang in Ganglienzellen persistieren und von dort aus nach Schwächung des Immunsystems reaktiviert werden.

Konnatale Lues

Wie kann sich eine konnatal erworbene Syphilis (= Lues) manifestieren?

TREPONEMA

T	„**T**onnenzähne“ „**T**ennisschlägerdaumen“ **T**ibia: „Säbelscheiden“-artige Verformung **T**abes dorsalis (Hinterstrangdegeneration des Rückenmarks)
R	**R**hagaden (Hautinfiltrate im Mundbereich, bilden die sog. „Parrot-Furche“)
E	**E**rythrozyten: blutiger Schnupfen (“Koryza”)
P	**P**arenchymatöse Keratitis (s.u.) **P**aronychie (sog. „Nagelumlauf“ durch Infektion)
O	**O**steochondritis syphilitica **O**steomyelitis mit Peri**o**stitis **O**rganbefall (diffus und generalisiert)
N	**N**euritis nervi acustici (Innenohrschwerhörigkeit*) **N**ase: „Sattel“-artige Einsenkung
E	**E**nzephalitis (mit erhöhter Krampfneigung)
M	**M**eningitis (v. a. basal mit frühzeitiger Hirnnervenbeteiligung) **M**akulopapulöses Syphilid: spezifische (Schleim-) Hautveränderungen
A	**A**lopezie (mottenfraßartig, Haarausfall irreversibel!)

Übrigens:

Hutchinson-Trias:
Innenohrschwerhörigkeit und Tonnenzähne und Keratitis parenchymatosa (allergische (Kreuz-) Reaktion des Hornhautstromas auf Anti-Treponemen-Antigen-Antikörper mit konsekutiver Vaskulitis)

Unter einer **Osteochondritis syphilitica** versteht man eine als Syphilis-Erstmanifestation („Wegner-Zeichen“) im Säuglingsalter auftretende Epiphysenlösung mit schlaff herunterhängendem Arm („Parrot-Pseudo-Paralyse“)

Gehörprüfungen

? Bei der Gehörprüfung nach Rinne und Weber wird die Stimmgabel wo gehalten?

Rinne in die **Rinne** (hinter das Ohr)
Weber auf den Scheitel.

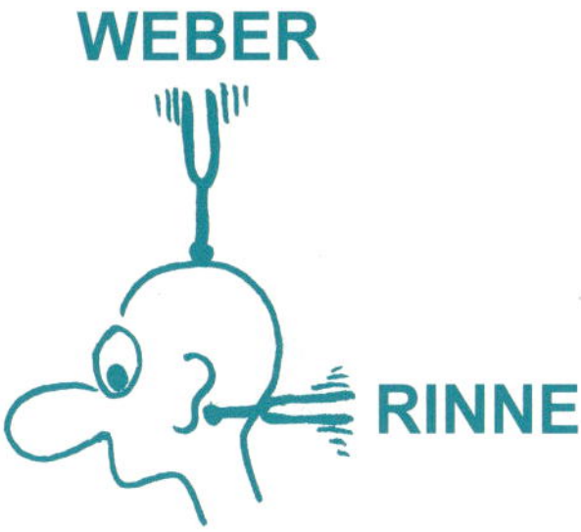

Übrigens:
Die Gehörprüfung nach **Rinne** vergleicht Luft und Knochenleitung an ein und demselben Ohr. Die Stimmgabel wird auf das Mastoid gesetzt und, sobald der Ton nicht mehr wahrgenommen wird, vor den Gehörgang gehalten. Der Ton sollte dann für den Patienten durch die Verstärkung mittels der Gehörknöchelchen wieder hörbar sein. Diesen Normalfall bezeichnet man als Rinne positiv. Sollte der Ton am Mastoid besser gehört werden, liegt eine Schallleitungsschwerhörigkeit vor und man spricht von Rinne negativ.

Der Stimmgabelversuch nach **Weber** vergleicht die Knochenleitung an beiden Ohren. Im Normalfall erklingt der Ton beim Aufsetzen der Stimmgabel auf die Sutura sagittalis in beiden Ohren gleich laut. Bei einer Innenohrschwerhörigkeit wird in das gesunde, bei einer Schallleitungsschwerhörigkeit in das kranke Ohr lateralisiert, d.h. der Ton erscheint im jeweiligen Ohr lauter.

Farbsinnstörungen

? Welche Farbsinnstörungen gibt es und wie kann ich sie unterscheiden?

Protanopie	**Rot**-Schwäche
Tritanopie	„Tritt-an-Opi“ verursacht **blau**-gelbe Flecken **Blau**-Gelb-Schwäche
Deuteranopie	**Euter** findet man an **Gras**-fressenden Kühen **Grün**-Schwäche

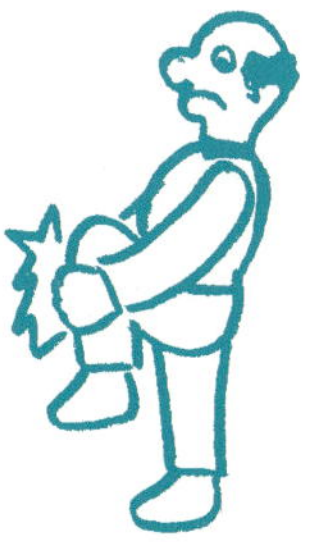

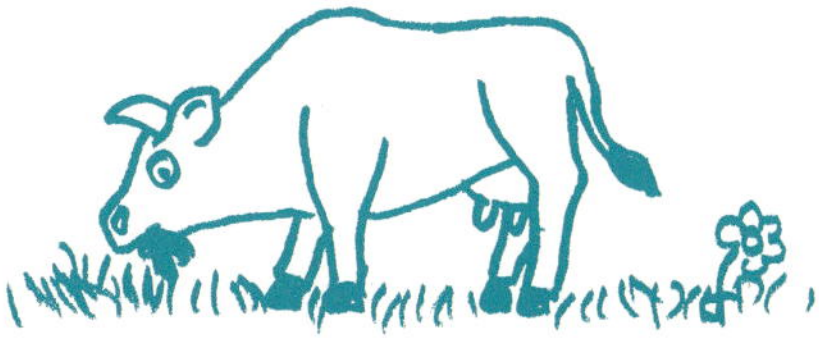

Epidemiologische Grundbegriffe

? Was ist der Unterschied zwischen Endemie und Pandemie?

➡

Endemie:	„**Endet nie**": **zeitlich un**begrenzt, räumlich begrenzt
Pandemie:	„**Pan**ne": „verkehrt": zeitlich begrenzt, **räumlich un**begrenzt
Epidemie:	zeitlich und räumlich begrenzt

Staphylokokkus aureus

? Welche Erkrankungen können durch Staphylokokkus aureus verursacht werden?

➡ **STAPH AUREUS**

S	**S**SSS = Staphylococcal scalded skin syndrome
T	**T**SS = Toxic shock syndrome
A	**A**temwegserkrankungen, insbesondere **A**spirations- und sekundäre Pneumonien
P	**P**hlegmone (selten), Furunkel, Karbunkel **P**emphigus neonatorum / Impetigo contagiosa
H	**H**ämatogene Osteomyelitiden (häufigster Erreger)
A	**A**ugenbeteiligung: Konjunktivitis
U	**O**titis media
R	**R**itter-Krankheit = Dermatitis exfoliata neonatorum (= neonatales Lyell-Syndrom)
E	**E**xotoxin-Bildung („Exfoliatin") **E**nterotoxin-Bildung (Folge: Exsikkose wegen Diarrhoe)
U	**W**undinfektionen
S	**S**inusitis

***** ***Übrigens:***

SSSS (Synonym: staphylogenes Lyell-Syndrom, M. Ritter-von-Rittersheim)
Generalisierte Hautablösung im Stratum corneum durch das Exotoxin „Exfoliatin". Symptomatik: Fieber, Exanthem, Hautablösung

TSS (Synonym: Tamponkrankheit)
Ursache: infizierte Tampons (90% der Fälle), protrahierte Staphylokokken-infektionen. Symptomatik: Fieber, Hypotonie, Exanthem bis hin zur Erythrodermie, Schock

Staphylokokken & Streptokokken

? Welches Bakterium ist Katalase positiv, Staphylococcus oder Streptococcus?

➡ Staphylococcus ist **Kat**alase positiv, Streptococcus nicht.

Staphylokokken bedeutet "Traubenkokken", denkt also an eine **Kat**ze, die Trauben frißt:

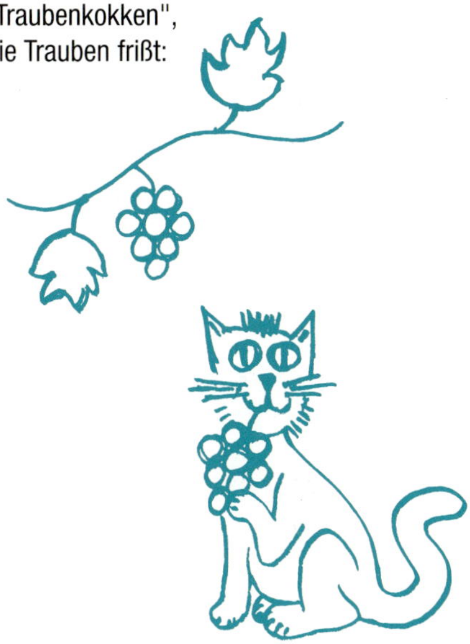

Übrigens:
Wichtige Staphylokokken und häufige zugehörige Manifestationsformen sind:

S. aureus	verschiedene eitrige Infekte
S. epidermidis	opportunistische Infektionen
S. saprophyticus	Harnwegsinfekte

Staphylokokken & Streptokokken

? Welche Bakterien verursachen Abszesse und Phlegmonen?

➡ Ein Klassiker:

St**a**phylokokken machen einen **A**bszess.
Str**e**ptokokken machen eine Phl**e**gmone.

Streptokokken

? Wer wird hauptsächlich durch Streptokokken der Gruppe A, wer durch Streptokokken der Gruppe B infiziert?

➡ Gruppe **A** – **A**dulte Personen
Gruppe **B** – **B**abies

*** *Übrigens:***
Die Einteilung der Streptokokken erfolgt nach Rebecca Lancefield in Gruppen von A bis V. **Streptokokken der Gruppe A** (z.B. Streptococcus pyogenes) rufen bei Erwachsenen nach Tröpcheninfektion und Eintritt über Haut bzw. Schleimhaut verschiedene Krankheitsbilder (Phlegmone, Erysipel, Impetigo, Sinusitis, Otitis media, Scharlach, Streptokokkenangina) hervor. Als Folgekrankheit der Streptokokkenangina gilt das akute rheumatische Fieber, die Endokarditis verrucosa und die akute Glomerulonephritis.

Streptokokken der Gruppe B (z.B. Streptococcus agalctiae) sind verantwortlich für Infektionen des Neugeborenen intra partum durch Vaginalstreptokokken der Mutter, die zu Meningitis und Sepsis führen können. Nach Manifestation unterscheidet man zwischen early onset type (innerhalb der ersten Tage nach der Geburt) und late onset type (innerhalb der ersten Wochen nach der Geburt).

A-Streptokokken

? Welche Symptome können bei einer Infektion mit A-Streptokokken auftreten?

➡ **STREPT A**

S	**S**charlach (falls Toxin-Gen vorhanden)
T	„**T**ongue“: Himbeerzunge
R	**R**heumatisches Fieber
E	**E**rysipel, **E**xanthem, **E**nanthem
P	**P**hlegmone (Lymphangitis, -adenitis) **P**eriorale Zyanose (“Milchbart”)
T	**T**iteranstieg des Antistreptolysins
A	**A**ngina tonsillaris mit Lymphknotenschwellung, Schluck- und Halsschmerzen

*** *Übrigens:***
Das Rheumatisches Fieber ist eine immunologische Poststreptokokkenerkrankung, bestehend aus einem Kombinationssyndrom („**SPECK**“) mit
- **S**ubkutane („Rheuma“-) Knoten
- **P**olyarthritis (Akute Entzündungen v.a. großer Gelenke)
- **E**rythema anulare rheumaticum (bläulichrote Ringe v.a. am Rumpf)

- **C**horea minor Sydenham (Corpus-striatum-Schädigung)
- **K**arditis (Herzmuskelentzündung aller Schichten, v.a. Endokarditis)

Hervorgerufen durch „molekularen Mimikry“ (also Kreuzreaktivität) zwischen Streptokokkenoberflächenantigenen und Zelloberflächenstrukturen der betroffenen Organsysteme.

Rheumatisches Fieber

? Gegen welche Zellstrukturen richten sich die Auto-Antikörper beim Rheumatischen Fieber und welche Folgeerkrankungen resultieren daraus?

➔ SMESCHP

Antikörper gegen **SMESCHP**

Manifestationsort	**Symptomatik**
Sarkolemm (Muskulatur)	Myositis
Myokard	(Endo-, Myo-, Peri-) Karditis
Endokard	
Ncl. **S**ubthalamicus	Chorea minor “Sydenham”
Ncl. **C**audatus	
Hyaluronat (Niere, Haut)	“Rheumaknötchen”, Glomerulonephritis
Proteoglykane (große Gelenke)	Polyarthritis (große Gelenke), Erythema anulare

Anaerobe Bakterien

? Welche sind die wichtigen pathogenen Anaerobier?

➔ **ABC**: **A**ctinomyces, **B**acteroides und **C**lostridien.

Wichtige Arten:	**Hervorgerufene Krankheiten:**
Actinomyces israelii	Aktinomykose
Bacteroides fragilis	opportunistische Infektionen
Bacteroides melaninogenicus	Mischinfektionen in Mundhöhle, Ohr und Genitalbereich
Bacteroides pneumosintes	Sekundärinfektionen des Respirationstraktes
Clostridium botulinum	Botulismus
Clostridium difficile	Pseudomembranöse (Antibiotika-assoziierte) Kolitis
Clostridium perfringens	Gasbrand
Clostridium tetani	Tetanus

Actinomyces

? Sind Actinomyces Pilze?

➔ Nein, "They're just **actin**' like **myces**."
Sie sind grampositive Bakterien und verursachen Aktinomykosen, meistens im Zervikofazialbereich.

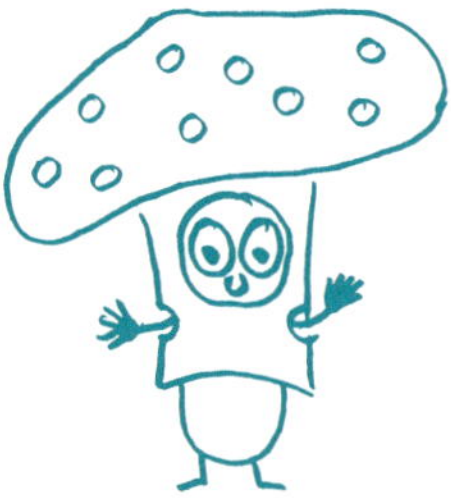

Übrigens:
Bekanntester Vertreter der Actinomyces-Familie ist Actinomyces israelii (aufgrund seines mikroskopischen Erscheinungsbildes auch Strahlen**pilz** genannt!), gehört zur physiologischen Flora der Mundhöhle des Menschen, kann unter anaeroben Gewebverhältnissen (Quetschung, Entzündungen etc.) und durch enzymatische Unterstützung anderer Arten (z.B. koagulase-negative Staphylokokken) Aktinomykosen verursachen. Andere pathogene Arten sind A. naeslundii, A. odontolyticus und A. viscosus.

Clostridien

? Was macht Clostridium difficile?

➔ "**Diffic**ult to be in a **clos**et!"
Clostridium difficile ist ein anaerobes Bakterium und verursacht im Rahmen der pseudomembranösen Kolitis faulig stinkende Diarrhoen.

Übrigens:
Die pseudomembranöse Colitis ist häufig Antibiotika-assoziiert und beruht auf dem Mechanismus, dass die physiologische Darmflora des Menschen durch Antibiotikaeinnahme (v.a. Clindamycin, Aminopenicilline und Cephalosporine) zerstört wird, woraufhin C. difficile sich im Übermaß vermehren kann. C. difficile bildet zwei Toxine A und B, die duch Schädigung der Kolonfunktion zum klinischen Bild der pseudomembranösen Colitis führen (Fieber, Diarrhoen, Bauchkrämpfe und koloskopisch nachweisbare Beläge der Kolonschleimhaut.

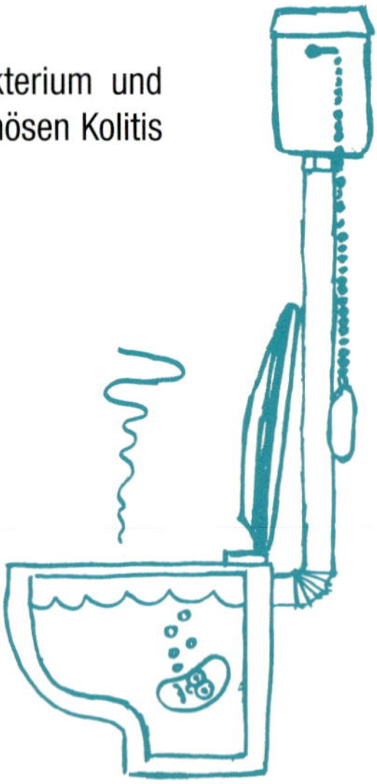

Clostridien

? Wie sieht Clostridium tetani mikroskopisch aus?

➡ Clostridium **t**etani bildet endständig Sporen und erinnert deshalb an **T**rommelschlegel oder **T**ennisschläger.

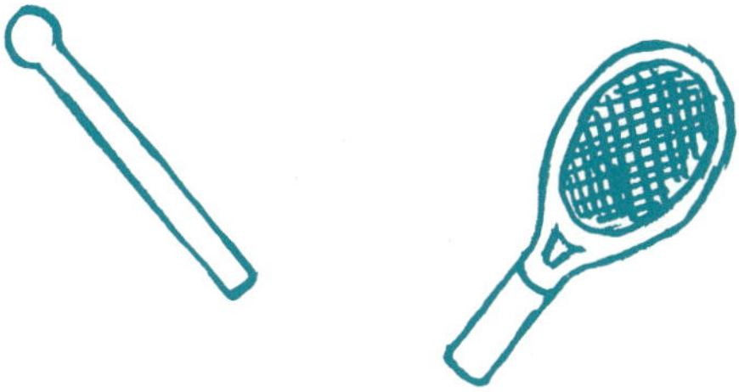

***** ***Übrigens:***
Clostridien gehören zu den anaeroben Sporenbildnern. Sporen stellen Überlebensformen von Bakterien unter widrigen Umweltbedingungen dar.

? Welche Symptome sind charakteristisch für eine Tetanus-Infektion?

➡ Das kleinste Eintritts-**TOR** reicht für eine Tetanus-Infektion.

T	**T**rismus	(Krampf der Kaumuskulatur)
O	**O**phisthotonus	(Krampf der Rückenmuskulatur)
R	**R**isus sardonicus	(Krampf der Gesichtsmuskulatur)

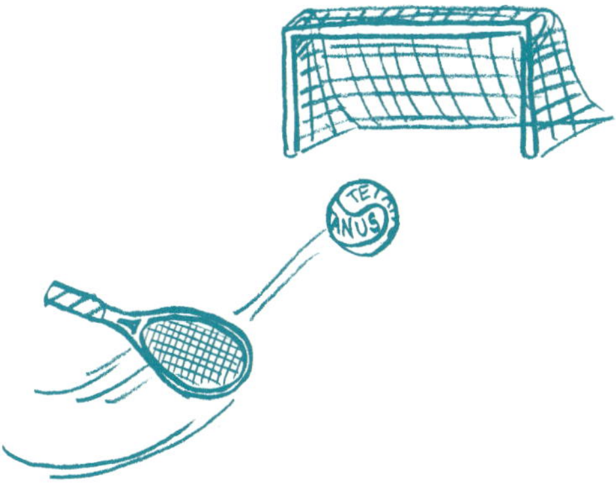

Cholera

? Welche Symptome sind charakteristisch für eine Cholera-Erkrankung?

➡ CHOLERA

C	**c**AMP (= beteiligter intrazellulärer Second-messenger)
H	**H**$_2$O-Verlust (massiv)
O	**O**hne…
L	…**L**eiden (keine Entzündung, keine Schmerzen, keine Blutung, keine Übelkeit)
E	**E**nterotoxin-vermittelt **E**rbrechen wegen Elektrolyt-Entgleisung (erst im Spätstadium) durch…
R	…**R**eiswasserartige Durchfälle
A	**A**ntibiose (kurz) und Kortikoide (hemmen die Toxinwirkung) als Therapieoption

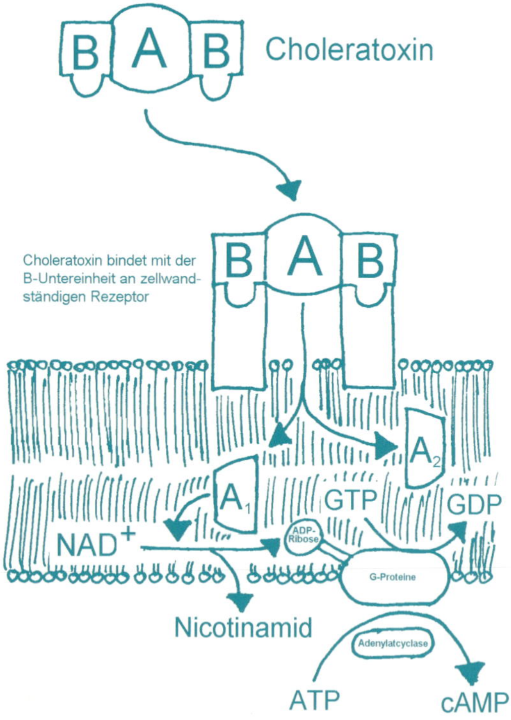

Campylobacter & Vibrio cholerae

? Wie stellen sich Campylobacter und Vibrio cholerae mikroskopisch dar?

➔ **C**ampylobacter und der **C**holera-Erreger Vibrio cholerae erscheinen im Mikroskop **C-förmig**.

Potentiell durch Milch übertragbare Keime

? Welche Keime können durch Milch übertragen werden?

➔ **MILCH!**

M	**M**ykobakterien
I	**Y**ersinia (enterocolica)
L	**L**isteria (monocytogenes)
C	**C**ampylobacter (jejuni)
H	„**H**underte" andere (in abnehmender Häufigkeit): • Strepto- / Staphylokokken • Salmonellen • Brucellen, etc.

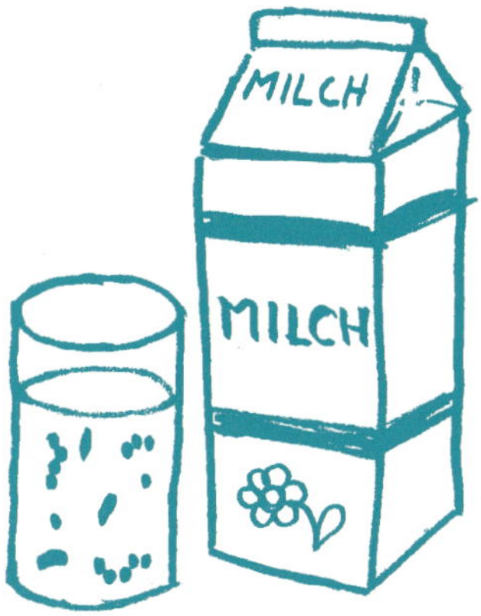

Übrigens:

Der Name Campylobacter „**jejuni**" täuscht: Neben der implizierten Dünndarm-Enteritis kommt es auch zur Kolitis!

Kryophile Bakterien

? Welche Bakterien können sich auch bei Kühlschranktemperaturen vermehren?

➡ **Lüst**erne **YAKS** lieben den Kühlschrank.

Lüsterne	(= sich vermehrende) **List**erien &
Y	**Y**ersinien sind (neben wärme-)
A	**a**uch
K	**K**ühlschrank-
S	**s**tabil

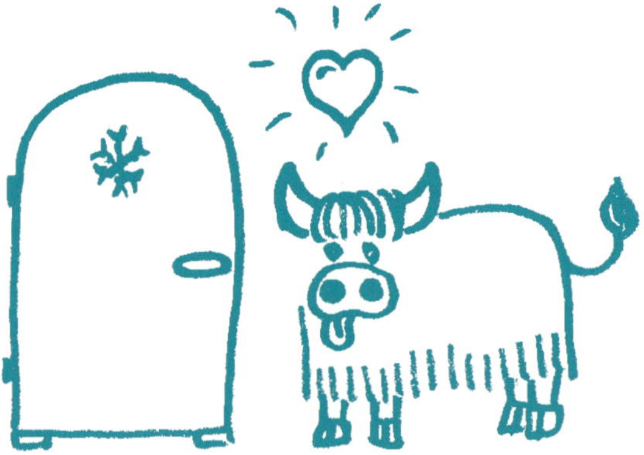

Yersinien

? Wie sieht Yersinia pestis mikroskopisch aus?

➡ Im Mittelalter konnte man vor der Pest nigendwo **sicher** sein!

Y. pestis sieht aus wie eine Sicherheitsnadel ("safety pin").

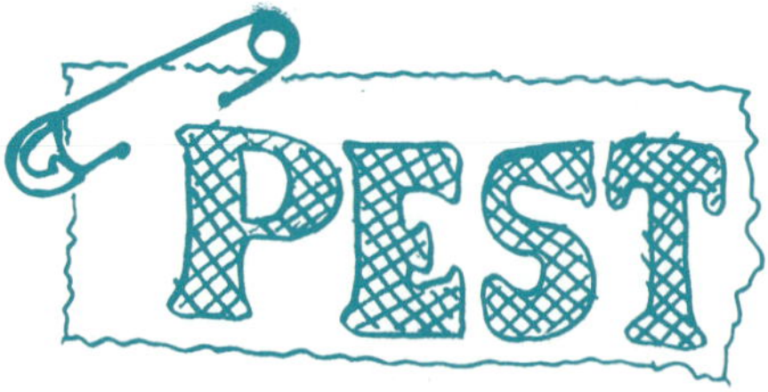

Fakultativ Pathogene Enterobakterien

? Was sind fakultativ pathogene Enterobakterien und jeweils adäquate antibiotische Therapieoptionen?

➔ Yvonne ekelt sich sehr vor klebrigen Salmonellen.

Yvonne	**Y**ersinien (Gyrasehemmer, Aminoglykoside, Tetracyclin)
ekelt	**E**. coli (Cephalosporine, Amoxicillin, Chloramphenicol, Gyrasehemmer)
sich	**S**higellen (Gyrasehemmer)
sehr	**S**erratien (Aminoglykoside)
vor	**Pro**teus (Amoxicillin)
klebrigen	**Kleb**siellen (Cephalosporine, Aminoglykoside)
Salmonellen.	**Salmonellen** (Gyrasehemmer, Ceftriaxon)

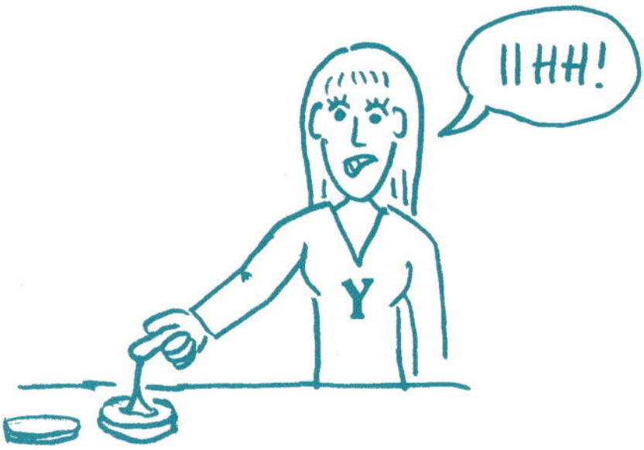

Übrigens:
In Klammern sind die jeweils wirksamen Antibiotika angegeben.

Proteus

? Was macht Proteus?

➔ **Prot**eus haßt **Prot**onen – er bekämpft sie mit Hilfe seine Urease, die den pH erhöht. Das Wort Urease erinnert an Urin – hauptsächlich verursacht Proteus Infektionen des Urogenitaltrakts.

Übrigens:
Proteus ist aufgrund seiner Begeißelung übrigens außerordentlich gut beweglich, was sich in seiner charakteristischen Kultur mit "Schwärmringen" zeigt.

Salmonellen

? Sind Salmonella-Arten beweglich?

➔ Ja, **Salmon**ellen sind durch ihre Begeißelung beweglich, man denke an einen **Salmon** (Lachs)!

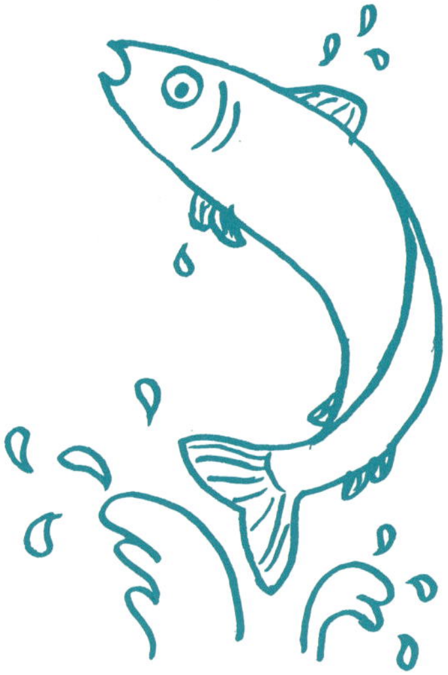

Morbus Bang

? Wer ist der Erreger von und welche Symptome sind verdächtig auf eine Erkrankung an Morbus Bang?

➔ **BANG**

B	**B**rucella abortus (= Erreger)
	Brust- und Bauchfellentzündungen
	Bakteriämie (mit undulierendem Fieber)
A	**A**borte (Brucella „abortus“)
	Arthralgien (mit Osteomyelitis und Myalgien)
N	**N**eutropenie
	Nasen-, Zahnfleisch-, und andere (diffuse) Blutungen
G	**G**astrointestinale Symptomatik
	Größenzunahme von Leber (Hepatomegalie) und Lymphknoten
	Granulombildung (epitheloidzellartig)

Kleine gramnegative Stäbchen

? Was sind kleine gramnegative Stäbchen?

➡ Legionär Franz brutzelt Pasta im Bordell-Garten.

Legionär	**Legion**ella pneumophila (Rifampicin, Erythromycin)
Franz	**Fran**cisella tularensis (Gentamycin)
brutzelt	**Bru**cella melitensis (Doxycyclin, Rifampicin)
Pasta	**Past**eurella multocida (Penicillin G)
im	Hämophilus **in**fluenza (Amoxicillin + β-Lactamase-Inhibitoren, Gyrasehemmer, Cephalosporine)
Bordell-	**Bord**atella pertussis (Erythromycin)
Garten.	**Gar**dnerella vaginalis (Metronidazol)

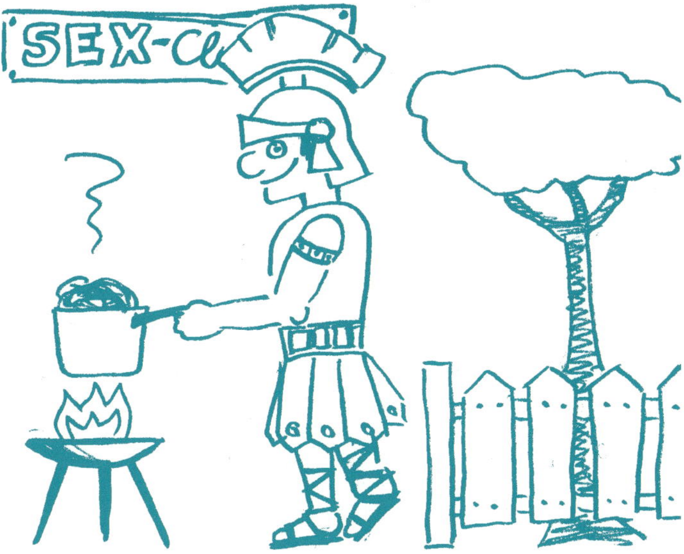

Übrigens:
In Klammern sind die jeweils wirksamen Antibiotika angegeben.

Legionellose

? Wie kann sich eine Legionellose manifestieren?

➔ Man unterscheidet 3 Verlaufsformen einer Legionellen-Infektion:

1. Asymptomatische Form (90% der Fälle)
2. Pontiac-Fieber. Grippeähnlicher Verlauf ohne Pneumonie, nie letal!
3. Legionellen-Pneumonie

? Was sind die Charakteristika einer Legionellen-Pneumonie?

➔ **PNEUMONIE**

P	**P**neumonie (atypisch) mit trockenem Husten
N	**N**ierenversagen
E	**E**nzephalitische Symptome mit starken Kopfschmerzen
U	**U**nzurechnungsfähigkeit und Verwirrtheit
M	**M**uskelschmerzen, Myokardversagen
O	**O**hne Therapie…
N	…**n**icht zu retten: Letal!
I	**I**ntestinale Symptomatik: Diarrhoe
E	**E**ntzündungszeichen: Fieber, Schüttelfrost, Bradykardie

Rickettsien

? Wer ist der natürliche Wirt des Q-Fiebers?

➔ Der natürliche Wirt des Q(**Kuh**)-Fiebers ist die **Kuh**, der Erreger ist Coxiella burnetti.

Übrigens:
Das Q-Fieber entwickelt sich nach der Inhalation von infektiösem Staub nach einer Inkubationszeit von etwa drei Wochen und geht einher mit einer interstitiellen Pneumonie mit Kopf- und Muskelschmerzen. Der Verlauf ist meist unkompliziert (z.B. im Gegensatz zum Fleckfieber oder Zeckenbißfieber). Als seltene Folgeschäden können Endokarditiden und Leberschäden (dann allerdings mit hoher Letalität) auftreten.

Leptospirose

? Welche Manifestationsformen einer Leptospirose gibt es?

➔ Die Brüder **G R I M** M lebten hier eine Weile (7 Tage).

Die Brüder	
G	**G**rippale Form: relativ harmlose Form, "Schweinehüterkrankheit"
R	**R**ein renale Form: Nierenversagen, Thrombopenie & hämorrhagische Diathese
I	**I**kterische Form: Morbus Weil = schwerwiegendste Form (siehe unten)
M	**M**eningeale Form: lymphozytäre, in der Regel gutartige Meningitis
lebten hier eine	**Lept**ospirose
Weile	Morbus **Weil** (ikterische Form der Leptospirose)
(**7 Tage**)	**7**-**Tage**-Fieber

? Wie kann sich die ikterische Form der Leptospirose („Morbus Weil") manifestieren?

➔ **WEIL**

W	**W**adenschmerz "**W**eile" (Fieber-Pause) zwischen den hochfieberhaften Stadien I und II
E	**E**nzephalo-Meningitis **E**xantheme **E**rythrozyturie (wegen begleitender Nephritis)
I	**I**kterus (bei Hepatitis mit Hepatosplenomegalie bis hin zum Leberkoma) **I**ridozyklitis / Konjunktivitis **I**nflammationszeichen (Fieber, Schüttelfrost, BSG-Erhöhung)
L	**L**etalität 20% (v.a. bei Leberkoma) **L**ymphozytäre Meningitis Labor: **L**inksverschiebung mit **L**eukozytose, -zyturie und **L**eukozytenzylindern

Übrigens:
"Weile": Biphasischer Krankheitsverlauf: Entfieberung zwischen Stadium I (= Bakteriämie mit schlagartigem Einsetzen hohen Fiebers) und Stadium II (= Multiorganbeteiligung)

Lymphogranuloma venerum

? Was sind charakteristische Befunde eines Lymphogranuloma venerum?

➡ CHLAMYDIA

C	**C**hlamydia trachomatis Serovar L1-L3 (= Erreger) **C**onjunctivitis **C**urtis-Hugh-Syndrom (Auftreten typischer perihepatischer Verwachsungen)
H	**H**epatitis **H**autbeteiligung (Erythema exsudativum und Erythema nodosum)
L	**L**ymphknotenschwellungen (schmerzhaft!)
A	**A**rthritis
M	**M**eningitis **M**yalgien
Y	Tetraz**y**klin- oder Er**y**throm**y**cin (Therapie der Wahl)
D	"**D**egree": Fieber "**D**urand-Nicolas-Favre-Krankheit" (synonym)
I	**I**nkubationszeit: 1-4 Wochen **I**ntrazelluläres Wachstum **I**nfertilität als Komplikation durch Tubenverklebung bzw. Epididymitits
A	**A**bflußstörung der Lymphe mit konsekutiver Elephantiasis genitoanorectalis

Neisserien

? Wie lassen sich zwei pathogene Neisserien anhand ihres Zuckerstoffwechsels unterscheiden?

➡

N. **g**onorrhoeae	kann	**G**lucose verwerten.
N. **m**enin**g**itidis	kann	**M**altose und **G**lucose verwerten.

***** ***Übrigens:***
Die Differenzierung von Erregern im Labor erfolgt häufig mit Hilfe einer "bunten Reihe", durch die Keime biochemisch nach Stoffwechselleistung charakterisiert werden können.

Neisserien

? Welcher Organismus verursacht die Ophthalmia neonatorum?

➡ Der **Gon**orhoe-Erreger N. **g**onorrhoeae verursacht die **O**phthalmia **n**eonatorium.

Übrigens:
Die Erkrankung kann auch durch eine Infektion mit Chlamydien verursacht werden.

Haemophilus

? Welche Keime verusachen das Ulcus durum (harter Schanker) bzw. das Ulcus molle (weicher Schanker)?

➡ **Ulcus durum** wird verursacht durch das Syphilis-Bakterium Treponema pallidum und **ist schmerzlos**.
Ulcus molle wird verursacht durch Haemophilus **ducreyi** und **ist äußerst schmerzhaft** ("You DO-CRY!").

Helminthen

? Welche Tiere sind Zwischenwirt für Taenia solium und Teania saginata?

➡ Das kleinere Tier trägt das kürzere Wort,
das größere Tier trägt das längere Wort!

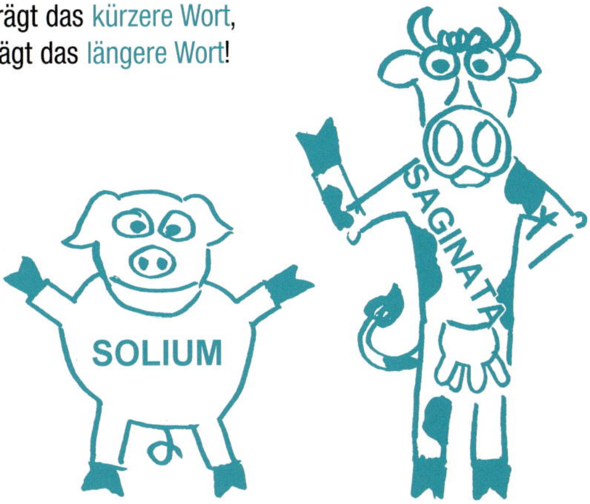

Übrigens:
Die Infektion des Menschen erfolgt durch die orale Aufnahme von Finnen in rohem Fleisch.

Herpesviren

? Welche Viren verursachen Retinitis und Leukoplakie bei HIV-Patienten?

➡ **C**MV verursacht die Retinitis ("You can't **C** (see)!") und
EBV verursacht die Leukoplakie ("You can't **E**at!").

CMV	Cytomegalie	Retinitis	"you can't C (see)!"
EBV	Epstein-Barr-Virus (M. Pfeiffer)	Leukoplakie	"you can't eat!"

Opportunistische Erkrankungen bei HIV

? Was sind opportunistische Erkrankungen bei HIV-infizierten Patienten?

➡ Opportunistische Erkrankungen kann Tom Hanks in Philadelphia kriegen!

Kann	**Ca**ndida albicans (Stomatitis, Ösophagitis)
Tom	**To**xoplasma gondii (Enzephalitis)
Hanks	**H**erpes simplex (Ulzerationen)
in **P**hiladelphia	**P**neumocystis carinii (interstitielle Pneumonie)
kriegen!	**Kr**yptokokkus neoformans (Meningitis)

* ***Übrigens:***
Gegen Candida kann man systemisch mit Amphotericin B oder Ketoconazol bzw. lokal mit Nystatin vorgehen. Für die interstitielle Pneumonie durch Pneumocystis carinii verwendet man am besten Cotrimoxazol. Gegen Herpes wirkt Aciclovir.

Konnatale Cytomegalie-Virus-Infektion

? Wie kann sich eine konnatal erworbene Cytomegalie-Virus-Infektion manifestieren?

➡ **CYTOMEGALIE**

C	**C**horioretinitis (auf Netzhaut übergreifende Aderhautentzündung)
Y	D**y**strophie
T	**T**hrombopenie, dadurch Hautblutungen und Petechien „**T**eeth“: z.T. bleibende Zahndefekte
O	**O**hren: z.T. bleibende Gehörschäden
M	**M**ikrozephalus
E	**E**nzephalo-Meningitis, dadurch erhöhte Krampfneigung
G	**G**eistige Retardierung **G**anciclovir (= antivirale Therapieoption)
A	**A**nämie durch gesteigerte Hämolyse
L	**L**eber: Hepatosplenomegalie mit Ikterus
I	**I**ntracerebrale, perivaskuläre Verkalkungen **I**ntrazellulärer Erregernachweis
E	**E**ulenaugenzellennachweis in Urin, Liquor und Speichel **E**arly-Antigen-Nachweis

Übrigens:
Synonyme Bezeichnung: « Speicheldrüsen-Krankheit »
Differentialdiagnose intracerebraler, perivaskulärer Verkalkungen: Toxoplasmose

Epstein-Barr-Virus (EBV)

Welche Symptome und Befunde können durch das EBVirus hervorgerufen werden?

EPSTEIN

E	**E**rkältungszeichen (Fieber, Katarrh, LK-Schwellungen)
	Enzephalitis
	Early-Antigen- (Anti-EA) und Anti-VCA-IgM-Titeranstieg
P	**P**roliferation des Epithels (sogenannte „Orale Haarleukoplakie")
S	**S**pleno- (Rupturgefahr!) und Hepatomegalie mit Ikterus
T	**T**onsillitis mit weißlichen Beläge („Angina lacunaris")
	T-Zell-Aktivierung (Entstehung sogenannter "Virozyten", syn. "Pfeiffer"-Zellen)
	„**T**arget": Zielantigen CD21 (auf B-Lymphozyten und Naso-Oro-Pharynx-Epithel)
E	**E**nanthem am harten Gaumen (petechiale Blutungen)
	Exanthem bei Ampicillin-Gabe (Ampicillin ist daher kontraindiziert!)
I	**I**nfektassoziiertes hämorrhagisches Syndrom mit Panzytopenie
N	**N**asen-Rachen-Karzinome, Burkitt-Lymphom
	Nephritis

Übrigens:
Die benigne „Orale Haarleukoplakie" gilt als AIDS-assoziierte Krankheit und zeigt den unter der Krankheit progredienten Immundefekt.

Influenza-Grippe

Was sind charakteristische Symptome einer Influenza-Virus-Infektion?

GRIPPE

G	**G**astrointestinale Beschwerden mit Übelkeit und Diarrhoe (Keine Splenomegalie!)
R	**R**asanter Beginn mit Fieber, Schüttelfrost und Krankheitsgefühl (typisch!)
I	**I**nitial Tracheobronchitis (unproduktiver Husten), dann **I**nterstitielle Pneumonie (meist durch bakterielle Superinfektion; hohe Letalität bei hämorrhagischem Verlauf!)
P	**P**eri- und Myokarditis
P	**P**seudokrupp (v.a. Kleinkinder)
E	**E**nzephalo-Meningitis **E**rkältungssymptomatik (Sinusitis, Otitis, Kopf- und Gliederschmerzen, hypotone Kreislaufdysregulation)

Übrigens:
Antivirale Therapieoptionen:
Amantadin, Rimantadin = „Uncoating- (=Virusnukleinsäurefreisetzungs-) Inhibitoren"
Zanamivir = Neuraminidase-Inhibitoren

Das Influenza- ist ein RNA-Virus. Gefährlich sind insbesondere bakterielle Superinfektionen im Rahmen einer Influenza-Virusinfektion.

Mumps

? Was ist bei einer Mumps-Virus-Infektion zu beachten?

➔ MUMPS

M	**M**änner sind v.a. betroffen wegen...
U	...**u**nter **U**mständen sterilisierender Orchitis und Ohrenbeteiligung: Ertaubungsgefahr
M	**M**eningitis-Enzephalitis
P	**P**ankreatitis
S	**S**ialadenitis (Speicheldrüsenentzündung)

Übrigens:
Frauen sind trotz entsprechend auftretender Adnexitiden nicht von Sterilität bedroht, weil im Gegensatz zu den Hoden die Ovarien von keiner derben Hülle umgeben sind. Daher können sie im Rahmen einer entzündlichen Beteiligung anschwellen, ohne Gefahr zu laufen, durch Kompression innerhalb der starren Hülle hypoxischen Schaden zu nehmen.

Das Mumpsvirus gehört zur Gruppe der Paramyxoviren.

Früh-Sommer-Meningo-Enzephalitis (FSME)

? Welche Symptome sind charakteristisch für eine FSME-Infektion?

➔ FSME

F	**F**ieber **F**ieberrezidiv nach freiem Intervall (eher seltenes zweigipfliges Vollbild)
S	**S**omnolenz (Bewußtseinsstörungen), **S**ensomotorische Symptomatik: Spinalparalyse und schlaffe Paresen
M	**M**eningismus
E	**E**rkältungssymptomatik zu Beginn (grippaler Infekt) **E**nzephalitis - Meningitis

Übrigens:
Das FSME-Virus ist ein Flavivirus aus der Gattung der ArBo-Viren (Arthropode Born Viruses) und wird durch Zecken (meist Ixodes ricinus) übertragen. Endemiegebiete infizierter Zecken befinden sich v.a. in Mitteleuropa (Süddeutschland, Alpenländer, Tschechien u.a.), weshalb die synonym gebrauchte Krankheitsbezeichnung „zentral-europäische Enzephalitis“ (Central European Encephalitis) existiert.

Rotaviren

? Wie weist man eine Infektion mit Rotaviren nach?

➡ Man denke an einen rotierenden Stuhl:
Also: in einer Stuhlprobe!

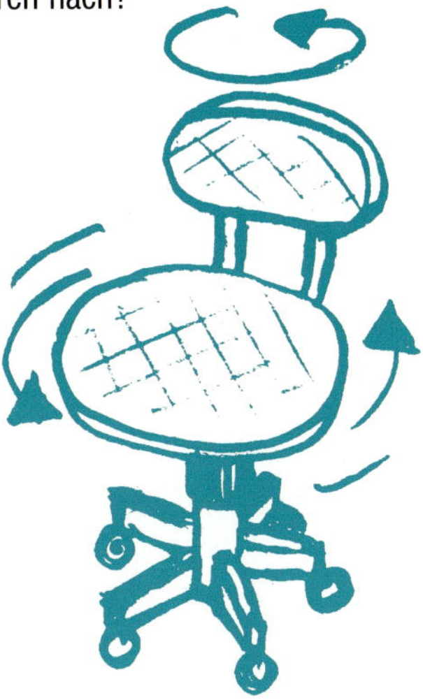

***** ***Übrigens:***
Rotaviren sind häufig die Ursache nosokomialer Durchfallinfektionen in der Pädiatrie.

Hepatitis

? Wie merke ich mir die chronisch verlaufenden Hepatitiden?

➡ **B**untes **c**hronisches **D**esaster!
Chronischen Verlauf nehmen nur Hepatitis **B**, **C** und **D**.

***** ***Übrigens:***
Es besteht die Möglichkeit, gegen Hepatitis A und B zu impfen. Damit wird indirekt auch ein Schutz gegen Hepatitis D erzielt, da diese nur in Begleitung von Hepatitis B auftritt.

Das Transmissionsrisiko bei Nadelstichverletzungen ist übrigens…

…„**b**esch…“	bei H**B**V	(30,0%)
…„**c**alkulierbar“	bei H**C**V	(3,0%)
…„**i**n spé“ (immer noch Hoffnung…)	bei H**I**V	(0,3%)

Mehr-Tages-Fieber

? Welche speziellen Fieber gibt es und durch welche Erreger werden sie induziert?

➡

„3-Tage-Fieber“	„Exanthema subitum“	(HHV 6, v.a. Kinder betroffen)
	„Lake-Tahoe-Syndrom“	(HHV 7, v.a. Erwachsene betroffen)
„5-Tage-Fieber“	„Wollhynisches Fieber“	(Rochalimea, Überträger: Kleiderlaus)
„7-Tage-Fieber“	„Leptospirose / M. Weil“	(Leptospiren)
	„Dengue-Fieber“	(Dengue-Virus)

Impfungen

? Welche Impfstoffe sind tote Vakzine bei viralen Infektionen?

➡ R.I.P. Hepatitis

R	**R**abies (Tollwut)
I	**I**nfluenza
P	**P**olio (Salk)
Hepatitis	**Hepatitis**

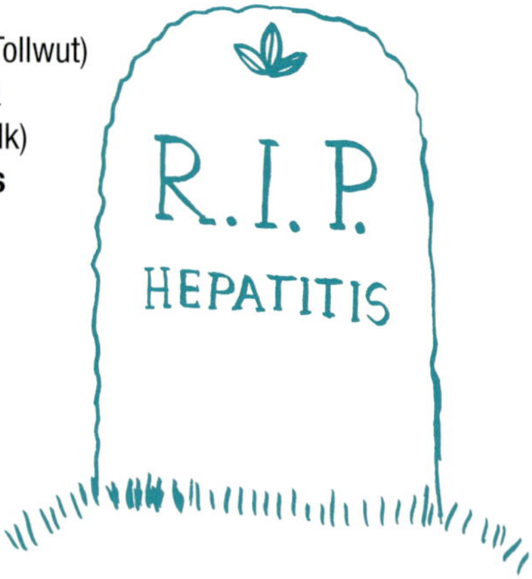

Übrigens:
Auch bei der Impfung gegen die Frühsommermeningoenzephalitis wird ein Totimpfstoff verwendet. Lebendimpfstoffe bei Virusinfektionen werden zur Zeit bei Masern, Mumps, Röteln, Varizellen, Gelbfieber und Polio (Sabin) eingesetzt, wobei der letztgenannte nach wiederholten postvakzinellen Erkrankungsfällen in Deutschland vom Markt genommen worden ist und nur noch bei Abriegelungsimpfungen eingesetzt wird.

Enzyminduktion

? Welche Pharmaka wirken als Induktoren metabolisierender Leberenzyme (Cytochrom-P450-System)?

➡ Randy's black car goes putt putt and smokes!

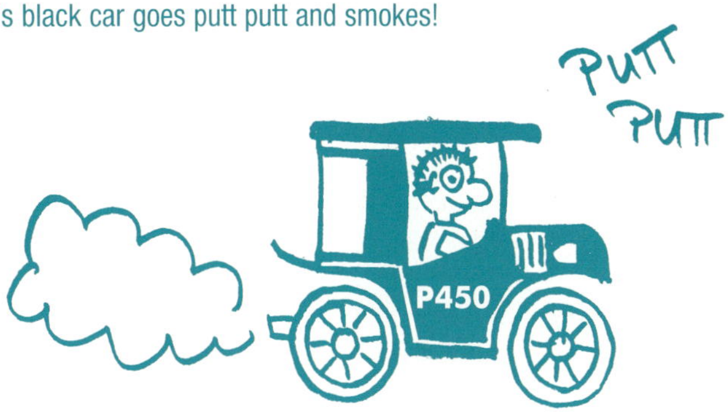

Randy's	**R**ifampicin
black	**B**arbiturate
car	**C**arbamazepin
goes	**G**riseofulvin
putt	**P**henytoin
putt	**P**henobarbital
smokes	**Z**igarettenrauchen

Übrigens:
Eine kleine „Kuriosität“ am Rande: Grapefruitsaft hemmt das Cytochrom-P450-System und verlangsamt somit den Abbau und die Elimination einiger Pharmaka.

Sympathomimetika

? An welchen Sub-Rezeptortypen agieren welche Sympathomimetika-Prototypen?

➡ Penner klauen immer Fenster!

Phenner	**Phen**ylephrin	α_1
Klauen	**Cl**onidin	α_2 (**c**erebral-**z**entrale Wirkung!)
Immer	**I**soprenalin	β_1 + β_2
Fenster	**Fen**oterol	β_2

β-Blocker

? Welche β-Blocker habe größenordnungsmäßig welche HWZ und Wirkdauer?

➡ Kleine Promis bekommen lange Nasen, wenn sie das ABC mitteilen sollen.

Kurz:		
„kleine **Prom**is“	**Pro**pranolol / **P**indolol	HWZ 3-6h
	Oxprenolol	Wirkdauer 12h
	Metoprolol	
Mittel:		
„**ABC** mitteilen”	**A**tenolol	HWZ 6-12h
	Bisoprolol	Wirkdauer 24h
	Carvedilol	
Lang:		
„lange **Nas**en“	**Na**dolol	HWZ 12-24h
	Sotalol	Wirkdauer 36h

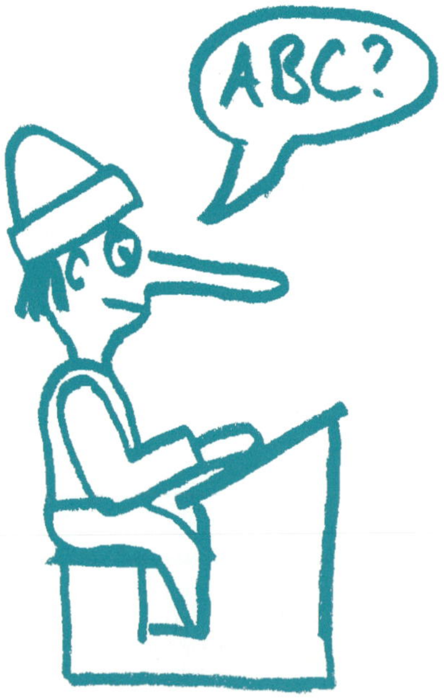

Beta-Blocker

? Was sind die Kontraindikationen für Beta-Blocker bzw. wann muß ich mit dem Einsatz von Beta-Blockern äußerst vorsichtig sein?

➡ **A B C D E F G H** I J K L M N O P Q R S T U V W X Y Z

A **A**sthma
Angina (Prinzmetal)
absolute Kontraindikationen

B **B**lock (z.B. AV-Block > 1. Grades)
Bradykardie
absolute Kontraindikationen

C **C**OPD (chronisch-obstruktive Lungenerkrankung)
Centralisation, Schocksymptomatik, metabolische Azidose
absolute Kontraindikationen

D **D**iabetes mellitus
Durchblutungsstörungen (z.B. Raynaud-Syndrom)
relative Kontraindikationen

E **E**lektrolytverschiebung (Hyperkaliämie)
relative Kontraindikation

F **Ph**äochromozytom
absolute Kontraindikation

G **G**ravidität und Stillzeit
relative Kontraindikation

H **H**ypothyreose
relative Kontraindikation

Kardioselektive β-Blocker

? Welche β-Blocker sind relativ kardioselektiv?

➡ Die Metropole Athen ist bis heute das Herz Griechenlands – nicht nur beim Essen.

Die	
Metroprole	**Metoprol**ol
Aten ist	**Aten**olol
bis heute das	**Bis**oprolol
Herz Griechenlands -	**Kardio**selektivität
Nicht nur beim **Es**sen.	**Esm**olol

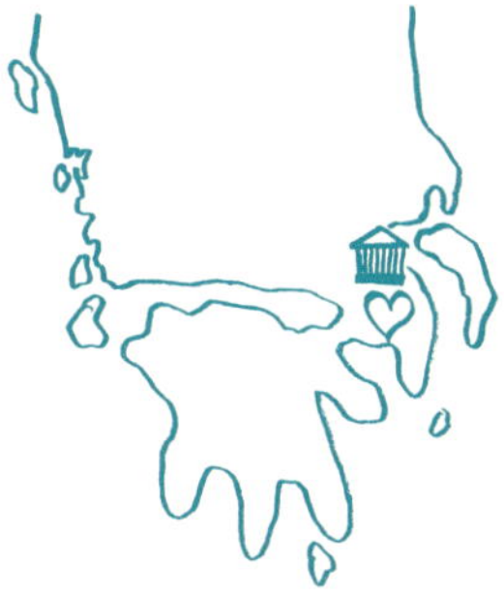

Herzglykoside

? Wie werden Digoxin und Digitoxin ausgeschieden?

➡ Digoxin – kurzes Wort = kleines Geschäft (über die Niere)
Digitoxin – langes Wort = großes Geschäft (über die Leber mit dem Stuhl)

Diuretika

? Wo wirken die einzelnen Diuretika?

➡ Karin schleift Timo zu Aldi – Kosten sparen im Osnabrücker Discounter.

Diuretika angeordnet nach Wirkungsort von proximal nach distal:

	Diuretikum	Wirkort
Karin	**Ca**rboanhydrase-Hemmer	Proximaler Tubulus
schleift	**Schleif**endiuretika	Aufsteigender Ast der Henle'schen Schleife
Timo zu	**Thi**azide	Proximaler Teil des distalen Tubulus
Aldi –	**Ald**osteron-Antagonisten	Spätdistaler Tubulus und Sammelrohr
Kosten **sparen** im	**K**alium-**sparen**de-Diuretika	Spätdistaler Tubulus und Sammelrohr
Osnabrücker **Di**scounter	**Os**motische **Di**uretika	Sammelrohr

Lungenödem

? Was sind nicht-kardiogene (pharmakologische) Ursachen eines Lungenödems?

➡ **PONS**

P **P**hosgen, **P**araquat, **P**henothiazine
O **O**pioide, **O**rganophosphate
N **N**O_2 (Stickstoffdioxid)
S **S**alicylate

H_2-Rezeptor-Antagonisten

? Wie merke ich mir die Namen von H_2-Blockern?
Ein Mensch, der häufig unter Sodbrennen leidet, mag sagen:

➔ "Before **I dine**, I take my H_2 blockers!"

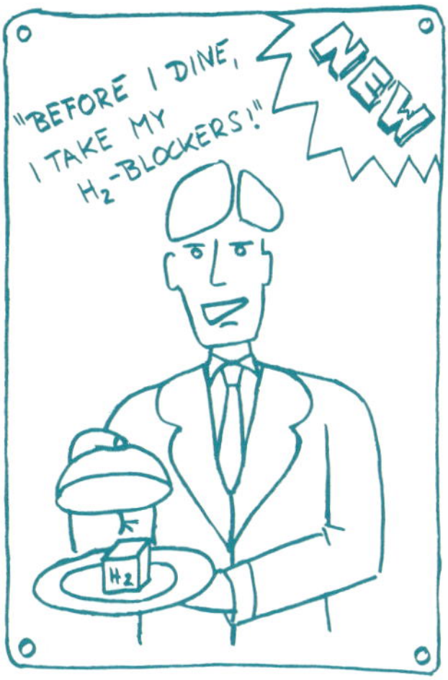

H_2-Rezeptorantagonisten – die ~**idine** (wie z.B. Ranitidin oder Cimetidin) – blockieren die Säurefreisetzung im Magen und tragen so zur Verminderung des gastroösophagealen Refluxes bei, so dass Patienten, die darunter leiden, wieder unbeschwerter essen können.

Fludrocortisol

? Was macht Fludrocortisol?

➔ Fludrocortisol stoppt die Flut!

Es stoppt Polyurie durch Stimulation der Salz- und Wasserretention in der Niere.

Fentanyl-Derivate

? Welche analgetische Potenz im Vergleich zu Fentanyl haben seine Derivate?

➡ **Al**i Baba und die **40** Räuber
Alfentanyl: **40**fache Analgesie

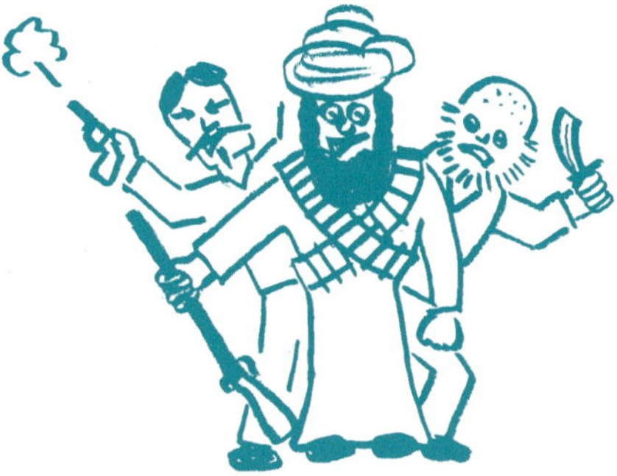

➡ **Re**nnie räumt den Magen auf: Schnell und **100**%ig zuverlässig
Remifentanyl: **100**-200fache Analgesie

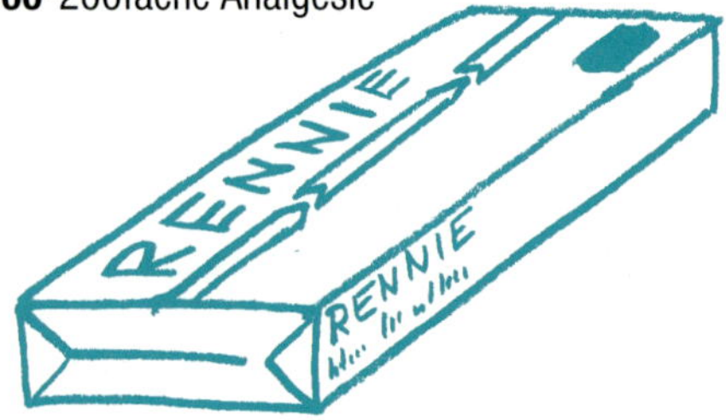

➡ Im **Suff** mal eben **1000** Euro verloren…
Sufentanyl: **1000**fache Analgesie

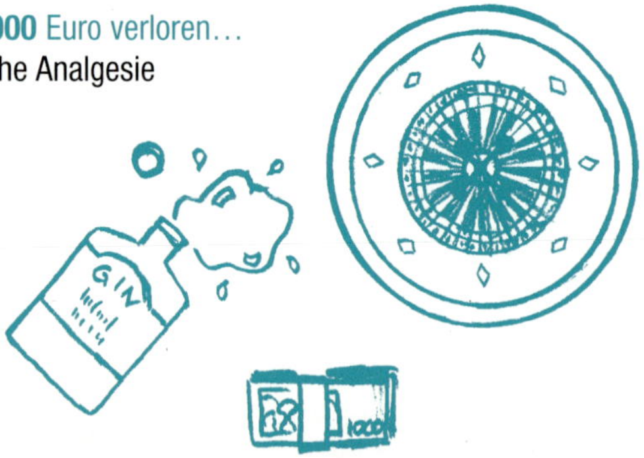

Lokalanästhetika

? Was sind wichtige Lokalanästhetika?

➔ Vier Coke für Esther, aber mit Bubi im Lido!

Vier	**Tetra**cain	häufig in der Spinalanästhesie eigesetzt
Coke	**Coc**ain	verbreitetes Rauschgift, suchterzeugend!
für	**Pro**cain	für Infiltrations- und Spinalanästhesie
Esther	*alle vom Estertyp!*	
aber mit	*Amidtyp:*	
Bubi	**Bupi**vacain	langanhaltende Wirkung (bis zu 24 h)
Lido	**Lido**cain	für Spinalanästhesie in bis zu 5% Lösung, Kl. 1b-Antiarrhythmikum

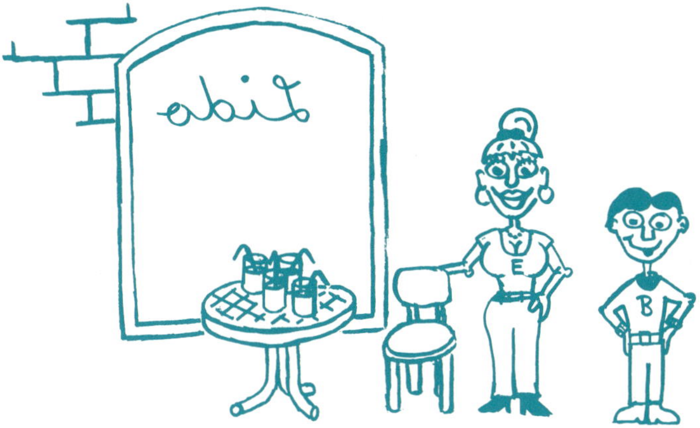

***** ***Übrigens:***
Worin unterscheiden sich Ester- und Amidtyp-Lokalanästhetika?

Estertyp
Eselsbrücke: „Ig**E**"
Bedeutung: Stark **allergisierend**, daher aktuell KEIN Gebrauch mehr
Vertreter: Procain, Tetracain

Amidtyp
Eselsbrücke: „1**A**"-Wahl
Bedeutung: Heute Lokalanästhetika **1. Wahl**
Vertreter: Bupivacain, Etidocain, Lidocain, Prilocain

Geschwindigkeit der An- und Abflutung von Anästhesiegasen

? Welche Anästhesiegase zeigen die schnellste An- und Abflutung?

➡ Lachend serviert Isolde ein halogeniertes Dessert.

Lachend	**Lach**gas	*(= schnellstes Gas)*
Serviert	**Sev**ofluran	*(schneller als)*
Isolde	**Iso**fluran	*(schneller als)*
Ein	**En**fluran	*(schneller als)*
Halogeniertes	**Halo**than	*(schneller als)*
Dessert.	**Des**fluran	*(= langsamstes Gas)*

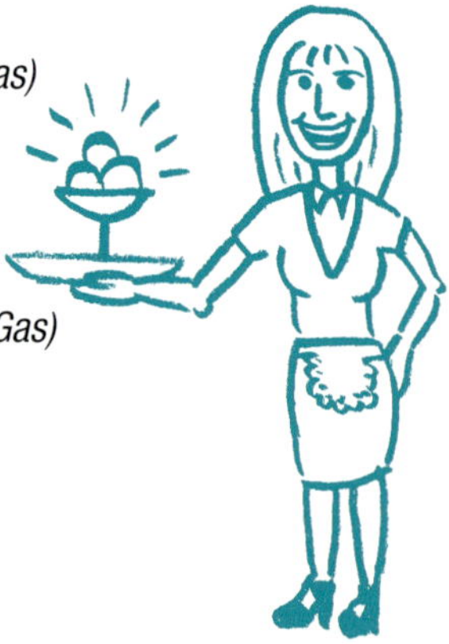

Etomidate

? Was ist Etomidate?

➡ Little Tommy has a bad heart!

Etomidate (Tommy) ist ein generelles Anästhetikum für Patienten mit **Herzerkrankungen** (bad heart), es wird für **kurze** (little) Anästhesien eingesetzt (z.B. bei der Kardioversion).

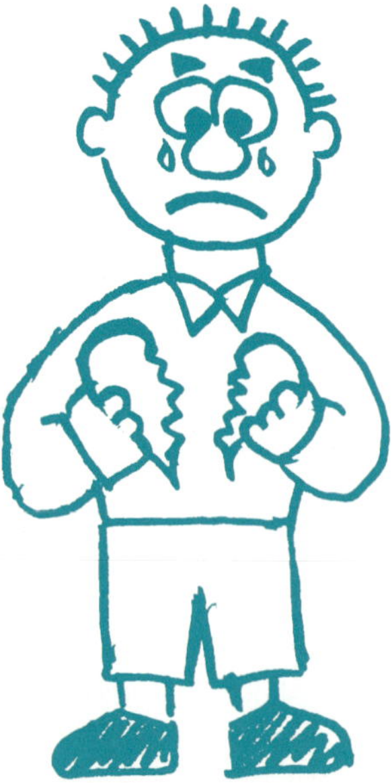

Nebenwirkung Depressionssymptome

? Welche Medikamente können Depressionssymptome auslösen?

➡ Wer hat häufig Depressionen? Die **PROMS**!

P	**P**ropranolol
R	**R**eserpin
O	**O**rale Kontrazeptiva
M	**M**ethyl-DOPA
S	**S**teroide

Übrigens:
Bei der Entdeckung der Behandelbarkeit bzw. bei der Entwicklung von Antidepressiva hat Reserpin eine wichtige Rolle gespielt. Reserpin kann als irreversibler Blocker des Transports von Katecholaminen in die Speichervesikel der präsynaptischen Nervenendigungen Depressionen auslösen. Diese Tatsache half, den Pathomechanismus von Depressionen zu verstehen und die Behandlungsmöglichkeiten zu finden.

Benzodiazepine

? Welche Benzodiazepine haben eine kurze Halbwertszeit von < 12 Stunden?

➡ Im Tempel der Trinität steht ein lorbeer- und myrthe-behangener Ochse.

Im **Tem**pel der	**Tem**azepam
Trinität steht ein	**Tri**azolam
Lorbeer und	**Lor**ametazepam
Myrthe behangener	**Mi**dazolam
Ochse.	**Oxa**zepam

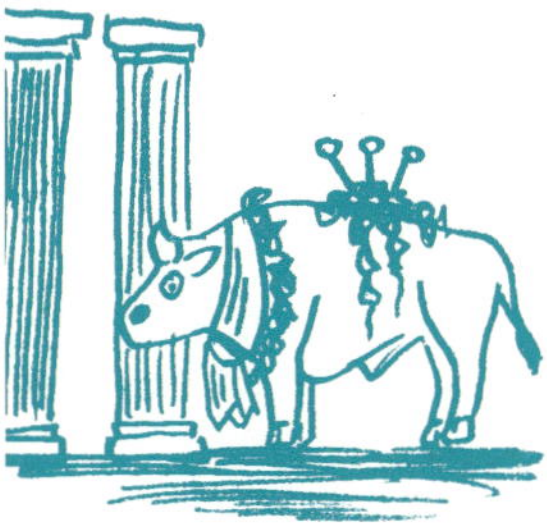

? Welche Benzodiazepine haben eine mittlere Halbwertzeit von 12 bis 24 Stunden?

➡ Lora futtert Brombeeren.

Lora	**Lora**zepam
Futtert	**Fluni**trazepam
Brombeeren.	**Brom**azepam

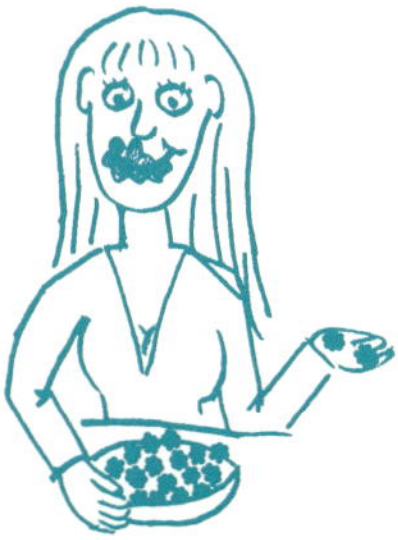

? Welche Benzodiazepine haben eine lange Halbwertzeit von mehr als 24 Stunden?

➡ Diazepam täuscht Chlor- und Nitrogeruch im Flur vor.

Diazepam täuscht	**Diazepam**
Chlor- und	**Chlor**diazepoxid
Nitrogeruch im	**Nitr**azepam
Flur vor.	**Flur**azepam

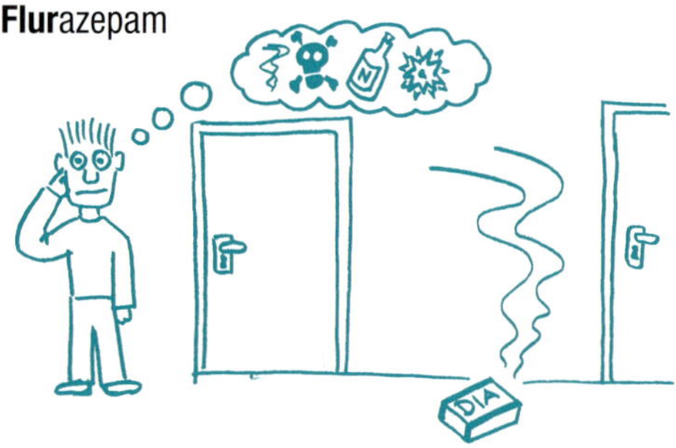

Relative Wirkstärken ausgesuchter Neuroleptika

➡ Auf Theo´s Klo im 3. Flur flucht Harry.

Auf **Theo**´s	**Thio**ridazin
Klo im	**Clo**zapin, **Chlo**rpromazin
3. Flur	**Triflu**promazin
flucht	**Flu**phenacin
Harry.	**Ha**loperidol

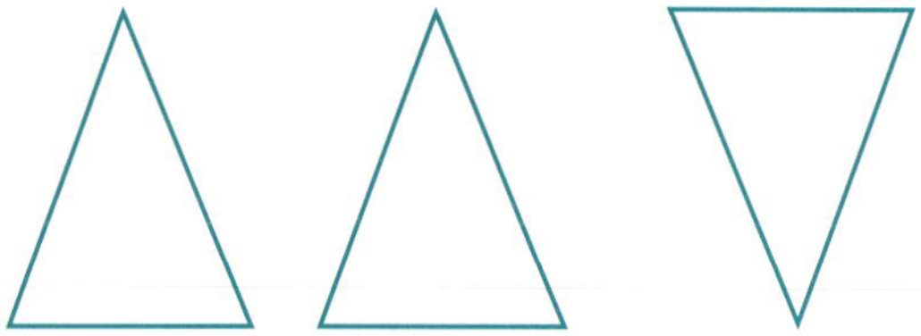

Thioridazin
Clozapin
Chlorpromazin
Triflupromazin
Fluphenacin
Haloperidol

Anti psychotische Wirkung	Extrapyramidal-motorische Wirkung	Vegetative und sedative Wirkung

Atypische Neuroleptika

? Welche Neuroleptika zeigen kaum extrapyramidal-motorische und vegetativ-sedative Nebenwirkungen?

➡ „ZORC vom Ork“ ist etwas anders…

Z	**Z**otepin
O	**O**lanzapin
R	**R**iseridon
C	**C**lozapin
ist etwas **anders**...	(= **atypische** Neuroleptika)

Übrigens:
Die Besonderheit der sogenannten „Atypischen Neuroleptika“ besteht darin, dass sie im Gegensatz zu den übrigen Neuroleptika-Typen keine extrapyramidal-motorischen und kaum vegetativ-sedative Nebenwirkungen zeigen.

Antibiotika

? Welche Antibiotika wirken bakteriostatisch?

➡ Sue-Li mag Tee auf dem Klo.

Bakteriostatisch wirken:

Sue	**Su**lfonamide	Hemmung der Tetrahydrofolsäuresynthese
Li	**Li**ncosamide	Hemmung der Proteinbiosynthese durch Bindung an Ribosomen
mag	**Ma**krolide	Bindung an die 50s-Untereinheit der Ribosomen
Tee	**Te**trazykline	Hemmung der Basentranslation
auf dem **Klo**	**Chlo**ramphenicol	Hemmung der Elongation bei der Proteinbiosynthese

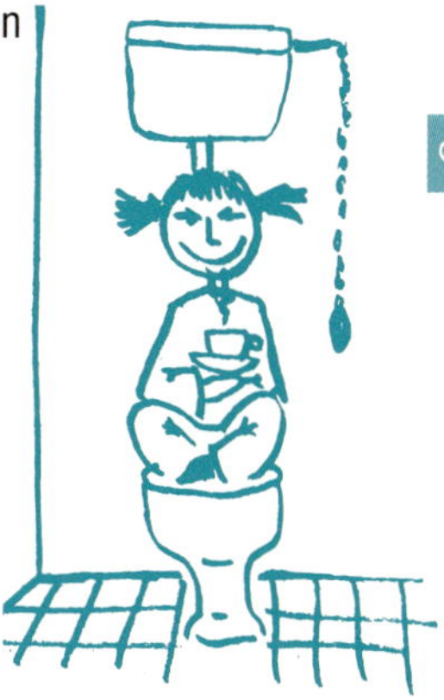

Antibiotika

? In welchen Fällen werden Tetrazykline eingesetzt?

➡ **Rick kla**ut **M**ilch im **Tetra**pack!

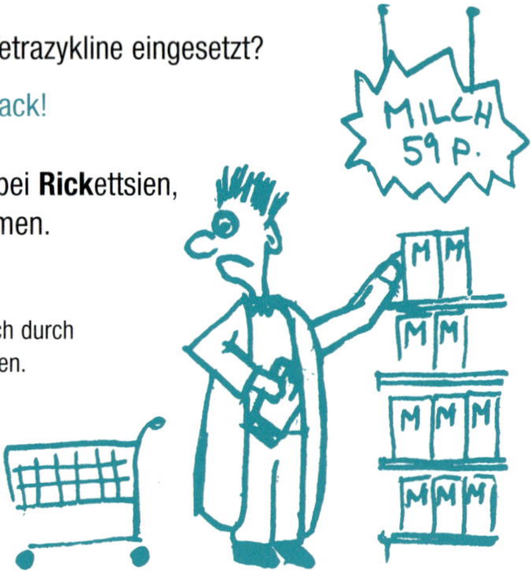

Tetrazykline sind wirksam bei **Rick**ettsien, **Chla**mydien und **M**ykoplasmen.

Übrigens:
Tetrazykline wirken bakteriostatisch durch Hemmung der Translation der Basen.

Translationshemmer

? Welche Antibiotika hemmen die Translation?

➡ Vier Amen singt der Chor-Mann.

Vier	**Tetra**cycline hemmen das Anheften der tRNA an die mRNA
Amen singt der	**Amin**oglykoside führen zur Anheftung falscher tRNA
Chor-	**Chlor**amphenicol hemmt die Peptidyltransferase
Mann.	**Ma**krolide hemmen die Translocase

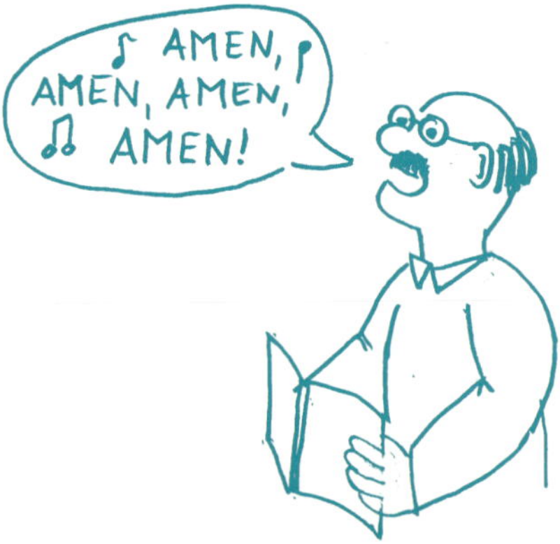

Kontrazeptiva

? Welche unerwünschten Wirkungen können bei der Einnahme von Kontrazeptiva auftreten?

➔ KONTRAZEPTIVA

K	**K**opfschmerzen
	Koronarsklerose
	Cholestase
O	**O**tosklerose mit Gehörminderung
	Östrogen-bedingte Ödeme
N	**N**ausea, Magenulzera
T	**T**riglyzerid-Konzentrationsanstieg
R	**R**R-Anstieg (Blutdrucksteigerung)
A	**A**nfallsneigung (erhöhte Krampfbereitschaft)
Z	**Z**unahme des Körpergewichts
E	**E**rbrechen
P	**P**igmentierungssteigerung („Chloasma")
	Psychische Labilität (Depression, Libidoverlust, Müdigkeit, etc.)
T	**T**hromboseneigung mit Thromboemboliegefahr
I	**I**nfarktneigung (v.a. zerebral und kardiovaskulär durch Thromboseneigung))
V	**V**erminderte Glukosetoleranz
A	**A**denome der Leber sowie Fokal-noduläre Hyperplasie

Übrigens:
Die „Pille" hat natürlich auch willkommene Nebenwirkungen: Arterioskleroserisiko-Senkung (HDL ↑ und LDL ↓).

Charakteristische Zahnhalsverfärbungen

? Welche Zahnhalsverfärbung lässt auf welche chronische Schwermetall-exposition schließen?

➔

Cadmium	„Yellow **CAB**": New Yorker Taxi´s sind gelb
Vanadium	„**Kanad**a" besteht überwiegend aus Wäldern und Wiesen: grün
Blei	„**Blei**stiftminen" und Kohlenminen sind schwarz
Queck**silber**	„Angelaufenes" Tafel**silber** wirkt schwarz

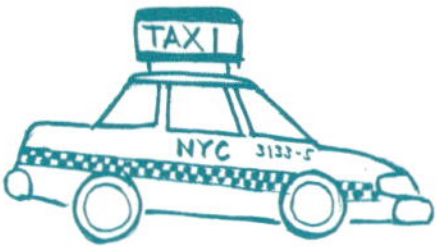

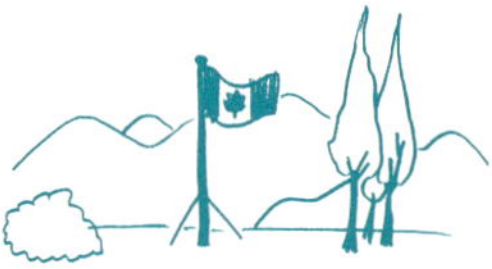

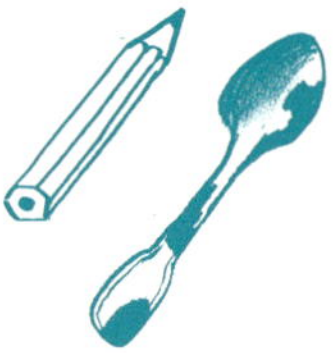

Fluor

? Welche Folgen kann übermäßiger Fluor-Kontakt haben?

➔ **FLUOR**

F	**V**erätzungen (Haut)
L	**L**ungenödem
U	**U**lzerationen (Haut)
O	**O**steoporose & **O**steosklerose
R	**R**enale Schädigung
	Rheumatoide Beschwerden v. a. der Becken-, Rippen- und Wirbelsäulenknochen

Übrigens:
Das Vollbild / Endstadium der „Fluorose" ist gekennzeichnet durch ein „Bambusstab"-Bild der Wirbelsäule nach vollständiger Verknöcherung.

Quecksilber

? Welche Fakten in Bezug auf eine Quecksilberexposition sind wichtig?

➡ QUECKSILBER

Q	**Q**uecksilbervergiftung: „Mercurialismus“
U	**U**lzeröse Stomatitis
E	**E**nzymhemmung (wie alle Schwermetalle)
	„**E**rethrismus mercuralis“ (s.u.)
C	**C**helatbildner der Wahl: D-Penicillamin (Therapieoption)
	Cerebrale Störungen
K	**K**opf-Haarausfall
S	**S**alivationsteigerung
	Saumbildung am Zahnfleischrand, später Zahnausfall
	Sensomotorische Polyneuropathie
I	**I**ntestinale Beschwerden:
	Blutige Diarrhoe und Darmnekrosen
L	**L**ungenödem
B	“**B**ehaviour”: psychische Alteration („Psellismus mercuralis“)
	Bronchitis (v. a. bei akuter Intoxikation)
E	**E**xtrapyramidalmotorische Symptomatik:
	„Tremor mercuralis“
R	**R**enale Schädigung
	(nephrotisches Syndrom, Urämie, Nierenversagen)
	Rachenrötung
	Reinsubstanz ist unverdampft ungiftig!

*** _Übrigens:_**

Erethrismus mercuralis: Stimmungslabilität und Menschenscheu

Psellismus mercuralis: Gedächtnis-, Persönlichkeits-, Merkfähigkeits- und Sprachstörungen mit Stottern. Die Reinsubstanz ist übrigens unverdampft nicht giftig.

Chrom

? Welche Fakten in Bezug auf eine Chromexposition sind wichtig?

➔ **CHROM**

C	**C**ancerogenität: Entstehung von Bronchial-Carcinomen Vit.-**C**-i.v.-Gabe (Akuttherapie der Wahl; reduziert toxische Chrom-VI- in III-wertige Form) **C**erebral Krampf-induzierend (im Rahmen einer Akutintoxikation)
H	**H**aut: Ekzeme, Ulzera und Verätzungen
R	**R**eizung der Augen **R**enale Schädigung: Hämorrhagische Nephritis bis hin zum Nierenversagen (Ausscheidung über die Nieren nach **R**eduktion der Chrom-VI- in die III-wertige Form)
O	**O**effnung der Nasenscheidewand: schmerzlose Perforationen
M	**M**agen-Darm-Trakt: blutige Diarrhoe

Übrigens:
Das Chrom-assoziierte Kontaktekzem ist bei Maurern als Berufskrankheit anerkannt.

Nickel

? Welche Erkrankung wird mit Nickelexposition in Verbindung gebracht?

➔ **N**ickel verursacht Karzinome „unter" der **N**ickelbrille:

Nasennebenhöhlen-Plattenepithel-Karzinome

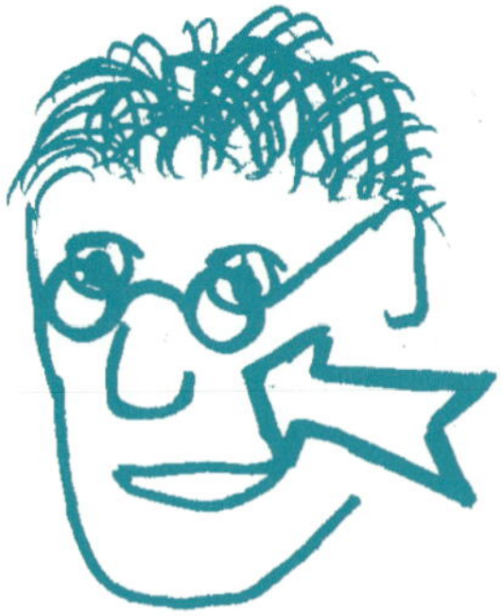

Arsen

? Welche Symptome lassen auf eine Arsenexposition oder -vergiftung schließen?

➔ ARSENIK

A	**A**rsenmelanose (Hyperpigmentierung der Haut)
	Atrophie der Muskulatur bis hin zur Atemlähmung
R	**R**eiswasserartige Diarrhoe mit drohender Exsikkose
	Riecht in Form von Arsenwasserstoff nach Knoblauch
	Riecht nicht in Form von Arsenik (-nik = nicht!)
S	**S**chmeckt nicht!
	Sohlen: Hyperkeratosen (an Händen und Füßen)
E	**E**rythrozyten: Hämolyse mit Dunkelfärbung des Urins und
N	**N**ierenversagen
	Neuropathie
	Nägel: „Mees"-Bänder
	Nasenseptumperforation
I	**I**ntestinale Beschwerden
K	**K**rämpfe und krampfartiges Husten bei Intoxikation
	Knochenablagerung (jahrzehntelange Nachweisbarkeit)
	Kanzerogenität: Bronchial- und Hepatozelluläres Karzinom, Spinaliom

Übrigens:

Arsenik	= Arsentrioxid (-nik = riecht nicht)
Arsenwasserstoff	= gasförmige Form (riecht nach Knoblauch)

Als **Mees-Bänder** bezeichnet man querstreifenförmige Weißfärbungen der Nägel (syn.: Leukonychie, Lunula-Streifen) bei Arsen- und Thalliumvergiftung, fieberhaften Erkrankungen und Strahlen- bzw. Verbrennungsschäden.

Thallium

? Welche Symptome lassen auf eine Thalliumexposition oder -vergiftung schließen?

➡ THALLIUM

T	**T**halliumvergiftung:
H	**H**aarausfall (typischerweise auch der lateralen Augenbrauen)
A	**A**ugenbeteiligung: Neuritis nervi optici mit Sehstörungen
	Appetitverlust mit Abmagerung (daher Verwendung als Rattengift)
L	**L**unulastreifen an Nägeln (Mees-Nagelbänder)
	Leitungsbahnschädigung: Polyneuropathie mit
L	**L**aufbehinderung: Beinschmerzen und -schwäche (typisch: “Burning feet”)
I	**I**ntervallverzögert intestinale Symptomatik (Stomatitis, Übelkeit, Erbrechen, Gastroenteritis, anazide Gastritis, spastische Obstipation)
U	**U**mtriebigkeit (mit Insomnie)
	Urinstatus: Protein-, Erythrozyt- und Porphyrin**u**rie
M	**M**yokarditis (toxisch)
	Merkfähigkeitsstörungen

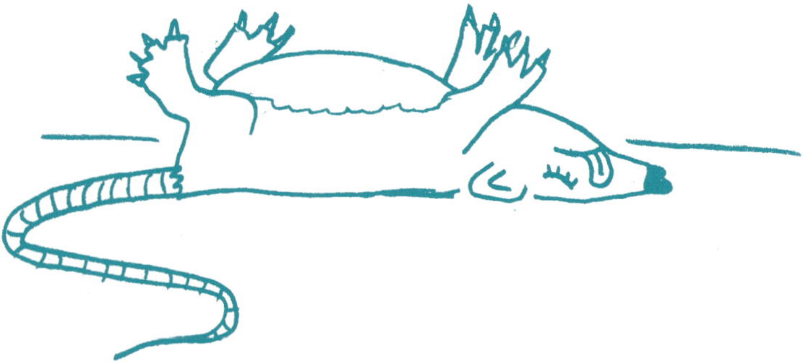

Alphabetisches Verzeichnis von Syndromen und Strukturen mit Eigennamen

In der Medizin existieren nicht nur zahlreiche Abkürzungen, sondern auch unzählige Phänomene und (oft seltene) Syndrome, die nach den Namen ihrer Erstbeschreiber benannt worden sind. Erfahrungsgemäß verwechseln die meisten Ärzte diese Syndrome immer wieder miteinander und vielen fällt es schwer, sich die Charakteristika dieser mitunter recht komplexen Symptomatiken oder ihrer Ursachen zu merken. Viele Ärzte haben bereits erkannt, dass der Versuch recht ineffektiv und einfach zu zeitaufwendig ist, sich diese Eponyme durch häufig wiederholtes, stummes „Auswendiglernen“ anzueignen. Sie schlagen die jeweilige Erkrankung im Bedarfsfall lieber nach.

Zu diesem Zweck halten Sie hier eine Zusammenstellung der Eponyme in den Händen, die uns im klinischen Alltag oder in medizinischen Prüfungen relevant erscheinen. Diese Zusammenstellung erhebt zwar nicht den Anspruch auf Vollständigkeit, wird Ihnen in den meisten Situationen jedoch hoffentlich die gewünschte Hintergrundinformationen liefern. Falls Sie der Auffassung sind, dass ein für Sie wesentliches Eponym fehlt oder seine Bedeutung inkomplett beschrieben sein sollte, lassen Sie es uns gerne wissen.

Verwendung von Eponymen im klinischen Alltag

Es soll nicht darum gehen, z.B. bei klinischen Visiten mögliche Diagnosen den Patienten vorzuenthalten. Viele Eponyme haben sich vielerorts einfach eingebürgert (z.B. „Morbus Boeck“ für Sarkoidose), so dass deren Kenntnis oft praktisch und zeitsparend sein kann.

a

Abt-Letterer-Siewe-Krankheit
Siehe Letterer-Siewe-Krankheit.

Achard-Thiers-Syndrom
Gynäkotroper Symptomenkomplex: Hirsutismus, Adipositas und Diabetes mellitus.

Adams-Stokes-Anfall
Herzrhythmusstörung, auf die eine zerebrale Hypoxämie folgt. Diese fällt klinisch durch Schwindel und schlimmstenfalls Bewußtlosigkeit bei Asystolie (lebensbedrohlich) auf.

Addison-Krankheit (Morbus Addison)
Chronische Nebenniereninsuffizienz mit Braunfärbung der Haut, v.a. an druck- und lichtexponierten Stellen. Daraus resultiert ein Mangel bzw. ein vollständiges Fehlen der Androgene sowie der Mineralo- und Glukokortikoide mit den Folgen einer Störung des Säure-Basen-Haushalts (Hyponatriämie, Hyperkaliämie, Hypochlorämie, Hypermagnesiämie) und Stoffwechselstörungen. (s. auch S. 76)

Adie-Syndrom
Ganglienzellverlust mit konsekutiver Pupillotonie (Pupillenträgheit) und abgeschwächten oder fehlenden Muskeleigenreflexen, v.a. im Bereich der unteren Extremität, der meist bei Frauen im 2. – 3. Dezenium auftritt. Zusätzlich kann auch eine Hypo- bis Anhidrose mit Kollapsneigung bestehen.

Adson-Test
Test zur Objektivierung eines Verdachts auf Thoracic-outlet-Syndrom mit Kompression im Bereich der hinteren Skalenuslücke: Kopfneigung nach hinten und zur betroffenen Seite bei gleichzeitiger Inspiration.

Aitken-Klassifikation
Einteilung der Frakturen mit Epiphysenbeteiligung:

Aitken 0	**(= Salter-Harris I):**	Ablösung der Epiphyse
Aitken I	**(= Salter-Harris II):**	Epiphysenfugenfraktur mit Metaphysenfragment
Aitken II	**(= Salter-Harris III):**	Epiphysenfugenfraktur mit Epiphysenfragment
Aitken III	**(= Salter-Harris IV):**	Epihysenfugenfraktur mit Epiphysen- und Metaphysenfragment
Aitken IV	**(= Salter-Harris V):**	Kompressionsfraktur der Epiphysenfuge.

Albers-Schönberg-Krankheit
Marmorknochenkrankheit, Osteopetrose, Osteosklerose: Durch eine angeborene Osteoklastenfunktionsstörung kommt es zum eingeschränkten Knochenabbau bei gleichzeitig uneingeschränkter Knochenbildung.

Albright-McCune-Syndrom
Siehe McCune-Albright-Syndrom.

Albright-Osteodystrophie
Pseudohypoparathyreoidismus: Parathormonresistenz in Skelett und Nieren, die zu Hypophosphaturie und typischen Veränderungen des Körperbaus führt.

Allen-Perfusionstest
Abblassen der Hand bei Kompression von A. radialis oder A. ulnaris deutet auf einen arteriellen Verschluß bzw. eine Hypoplasie des jeweils anderen Gefäßes hin.

Allen-Reperfusionstest
Vor jeder A. radialis-Punktion zur intravasalen Blutdruckmessung durchzuführen: Kompression von A. radialis und A. ulnaris bei gleichzeitigem Faustschluß bis zum Abblassen der Hand. Die Wiederdurchblutung nach Öffnen der A. ulnaris darf nicht länger als 15 Sekunden dauern. Anderenfalls ist eine unzureichende Arcus-palmaris-Funktion anzunehmen und von einer A. radialis-Punktion abzusehen.

Allgöwer-Rückstichnaht
Chirurgische Nahttechnik mit einem Einstich bis in die Dermis und Überbrücken des Defektes. Gegenseitig Ebenenwechsel in die Epidermis, Rückstich und diesseitiger Ausstich aus der Epidermis. Ein- und Ausstich liegen also gleichseitig unmittelbar nebeneinander.

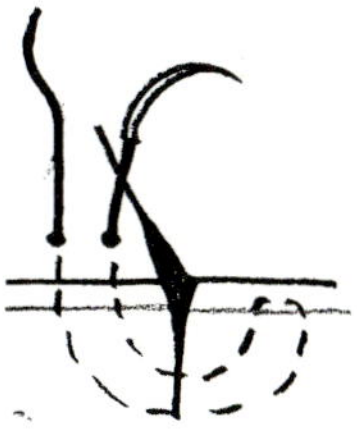

Alport-Syndrom
Hereditäre chronische Nephritis: Krankheitsbild, das aus der Trias Glomerulopathie, Innenohrschwerhörigkeit und Augenfehlbildung besteht. Das Krankheitsbild ist nicht einheitlich erblich.

Alzheimer-Krankheit
Häufigste Ursache von Demenz bei älteren Patienten. Vergesellschaftet mit dem Vorkommen von sogenannten Alzheimer-Fibrillen (abnormal phosphoryliertes Tau), senilen Plaques (Amyloidablagerungen) und vermindertem Acetylcholin. Die Ursache der Erkrankung ist bisher unklar (evtl. Virusinfektion).

Andersen-Glykogenose
Siehe Glykogenosen.

Angelman-Syndrom
Happy puppet syndrome: Progrediente diffuse Hirnatrophie, die mit der Deletion des maternalen Chromosom 15 vergesellschaftet ist. Die Krankheit äußert sich in unbegründbaren und unkontrollierbaren Lachanfällen des Kindes, mentaler Retardierung und verschiedenen körperlichen Dysmorphien.

Anitschkow-Zellen
Basophile, mononukleäre Zellen mit spiraligem Chromatinfaden im Zellkern, die bei rheumatischer Myokarditis auftreten.

Ann-Arbor-Klassifikation
Einteilung zum Staging und Festlegen des Therapieschemas von M. Hodgkin-Erkrankungen (Lymphogranulomatose, siehe M. Hodgkin) in 4 Stadien:

Stad. I: Befall einer Region: Lymphknoten (LK) oder extralymphatisches Organ (EO)

Stad. II: Befall zweier LK-Stationen einer Zwerchfellseite, ggf. zusätzlich eines EO

Stad. III: Befall von LK-Stationen beidseits des Zwerchfells. Befall von Hals-LK oder Milz gilt sofort (auch bei singulärem Befall) als Stadium III.

Stad. IV: Disseminierter Befall mindestens eines EO mit und ohne LK-Beteiligung. Befall von Leber oder Knochenmark gilt sofort als Stadium IV.

Antabus-Syndrom
Medikamenteninduziertes Acetaldehydsyndrom. Das zur Alkoholiker-Entwöhnung verabreichte Antabus hemmt die Aldehyddehydrogenase und führt damit zu einer Alkoholintoleranz. Bei Nichteinhalten der Karenz kommt es zu massiven vegetativen Reaktionen bis hin zum lebensgefährlichen Vergiftungssyndrom.

Anton-Syndrom
Erhaltene Pupillenreaktion bei kortikaler Blindheit mit Anosognosie (Unfähigkeit, die eigene Erkrankung als solche zu erkennen) aufgrund von Läsionen v.a. der rechten parietotemporalen Hemisphäre. (siehe auch S. 72)

Apert-Syndrom
Autosomal-dominant erblicher Fehlbildungskomplex: Turmschädel, multiple Gesichtsdeformationen (Exophthalmus bei flachen Orbitae, Hypertelorismus, d.h. ein weites Auseinanderliegen der Augen; Gaumenspalte), komplette Syndaktylie der Finger und Zehen und mentale Retardierung.

APGAR-Schema
Schema zur Überprüfung des Status eines Neugeborenen direkt nach der Geburt (ausführliche Erklärung siehe S. 93).

Apley-Meniskuszeichen
Rechtwinklige Beugung des betroffenen Knies in Bauchlage. Axialer Druck auf die Fußsohle bei gleichzeitiger Rotation im Kniegelenk führt zu Innenrotationsschmerz bei Läsion des Außenmeniskus und Außenrotationsschmerz bei Innenmeniskusläsion.

Aranzio-Gang (Ductus venosus Arantii)
Pränatales Verbindungsgefäß zwischen Nabelvene und unterer Hohlvene, das nach der Geburt zum hepatischen Ligamentum venosum obliteriert.

Argyll-Robertson-Pupille
Pathologische Veränderung der Pupillenreaktion, charakteristisch für Lues III: Pupillenkonstriktion nur bei Akkommodation, diese fehlt jedoch bei Lichtreiz.

Arnold-Chiari-Deformation
Arnold-Chiari-Hemmungsfehlbildung. Besonders bei Meningomyelozele vorkommende Verschiebung von Kleinhirnteilen und Medulla oblongata durch das Foramen magnum. Mögliche Ursache für einen okklusiven Hydrocephalus internus.

Arthus-Reaktion / -Phänomen
Arthus-Phänomen. Immunkomplexvaskulitis, die durch Injektion von Antigen in einen zuvor sensibilisierten Organismus hervorgerufen wird. Als Konsequenz ergeben sich lokale Entzündungen und Nekrosen sowie Antigen-Antikörper-Komplexe. Form einer Überempfindlichkeits-reaktion vom Typ III.

Aschoff-Geipel-Knötchen
Granulom aus großkernigen Zellen bindegewebiger Herkunft, Lymphozyten, eosinophilen Leukozyten und Plasmazellen. Vorkommen bei rheumatischem Fieber v.a. im interstitiellen Herzmuskelgewebe.

Aschoff-Tawara-Knoten
Atrioventrikular-(AV)-Knoten. Dient der leicht verzögerten Weiterleitung der Erregung aus den Vorhöfen in die Ventrikel. Bei Bedarf sekundäres Erregungsbildungszentrum.

Asherman-Fritsch-Syndrom
Verklebung des Uteruskavums, meist nach nicht kunstgerechter Kürettage.

Asperger-Syndrom
Autistische Kontaktstörung unklarer Genese, welche v.a. bei Jungen im Schulalter auftritt.

Assmann-Frühinfiltrat
Radiologisch darstellbare Fleckschatten und Trübungen in den Lungenoberfeldern, die durch hämatogene Streuung etwa ein Jahr nach Erstinfektion mit Tuberkulose entstehen (vgl. *Simon'scher Spitzenherd* S.237).

Auerbach-Plexus
Plexus myentericus. Parasympathischer Plexus zwischen zirkulärer und längsverlaufender Muskulatur des Magen-Darm-Traktes. Dieser gehört zum autonomen Nervensystem des Darms und reguliert die Peristaltik (Sympathikus: Peristaltik ⬇, Parasympathikus: Peristaltik ⬆ – siehe auch *Meissner-Plexus*).

Auer-Stäbchen
Eosinophile Stäbchen im Zytoplasma von Myeloblasten. Vorkommen im peripheren Blutbild bei myeloblastischer Leukämie.

Auspitz-Phänomen
Nach Ablösung psoriatischer Hautschuppen findet sich eine dünne Epidermis-Schicht, die als „letztes Häutchen“ bezeichnet wird. Nach Entfernung dieses Häutchen kommt es zu einer punktförmigen Blutung: „Blutiger Tau“ bzw. „Auspitz-Phänomen“.

Austin-Flint-Geräusch
Spätdiastolische Geräusche mit Punctum maximum über der Herzspitze, Vorkommen bei Aorteninsuffizienz.

Australia-Antigen
Frühere Bezeichnung für HBsAg, also für das Oberflächen- („Surface"-) Antigen des Hepatitis-B-Virus. Positivität bedeutet Infektiosität.

Ayerza-Syndrom
Pulmonalsklerose ungeklärter Ursache. Folgen: Dyspnoe, chronische Zyanose mit Erythrozytose, Hepatosplenomegalie und Knochenmarkshyperplasie, die in einer Polycythämie enden kann.

Baastrup-Syndrom
Kissing spine-syndrome. Berührung der Dornfortsätze aufgrund verschleißbedingter Bandscheibenverschmälerung und Hyperlordose mit konsekutiver Sklerosierung und Quetschung des interspinalen Bandapparates.

Babcock-Varizenstripping
Operative Extraktion varikös veränderter Venen mit flexiblen, intraluminalen Spezialsonden („Babcock-Sonde").

Babinski-Zeichen
Pyramidenbahnzeichen: Extensionsbewegung der Großzehe nach dorsal bei gleichzeitiger Plantarflexion und Abspreizen der restlichen Zehen. Auslösbar durch Bestreichen des lateralen Fußsohlenrandes, positiv bei Pyramidenbahnschädigung, physiologisch bei Säuglingen im 1. Lebensjahr, da die Pyramidenbahn noch nicht vollständig entwickelt ist.

Bacille-Calmette-Guerin-Impfstoff
Attenuierter Mycobacterium-bovis-Stamm zur Lebendschutzimpfung gegen Tuberkulose. Diese Impfung wird von der STIKO zur Zeit nicht mehr allgemein empfohlen (Aktuelle Informationen: www.rki.de). Außerdem Verwendung als Chemotherapeutikum zur adjuvanten Behandlung früher Blasenkarzinom-Stadien.

Bainbridge-Reflex
Steigerung der Herzfrequenz durch reflektorische Minderung des Vagotonus bei Druckerhöhung in herznahen Venen und im rechten Vorhof z.B. durch Stauung.

Baker-Zyste
Poplitealzyste: Tastbare Ausstülpung der dorsalen Gelenkkapsel am Kniegelenk im Sinne einer Synovialhernie, oft vergesellschaftet mit einer medialen Meniskusläsion.

Balint-Gruppe
Berufsbezogene Selbsterfahrungsgruppe nicht psychotherapeutisch tätiger Ärzte und Angehöriger medizinischer Hilfsberufe unter psychotherapeutischer Supervision. Diese dient der Reflexion interpersonaler Prozesse zwischen Behandelnden und ihren Patienten.

Balint-Syndrom
Symptomkomplex mit Aufmerksamkeitsstörung und optischer Ataxie aufgrund einer Läsion der parietookzipitalen Leitungsbahnen.

Bang-Krankheit (Morbus Bang)
Brucellose: Durch Brucella abortus (vgl. *Malta-Fieber*) hervorgerufene meldepflichtige Infektionskrankheit, die mit generalisierter Granulomatose einhergeht. Die Erkrankung kann sowohl Menschen als auch Tiere betreffen und sich v. a. durch Lebensmittel und als Berufskrankheit (z.B. Tierärzte, Landwirte) verbreiten (siehe auch S. 110).

Bankart-Läsion
Abriß des Labrum glenoidale im Rahmen einer vorderen Schultergelenksluxation.

Bannwarth-Syndrom
Fakultatives Spätsyndrom einer Borrelien-Infektion: lymphozytäre Meningoradikulitis unter schmerzhafter Beteiligung des peripheren Nervensystems. Häufig ist ein Hirnnervenbefall mit führender, z.T. ausschließlicher Fazialissymptomatik.

Banti-Syndrom
Anämie, Splenomegalie, Hämorrhagien und mögliche Leberzirrhose als Folgen einer portalen Hypertension.

Bárány-Versuch
Thermische („kalorische") Prüfung von Labyrinth und Gleichgewichtsorgan: Beim Spülen eines äußeren Gehörgangs mit kaltem oder warmem Wasser schlägt der Nystagmus physiologischerweise zur jeweils wärmeren Seite. Eselsbrücke: **COWS** – **c**old **o**pposite, **w**arm **s**ame.

Bárány-Zeigeversuch
Neurologischer Koordinationstest: Absenkung der nach vorne in der Horizontalen gestreckten und nach kranial geöffneten Arme unter die Horizontale bei zunächst offenen und anschließend geschlossenen Augen. Bei Kleinhirnschädigung kommt es im Rahmen der dysmetrischen Störung bei Augenschluß auf der kontralateralen Seite zu einer übermäßig starken Absenkung.

Barlow-Krankheit
Möller-Barlow-Krankheit. Infantiler Skorbut: schwere Avitaminose bei Säuglingen und Kleinkindern (hauptsächlich zwischen 6. und 12. Monat) aufgrund einer Vitamin-C-Mangelernährung (siehe auch S. 59).

Barlow-Syndrom
Mitralklappenprolaps-, Floppy-valve-, Klick-Syndrom. Häufigste Herzklappenveränderung im Erwachsenenalter (Prävalenz 10%). Die systolische Überdehnung des fibrösen Klappenhalteapparates führt zu einer ballonartigen Vorwölbung mindestens eines Mitralklappensegels in den linken Vorhof mit charakteristischem „Klick"-Phänomen. Oft gleichzeitig Mitralinsuffizienz.

Barrett-Ösophagus

Epithelmetaplasie im distalen Ösophagus, die üblicherweise durch gastroösophagalen Reflux von Magensäure verursacht wird. Diese geht mit einem lebenslangen Manifestationsrisiko von ca. 10 bis 15 % für die Entwicklung eines Adenokarzinoms des Ösophagus einher.

Barr-Körperchen

Nach der Lyon-Hypothese ist dies die Chromatinmasse eines inaktivierten X-Chromosoms. Es ist nachweisbar in allen somatischen weiblichen Zellen. Wird u.a. in der Sportmedizin zur Geschlechtsbestimmung bei Wettkampfsportlern benutzt.

Bartholin-Drüsen

Glandulae vestibulares majores. Zusammengesetzte muköse Drüsen an der Basis der großen Labien. Sie dienen als Sekretdrüsen für den Scheidenvorhof und entsprechen den *Cowperschen Drüsen* (siehe dort) beim Mann.

Bartholin-Gang

Sublingual gelegener Gang der Speicheldrüsen.

Bartter-Syndrom

Autosomal-rezessiv erbliche Störung: Hyperplasie des juxtaglomerulären Apparates und dadurch Hyperaldosteronismus, der durch einen Symptomkomplex aus Ödemen, Adynamie, Schwindel und Lähmungen bei Normotonie oder möglicher Hypotonie gekennzeichnet ist.

Basedow-Koma

Thyreotoxisches Koma. Endphase (Stadium III) einer thyreotoxischen Krise mit Koma und Kreislaufversagen, die durch Iodzufuhr bei nicht oder unzureichend therapierter Hyperthyreose hervorgerufen wird.

Basedow-Krankheit (Morbus Basedow)

Hyperthyreose mit der typischen Merseburger Trias: Struma, Exophthalmus und Tachykardie. Pathomechanismus: Stimulation der Thyreozyten durch TSH-Rezeptor-Autoantikörper und reaktive Hypertrophie und Hyperplasie des Follikelepithels (siehe auch S. 58).

Bassen-Kornzweig-Syndrom

A-beta-Lipoproteinämie. Angeborenes Fehlen des Apolipoproteins B führt konsekutiv zu extremer Hypocholesterin- und -triglyzeridämie sowie zum Fehlen von Chylomikronen, VLDL und LDL. Klinisch resultieren Steatorrhoe, Ataxie und Areflexie sowie Retinitis pigmentosa und Akanthozytose (stechapfelförmige Erythrozyten).

Bassini-Operation

Eher selten durchgeführte Standard-Methode zur operativen Leistenhernienreparation (vgl. *Shouldice-Operation* S.236).

Bauer-Kirby-Test

Agardiffusionstest. Semiquantitative Resistenzbestimmung von auf eine Agarplatte beimpften Bakterien gegenüber antibakteriellen Hemmstoffen („Antibiogramm"). Erlaubt die Einstufung in „empfindliche", „intermediäre" und „resistente" Keime.

Bauhin´sche Klappe
Valva ileocoecalis. Schleimhautfalten im Bereich des Übergangs von Dünn- zu Dickdarm, die physiologischerweise für einen gerichteten Transport sorgen.

Baxter-Regel
Parkland-Regel. Abschätzung des Flüssigkeits- und Elektrolytbedarfs innerhalb der ersten 24 Stunden nach Verbrennungstrauma: 4ml Ringer-Lactat-Lösung je kg Körpergewicht und je Prozent verbrannter Körperoberfläche. Jeweils hälftige Gabe innerhalb der ersten 8 bzw. innerhalb der folgenden 16 Stunden.

Bayliss-Effekt
Mechanismus der Kreislaufautoregulation: Intravasale Drucksteigerung führt reflektorisch zur Kontraktion der glatten Gefäßmuskulatur.

Bazex-Akrokeratose
Paraneoplastisches Syndrom mit rötlich-violetter Hyperkeratose v.a. der Akren und schweren Nagelveränderungen, welches hauptsächlich bei Karzinomen der oberen Atemwege und des oberen Gastrointestinaltraktes auftritt.

Bazin-Krankheit
Erythema induratum. Form der Pannikulitis: chronische Erkrankung mit Knötchen der Haut, aus denen sich in ulzerierende Indurationen entwickeln, meistens im Wadenbereich. Die Erkrankung verläuft schubweise und tritt vor allem bei jungen Frauen auf.

Becher-Zellen
Schleimbildende Drüsenzellen im Epithel von Gastrointestinal- und Atmungstrakt.

Bechterew-Krankheit (Morbus Bechterew-Strümpell-Marie)
Spondylitis ankylosans. Chronisch-entzündlich-rheumatische Erkrankung des Skeletts mit Synovitiden und Ankylosen sowie dadurch folgender Bewegungseinschränkung und späterer völliger Versteifung der Wirbelsäule. Sie ist assoziiert mit dem Nachweis von HLA-B27 und tritt vor allem bei Männern auf (siehe auch S. 45).

Beck-Bohrung
Bohrloch-Anlage in der Vorderwand der Stirnhöhle, die vom medialen Augenwinkel ausgeht. Sie dient der Therapie und Sanierung chronischer Sinusitiden.

Beck-Trias
Hypotension, gedämpfte Herztöne und gestaute Halsvenen als Zeichen einer Herzbeuteltamponade.

Becker-Muskeldystrophie
Progressive Muskeldystrophie mit Muskelatrophie und Pseudohypertrophie durch Zunahme des Binde- und Fettgewebes, die meist schleichend beginnt. Häufig ist eine Beteiligung des Herzmuskels. Ursache: genetischer Defekt. Ähnlich der *Duchenne-Muskeldystrophie* (siehe dort), jedoch milderer Verlauf.

Behcet-Syndrom
Sprich: bächtschät. Chronisch wiederkehrende Erkrankung mit Ulzerationen an Mund- und Genitalschleimhaut, die häufig in Verbindung mit Iritis, Uveitis, Thrombophlebitis und möglicher Arthritis auftritt (siehe auch S. 48).

Békésy-Hörtheorie
Wanderwellentheorie: Durch den Stapes mechanisch erzeugte Wellen in der Endolymphe der Schnecke wandern in Richtung des Helikotremas und lenken dabei mit ansteigender Wellenamplitude die Basilarmembran des Corti'schen Organs aus. Am Amplitudenmaximum werden Sinneszellen erregt und führen so zu einer Frequenzwahrnehmung. Schallwellen hoher Frequenzen haben ihr Maximum in der Nähe des Stapes, Schallwellen niedriger Frequenzen im Bereich des Helikotremas.

Bellocq-Tamponade
Choanaltamponade bei Epistaxis mit Blutungsquelle in den hinteren Nasenanteilen: Orale Einführung eines Gaze-Tampons und Durchzug bis zur Nasenöffnung (möglichst in Intubationsnarkose).

Bell-Phänomen
Zeichen einer peripheren Fazialislähmung: Auf der betroffenen Seite Unfähigkeit zum Lidschluß mit Sichtbarwerden des unteren Skleraanteils des nach oben rotierten Augapfels.

Bence-Jones-Proteinurie
Leichtketten der Immunglobuline bei Plasmozytom, z.B. nachweisbar im Urin betroffener Patienten.

Benedikt-Syndrom
Läsion des dritten Hirnnerven, des Nucleus ruber und des Tractus corticospinalis. Symptomatik: Hemiplegie, Okulomotoriuslähmung und Spasmen der kontalateralen Seite.

Bennett-Luxationsfraktur
Fraktur an der Basis des Os metacarpale I, die durch Stauchung in der Längsachse des Daumens verursacht wird. Es kommt zu einer proximal-radialen Luxation des Fingerschaftes durch den Zug des M. abductor pollicis longus.

Berger-IgA-Nephropathie
Häufigste primäre Glomerulopathie: Ablagerung von IgA-Komplexen im Mesangium mit konsekutiver Hämaturie und Übergang in eine progrediente Niereninsuffizienz. Laborchemisch erhöhte Plasmakonzentrationen polyklonaler IgA.

Berger-Effekt
Das Vorherrschen von Alphawellen in der Elektroenzephalographie (EEG) wird auch als Berger-Rhythmus bezeichnet. Die Aktivierung dieser Alphawellen bei Augenschluß und die Verminderung bei Augenöffnen werden als On-Off-Phänomen bzw. Berger-Effekt bezeichnet.

Beriberi
Vitamin B1-Mangelkrankheit bzw. Thiamin-Hypovitaminose: Sie ist Folge einer ausschließlichen Ernährung mit geschältem und poliertem Reis v.a. in Südostasien bzw. in Europa die Komplikation einer chronischen Alkoholkrankheit. Klinisch zeigen sich akute Herzinsuffizienzen mit Ödemen und periphere Nervenlähmungen.

Berlin-Ödem

Grau-weißliche Retinaverfärbung durch Untergang von Photorezeptoren nach stumpfem Augentrauma. Meist kommt es nur zu einer vorübergehenden Sehschärfenminderung. Kein Ödem im engeren Sinne.

Berloque-Dermatitis

Durch Lichteinwirkung hervorgerufene phototoxische Reaktion auf Bergamottöl-haltige Kosmetika: Dermatitis und längeranhaltende Hyperpigmentierung.

Besnier-Prurigo

Atopisches Ekzem, Neurodermitis atopica. Teils immunologisch, teils nicht-immunologisch bedingte Hauterkrankung mit Juckreiz, Rötung, Schuppung, Nässen und Krustenbildung, die bei einem Teil der Patienten mit anderen Erkrankungen aus dem atopischen Formenkreis assoziiert ist und vermutlich polygen vererbt wird. Die Erkrankung kann sowohl im frühen Kleinkind- (als sog. Milchschorf) als auch im Erwachsenenalter beginnen.

Betz-Zellen

Riesenpyramidenzellen des motorischen Kortex, deren Axone in die Pyramidenbahn weiterführen.

Bezold-Jarisch-Reflex

Depressorreflex: Reflektorische Bradykardie und Vasodilatation mit konsekutiver Hypotonie, die durch Erregung von Dehnungs- (z.B. bei Volumenzunahme) und Chemorezeptoren (z.B. bei Hypoxie / Ischämie oder durch pharmakologische Substanzen) im ventrikulären Myokard bedingt wird.

Bezold-Mastoiditis

Komplikation einer zunächst einfachen Mastoiditis (aus einer nicht-ausgeheilten Otitis media resultierende Schleimhautentzündung im Bereich des Prozessus mastoideus): Knocheneinschmelzung, Fortleitung und Abszessbildung unter dem M. sternocleidomastoideus.

Biermer-Krankheit

Perniziöse Anämie, Cobalamin- / Vitamin-B12-Mangelanämie. Megaloblastäre Anämie aufgrund Cobolamin-(Vit. B12-) Mangels bei verminderter oder fehlender Sekretion von bzw. Autoantikörper-Bildung gegen Intrinsic factor. Häufiges Frühsymptom ist u.a. die *Hunter-Glossitis* (siehe S. 191).

Bilharz-Krankheit

Bilharziose, Schistosomiasis, Pärchenegel-Krankheit. Durch Schistosomen (= Saugwürmer (Trematoden)) hervorgerufene, chronische Infektionskrankheit in den Tropen. Die in warmen Gewässern von Schnecken (= Zwischenwirte) abgegebenen Zerkarien können aktiv die Haut durchdringen und gelangen über den Blutweg v.a. in die Blasen- und Darmwand sowie das hepatolienale System. Die Erwachsenenformen paaren sich im jeweiligen Gewebe („Pärchenegel“) und führen durch massive Eiabgabe zu entsprechender Lokal- und Systemsymptomatik. Karzinogene Wirkung auf Blase und Darm aufgrund chronischer Aktivierung des Immun- und Inflammationssystems.

Billings-Ovulationsmethode

Zervixschleim-Methode zur natürlichen Kontrazeption. Der Schleim zeigt bis vier Tage nach dem Fruchtbarkeitsmaximum (Zyklusmitte) eine fadenziehende Konsistenz. In dieser Zeit ist der Schleimpfropf der Zervix für Spermien passierbar und es sollte Enthaltsamkeit geübt werden. Pearl-Index 25.

Billroth-I-Magenresektion

Operative Magen-Teilentfernung und termino-terminale Gastroduodenostomie (End-zu-End-Anastomose).

Billroth-II-Magenresektion

Operative Magen-Teilentfernung und entweder

1) **Rekonstruktion mit Braun-Fußpunktanastomose:** Seit-zu-End-Anastomosierung von Jejunum und Restmagen, wobei das proximale Ende des Duodenums blind verschlossen und der distale Duodenal-Jejunalübergang mit einem distalen Jejunumabschnitt Seit-zu-Seit-anastomosiert wird (sog. Braun-Entero- oder –Fußpunktanastomose), um so einen Reflux von Duodenalsekret in den Magen zu verhindern,

oder

2) **Rekonstruktion mit Y-Roux-Schlinge:** End-zu-End-Anastomosierung von Jejunum und Restmagen und End-zu-Seit-Anastomosierung des abgesetzten und proximal blind verschlossenen Duodenalstumpfes.

Billroth I: 1 Anastomose	Billroth II: 2 Anastomosen	
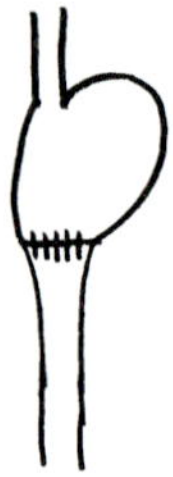	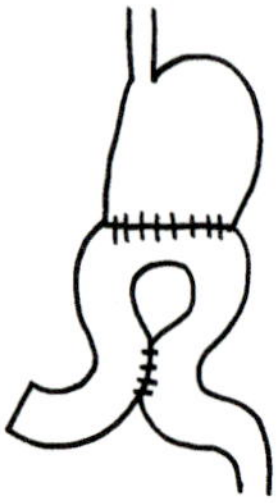	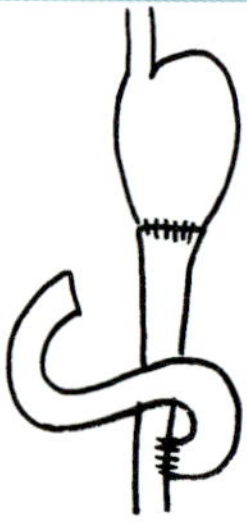
	Braun-Fußpunkt	**Y-Roux**
End-zu-End: Magen-Duodenum	End-zu-Seit: Magen-Jejunum + Seit-zu-Seit: Duodenum-Jejunum	End-zu-End: Magen-Jejunum + End-zu-Seit: Duodenum-Jejunum
	Duodenum blind verschlossen	Duodenum blind verschlossen

E

Bing-Horton-Syndrom
Cluster-Kopfschmerz, Erythroprosopalgie, Histamin-Kopfschmerz. Androtropes Syndrom mit bis zu achtmal täglich (häufig nachts) auftretenden, schwersten, streng halbseitigen Kopfschmerzattacken von je 15-150 Minuten Dauer. Begleitend Augen- und Gesichtsrötungen, Hyperhidrose, Nasen- und Tränenfluß sowie gelegentlich Horner-Syndrom. Auslösbarkeit durch Histamin-Injektion. Akuttherapie: U.a. Inhalation reinen Sauerstoffs.

Binswanger-Krankheit
Subkortikale arteriosklerotische Enzephalopathie, Multiinfarktsyndrom, Status lacunaris. Enzephalomalazie v.a. im Bereich der Temporal- und Okzipitallappen und spongiöse Demyelinisierung der weißen Substanz, die durch Hypertonie und Arteriosklerose bedingt ist. Klinisch imponiert eine Parkinson-ähnliche Symptomatik.

Biot-Atmung
Regelmäßige, normal tiefe Atemzüge mit periodisch auftretenden Atempausen, Vorkommen bei Schädigung des Atemzentrums in der Medulla oblongata.

Bitot-Flecken
Glänzend graue dreieckige Flecken auf der Konjunktiva bei Vitamin-A-Mangel.

Bjerrum-Schirm
Schwarzer Tuchschirm mit konzentrischen weißen Ringen um einen zentralen Fixierpunkt zur Feststellung von Skotomen (Gesichtsfeldausfällen).

Bjerrum-Zeichen
Bogen- oder ringförmiges Skotom (Gesichtsfeldausfall), verursacht durch Druckschädigung der Nervenfaserbündel am Rand der Papille bei Patienten mit Glaukom.

Blalock-Taussig-Operation
Anastomosierung der A. subclavia an die gleichseitige A. pulmonalis zur nochmaligen Oxygenierung des hypoxämischen Aortenblutes bei angeborenen zyanotischen Herzfehlern mit reduzierter Lungenperfusion (z.B. bei Fallot-Tetralogie).

Bland-White-Garland-Syndrom
BWG-Syndrom: Angeborener fehlerhafter Abgang der A. coronaria sinistra aus der A. pulmonalis mit beginnender Angina-pectoris-Symptomatik etwa einen Monat nach Geburt.

Bleuler-Krankheit
Schizophrenie. Körperlich nicht begründbare Psychose mit parallelem Erleben und Darbieten gesunder und veränderter Wahrnehmungen und Verhaltensweisen.

Blount-Charnley-Halsschlinge / -Verband
Cuff-and-collar-bandage: Bandage zur Ruhigstellung einer kindlichen, suprakondylären Humerusfraktur nach Reposition durch spitzwinklige Ellenbogen-Beugung und Fixierung des Handgelenks in einer Halsschlinge.

Blumberg-Zeichen
Appendizitiszeichen, auch als kontralateraler Loslass- oder Erschütterungsschmerz bekannt (weitere Appendizitiszeichen: *Lanz* S. 201, *McBurney* S. 209, *Rovsing* S. 230, *Sitkowsky* S. 237).

Blumenbach-Klivus
Knochenteil zwischen Foramen magnum und Sella turcica, welcher der inneren Schädelbasis zugehört und über dessen Kante der N. oculomotorius verläuft. Bei akuter Hirndrucksteigerung und Kompression des Nervs an dieser Stelle kommt es auf der Herdseite zu einer Mydriasis („Klivuskantensyndrom").

Boas-Punkt
Druckpunkt links neben dem 10. bis 12. Brustwirbelkörper, der bei Ulcus ventriculi Schmerzempfindlichkeit zeigt.

Bobath-Methode
Physiotherapeutisches Verfahren zur Behandlung infantiler Zerebralparesen mit dem Ziel der Muskeltonusnormalisierung, Unterdrückung pathologischer und primitiver Reflexe sowie Bahnung für die Statik günstigerer Bewegungs- und Haltungsreflexe (vgl. auch *Vojta-Methode* S. 247).

Bochdalek-Blumenkörbchen
Plexus-choroideus-Anteile des IV. Ventrikels, die sich blumenkohlartig durch die Aperturae laterales in die basale Brückenzisterne vorwölben.

Bochdalek-Dreieck
Trigonum lumbocostale: Dreieck zwischen Pars lumbalis und Pars costalis des Zwerchfells, Prädilektionsstelle für die Entwicklung einer eher selterner auftretenden Form der Zwerchfellhernie.

Boeck-Krankheit (Morbus Boeck)
Sprich: buck. Sarkoidose: Granulomatöse Entzündung unbekannter Ätiologie mit Manifestation in unterschiedlichen Organen. Die Erkrankung verläuft meist asymptomatisch und geht häufig mit einer bihilären Lymphknotenvergrößerung einher (Mediastinalverbreiterung bzw. Lymphknoten mit bildgebenden Verfahren nachweisbar, siehe auch S. 15).

Böhler-Meniskuszeichen
Streckung des betroffenen Beins im Kniegelenk: Ab- und Adduktionsschmerzen deuten auf Außen- oder Innenmeniskusläsionen bzw. Kollateralbandaffektionen hin.

Boerhaave-Syndrom
Sprich: burhafe. Schwerste Form eines *Mallory-Weiß-Syndroms* (siehe S. 208). Spontanruptur des distalen Ösophagus infolge massiver, intraösophagealer Druckerhöhungen während explosionsartiger Emesis nach opulenten Mahlzeiten. Betroffen sind zumeist männliche Alkoholabhängige ab dem 50. Lebensjahr. Komplikation ist die Ausbildung eines Mediastinal- und / oder Hautemphysems.

Bogaert-Enzephalitis
Subakute sklerosierende Panenzephalitis (SSPE): Slow-virus-Enzephalitis mit progredienter neurologischer Ausfallssymptomatik, die in Dezerebrationsstarre und schließlich Tod gipfelt. Die Erkrankung tritt im Zusammenhang mit einer (ca. 10 Jahre) zurückliegenden akuten Maserninfektion auf.

Bohr-Effekt
Beschreibung der Sauerstoff-Dissoziationskurve: Mit zunehmender Blut-Azidität oder ansteigendem CO_2-Partialdruck sinkt die Affinität des Sauerstoffs zum Hämoglobin und führt so zu vereinfachter Sauerstoff-Abgabe in das umliegende Gewebe bzw. zu erschwerter Reoxygenierung (und umgekehrt).

Borrmann-Klassifikation
Einteilung des fortgeschrittenen Magenkarzinoms nach dessen Wachstumsform:

Typ I: Polypöses Karzinom (5% der Fälle)
Typ II: Exulzerierend-schüsselförmiges Karzinom (35% der Fälle)
Typ III: Ulzerierend-infiltratives Karzinom (50% der Fälle)
Typ IV: Diffus-infiltrierend szirrhöses Karzinom (10% der Fälle)

Die Prognose der einzelnen Karzinomtypen verschlechtert sich mit der Zunahme der Zahl.

Bornholm-Krankheit
Epidemische Pleurodynie, Myalgia epidemica, Coxsackie-Virusinfektion (meist Typ B): Krankheitsbild, das durch rasch ansteigendes Fieber mit Thorax- und Abdominal- sowie Muskelschmerzen und -druckempfindlichkeit charakterisiert ist. Teilweise tritt es in Kombination mit einer trockenen Pleuritis auf, dann ist ein sogenanntes „Lederknarren“ auskultierbar („Pleurodynie“).

Botalli-Gang
Pränatales Kurzschlussgefäß zwischen Aortenbogen und Pulmonalarterie zur Umgehung des noch funktionsunfähigen Lungenkreislaufs. Verschluß innerhalb des ersten Lebenstages durch Einsetzen der Atmung. Residuum: Ligamentum arteriosum.

Bouchard-Arthrose
Arthrose der Fingermittelgelenke (PIP = proximale Interphalangealgelenke) ungeklärter Ätiologie mit begleitender Synovitis. Oft in Kombination mit *Heberden-Polyarthrose* (siehe S. 187).

Bourneville-Pringle-Syndrom
Tuberöse Sklerose, aut.-dom. erbliche Phakomatose: Die Erkrankung ist gekennzeichnet durch die charakteristische Trias aus Adenoma sebaceum, Epilepsie (meist West-Syndrom) und zunehmender geistiger Retardierung. Zusätzlich finden sich z.T. Fibrome und Hamartome der Haut und sämtlicher parenchymatöser Organe, Netzhaut- und Hirntumoren.

Bowen-Krankheit
Carcinoma in situ der Epidermis mit zahlreichen Kern- und Zellatypien, welches in ein invasiv-metastasierendes Bowen-Karzinom übergehen kann. Makroskopisch scharf begrenzter, entzündlich geröteter Herd mit psoriasiformer Schuppung und langsamer Wachstumstendenz.

Bowman-Kapsel
Becher- bis kugelförmige, mikroskopische Hohlraumstruktur der Niere, die innerhalb ihrer beiden Epithelblätter den Glomerulus enthält und sich in seinem weiteren Verlauf zum Harnkanälchen auszieht.

Bowman-Membran
Lamina limitans anterior corneae. Homogen wirkende, feinfaserige, zellfreie Schicht unmittelbar unter dem äußeren, einschichtigen Hornhautepithel.

Boyd-Vene
Venae perforantes des Unterschenkels in Höhe des Schienbeinkopfes (siehe auch *Cockett-Venen* und *Dodd-Venen*), die das oberfläche venöse System des Beines mit dem tiefen Venenabfluss verbinden.

Boyle-Mariotte-Gesetz
Unter stabilen Temperaturverhältnissen bleibt das Produkt aus Druck und Volumen eines idealen Gases stets konstant.

Bracht-Handgriff
Geburtshilfliches Manöver zur Entwicklung des Kindes aus einer Beckenendlage: Rücken und hochgeschlagene Beine als vortretende Teile des Kindes werden umfasst, während von einer anderen Person kräftiger Druck von kranial auf das Abdomen ausgeübt wird. Rotation des Kindes um die Symphyse.

Brandt-Syndrom
Akrodermatitis enteropathica: Chronische, v.a. periorifizielle und akrale Hauterkrankung mit erosiv-ulzeröser Beteiligung des Colons, die durch gestörte Zinkabsorption hervorgerufen wird.

Branham-Zeichen
Siehe Nicoladoni-Israel-Branham-Zeichen.

Braun-Fußpunktanastomose
Braun-Enteroanastomose: Seit-zu-Seit-Anastomosierung des distalen Duodenal-Jejunal-Übergangs mit einem distalen Jejunal-Schenkel bei *Billroth-II-Magenresektionen* (siehe dort) zur Vermeidung eines Duodenalsekret-Refluxes in den Magen.

Brennemann-Syndrom
Pseudoappendizitis im Rahmen akuter, oberer Atemwegsinfekte bei Kindern. Kennzeichnend sind Bauchschmerzen aufgrund begleitender Reaktion mesenterialer und retroperitonealer Lymphknoten.

Brenner-Tumor
Meist benigner, z. T. Östrogen bildender, einseitiger Ovarialtumor, der vom Zölomepithel abstammt und histologisch u. U. schleimbildende Epithelnester aufweist, die nur sehr selten maligne entarten.

Brescia-Cimino-Fistel
Hämodialyse-AV-Shunt: Anastomosierung der A. radialis mit einer größeren benachbarten Vene am distalen Unterarm, die die Entnahme größerer Blutvolumina zur Hämodialyse ermöglicht. Kann frühestens 10 Tage nach Anlage benutzt werden.

Breslow-Klassifikation
Einteilung zur Prognoseabschätzung in Abhängigkeit von der vertikalen Tumordicke maligner Melanome:

Breslow I:	< 0,75mm (5-Jahresüberlebensrate [JÜR] 100%)
Breslow II:	0,75-1,5mm (5-JÜR 80%)
Breslow III:	1,51-3,0mm (5-JÜR 60%)
Breslow IV:	> 3,0mm (5-JÜR 30%)

Bricker-Blase
Ileum-Conduit, Ersatz-/ Neoblase: Ausschaltung eines kurzen Ileum-Segmentes, dessen proximales Ende blind verschlossen und dessen distales Ende als Stoma durch die Bauchwand geführt wird. Nach Implantation der beiden Ureteren erfolgt eine transkutane Harnableitung über Stomabeutel.

Broca-Aphasie
Motorische Aphasie mit Wortfindungsstörungen, Sprechen im Telegrammstil und Agrammatismus in der Spontansprache. Außerdem kommt es zu phonematischen Paraphrasien beim Nachsprechen, semantischen Paraphrasien und Wortfindungsstörungen beim Benennen von Gegenständen. Lokalisation der Schädigung: 3. Stirnhirnwindung.

Broca-Zentrum
Region im unteren Bereich des Gyrus frontalis inferior (normalerweise) der linken Großhirnhemisphäre (Area 44 kaudal und Area 45 rostral), zuständig für die motorische Sprache.

Brocqu´sche Pseudopelade
Alopecia atrophicans: Haarausfall unklarer Ätiologie. Bei Frauen mittleren Alters ist diese die am häufigsten auftretende Ursache für einen Haarausfall. Die dabei entstehenden kleinen, scharf begrenzten Areale (sog. „Fußstapfen im Schnee") können konfluieren.

Brodie-Knochenabszeß
Abszess als Sonderform der hämatogenen Osteomyelitis, der typischerweise im Tibiakopf auftritt.

Brodmann-Areale
Anhand zytoarchitektonischer Unterschiede gebildete Einteilung der Großhirnrinde mit fortlaufender Nummerierung, bei der definierte Hirnfunktionen jedoch nur sehr begrenzt zugeordnet werden können.

Brown-Sequard-Syndrom
Dissoziierte Empfindungsstörung. Halbseitige Durchtrennung des Rückenmarks mit Hemiparese: Verlust von Propriozeption und Vibrationsempfinden sowie Ataxie ipsilateral und Verlust von Schmerz- und Temperaturempfindung auf der kontralateralen Seite der Läsion (etwa zwei Wirbelhöhen unterhalb der Läsion).

Bruch-Membran
Lamina basilaris choroideae: Einschichtige Zelllage zwischen Choroidea und Retina.

Brudzinski-Zeichen
Meningismuszeichen bei Kindern: Flexion im Hüftegelenk bei passiver Flexion des Kopfes (siehe auch *Kernig- und Lasegue-Zeichen*).

Brunner-Drüsen
Glandulae duodenales: Schleimdrüsen in der Submukosa des Duodenums.

Brushfield-Flecken
Gelblich-graue Verfärbungen der Irisperipherie, welche bei Kindern mit Down-Syndrom auftreten können.

Bruton´sche Agammaglobulinämie
X-chromosomal erbliches Antikörpermangelsyndrom mit v.a. bakterieller Infektanfälligkeit aufgrund fehlender peripherer B-Lymphozyten und fehlender Plasmazellen im Knochenmark.

Bryant-Zugverband
Unterschenkelzugverband zur Behandlung von Frakturen des Femurs, vor allem bei Kindern.

Budd-Chiari-Syndrom
Postsinusoidale Verengung des venösen Leberabflusses (Vena cava inferior oder Venae hepaticae), häufig aufgrund von Tumoren oder Thrombosen, begleitet von myeloproliferativen Veränderungen oder Hyperkoagulation.

Bülau-Drainage
Pleura- / Thorax-Saugdrainage zur forcierten Entfernung von Luft oder Flüssigkeit aus der Pleurahöhle über einen Zugang im 2.-3. Interkostalraum (ICR) medioklavikular bei intrathorakaler Luft bzw. 5.-6. ICR axillar bei intrathorakalen Flüssigkeiten.

Büngner-Bänder
Siehe Hanken-Büngner-Bänder.

Buerger-Krankheit
"Raucherkrankheit" oder Thrombangiitis obliterans: Idiopathische, segmental-thrombosierende Vaskulitis. Betroffen sind kleine bis mittlere Arterien und Venen der Peripherie.

Burdach-Strang
Fasciculus cuneatus. Die obere Körperhälfte (ab Th4) repräsentierender, lateraler Teil des Rückenmark-Hinterstrangs, der die epikritische und Tiefensensibilität nach zentral leitet (vgl. *Goll-Strang* für die Darstellung der unteren Körperhälfte).

Burkitt-Lymphom
Malignes Lymphom von hoher Malignität. Vorkommen besonders in Afrika, Lateinamerika und Neuguinea. Tritt meist im Gesicht auf und wird wahrscheinlich durch das onkogene Ebstein-Barr-Virus verursacht (siehe auch S. 42 und 118).

Burnett-Syndrom
Milch-Alkali-Syndrom: Hyperkalzämie und Hyperphosphatämie sowie Blutalkalose aufgrund längerfristiger Antazida- und / oder übermäßiger Milch-Einnahme. Radiologisch nachweisbare Kalkablagerungen periartikulär und renal mit Gefahr einer progredienten Niereninsuffizienz.

Buschke-Löwenstein-Tumoren
Condylomata acuminata gigantea: Papilloma-Virus-induzierte Epithelwucherung mit – im Gegensatz zu einfachen Feig- und Feuchtwarzen (= C. acuminata) – invasiv-destruierender Wachstumstendenz und Möglichkeit zum Übergang in ein metastasierendes Plattenepithelkarzinom.

Byler-Syndrom
Autosomal-rezessiv erbliche Erkrankung mit intrahepatischer Cholestase und einer Tendenz zur Entwicklung einer biliären Zirrhose. Häufig mit mentaler Retardierung und Retinitis pigmentosa vergesellschaftet.

Cabrera-Kreis
Didaktisches Hilfsmittel zur Bestimmung des Lagetyps des Herzens im EKG.

Caisson-Krankheit
Dekompressions-, Taucherkrankheit. Bei zu raschem Umgebungsdruck-Abfall nach einem Aufenthalt in Überdruck (z. B. Auftauchen nach Tiefsee-Tauchgang) auftretendes Krankheitsbild, bei dem der in Blut und Gewebe physikalisch gelöste Stickstoff ausperlt und die entstehenden Stickstoff-Bläschen zu Luftembolien und Gewebsischämien führen.

Caldwell-Luc-Operation
Zur Sanierung chronischer Kieferhöhlenentzündungen durchgeführte operative Eröffnung des Sinus maxillaris vom Mundvorhof aus zur radikalen Schleimhautausräumung und Fensterung zum unteren Nasengang.

Call-Exner-Körperchen
In reifen Ovarial-Follikeln darstellbare Hohlräume innerhalb der Membrana granulosa, die von radiär angeordneten Granulosazellen umgeben sind.

Calvé-Perthes-Krankheit
Aseptische Nekrose des Femurkopfes, die meist zwischen dem 5. und 7. Lebensjahr auftritt.

Canavan-Krankheit
Spongiforme Leukodystrophie: Aspartoacylase-Mangel-bedingte ZNS-Degeneration mit Vakuolenbildung und Atrophie subkortikaler / kortikaler Hirnanteile. Laborchemisch massive Erhöhung der N-Acetylaspartat-Konzentrationen in Plasma und Urin.

Cannon-Böhm-Punkt
Lokalisation des Wechsels der Darminnervation von N. vagus (oralwärts) zu sakralem Parasympathikus (aboralwärts) im Bereich des mittleren bis linken Querkolon-Segmentes.

Capdepont-Syndrom
Dentinogenesis imperfecta: Hereditäre Dysplasie der Zähne mit braunen bis blauen Zähnen infolge eines Kalzifikationsdefektes des Dentins.

Caplan-Syndrom
Silikoarthritis: Rheumatoide Pneumokoniose und rheumatoide Arthritis haupsächlich bei Bergwerksarbeitern mit einer progressiven massiven Pulmonalfibrose.

Carbot´sche Ringe
Ringförmige Strukturen in Erythrozyten des peripheren Blutausstrichts als Zeichen einer schweren Anämie.

Caroli-Syndrom
Autosomal-rezessiv erbliche Dysplasien der Gallengangswand-Epithelien führen zu intrahepatischen Ektasien der Gallenwege mit rezidivierend ikterischer und cholangitischer Klinik.

Casper-Regel
Forensik: Der Fäulnisgrad einer Leiche nach 1 Woche an der Luft entspricht demjenigen nach 2 Wochen im Wasser oder nach 8 Wochen im Erdgrab.

Castillo-Syndrom
Sertoli-cell-only-Syndrom: Normogonadotroper Hypogonadismus mit männlichem Geno- und Phänotyp, welcher durch eine Germinalzellaplasie unklarer Genese bedingt ist.

Castleman-Tumor
Angiofollikuläre Lymphknotenhyperplasie: Das einzige benigne Lymphom geht von Plasmazellen aus und imponiert durch hyperplastische Lymphfollikel sowie hyalinisierte Gefäße in follikelähnlichen Strukturen.

Ceelen-Krankheit
Idiopathische Lungenhämosiderose: Erkrankung unklarer Ätiologie, die v.a. bei Kindern und Jugendlichen auftritt. Charakteristisch sind rezidivierende Lungenblutungen, Dyspnoe und Eisenmangelanämie, die in eine Lungenfibrose mit respiratorischer Insuffizienz übergeht. Nachweis hämosiderinspeichernder Alveolarmakrophagen.

Chagas-Krankheit
Südamerikanische Trypanosomiasis: Chronische Infektionskrankheit, bei der Trypanosoma cruzi als Parasit neben Zellen des Monozyten- und Makrophagensystems v.a. Glia- und Muskelzellen befällt, so dass es zur charakteristischen Vergrößerung muskulärer Hohlorgane kommt (Megaösophagus, -kolon, -cor). Plötzlicher Tod durch kardiale Komplikationen und bei zerebraler Beteiligung.

Charcot-Gelenk
Schmerzlose Knochendekalzifikation und marginale Überwucherung des Gelenks mit Hypermobilität und Instabilität des Gelenks. Häufig bei Syringomyelie, Tabes dorsalis und anderen Rückenmarksschädigungen.

Charcot-Krankheit
Alte Bezeichnung sowohl für Amyotrophische Lateralsklerose (progressive Degeneration des 1. und 2. motorischen Neurons) als auch Multiple Sklerose (Enzephalomyelitis disseminata: Primär-entzündliche ZNS-Erkrankung mit herdförmiger Demyelinisierung).

Charcot-Leiden-Kristalle
Farblose nadelförmige Kristalle, Vorkommen im Sputum von Asthmakranken.

Charcot-Marie-Tooth-Hoffmann-Krankheit
Hereditäre motorisch-sensible Neuropathie. Häufigste familiäre periphere Neuropathie mit progressivem Verlust von Motorik und Sensorik. Gekennzeichnet durch verminderte bis fehlende Reflexe und Muskelatrophie, Manifestation im Kindesalter.

Charcot-Neumann-Kristalle
Sperminkristalle, Vorkommen im Ejakulat.

Charcot-Trias
Neurologisch:	Nystagmus, skandierte Sprache und Intentionstremor bei Multipler Sklerose (nur in etwa 15 % der Fälle).
Internistisch:	Rechtsseitiger Oberbauchschmerz, Ikterus und Schüttelfrost mit Fieber sowie Cholangitis. (siehe auch S. 25)

Charcot-Weiß-Baker-Syndrom
Sick-Sinus- / Sinusknoten-Syndrom. Subsummierung verschiedener Sinus-Knoten-Insuffizienzen: Persistierende und interventionsresistente Sinus-Bradykardie und -arrhythmie bis hin zum –stillstand mit Einspringen tiefer gelegener Ersatzrhythmen, SA-Blockierungen, regelloser Wechsel zwischen Sinusbrady- und –tachyarrhythmie, u. U. *Adams-Stokes-Syndrom* (siehe S. 142).

Charriére-Maß
Maßeinheit für die Dicke von Kathetern, Tuben und Führungsdrähten, wobei 1 Charriére (Charr) $^1/_3$ mm Durchmesser entspricht.

Chassaignac-Lähmung
Pronatio dolorosa, Nurse-elbow-Syndrom : Subluxation des Radiusköpfchens durch das Ligamentum anulare durch plötzliches Hochreißen des kindlichen Armes (z.B. in Gefahrensituationen). Charakteristische Pseudoparese-Haltung des Unterarms in Pronation.

Chediak-Higashi-Syndrom
Stoffwechselerkrankung mit letalem Ausgang mit Photophobie, partiellem Albinismus und verminderter Pigmentierung des Fundus oculi. Im Blutausstrich sind neutrophile Granulozyten mit basophilen Einschlüssen nachweisbar. Die Erkrankung ist selten und wird autosomal-rezessiv vererbt.

Cheyne-Stokes-Atmung
Periodisches Atmen: Wechselnd ansteigendes und abflachendes Atmen mit dazwischenliegenden Atempausen, Vorkommen bei Schädigungen des Atemzentrums oder schwerer Linksherzinsuffizienz

Chiari-Frommel-Syndrom
Syndrom mit kontinuierlicher Prolaktinproduktion und verminderter Gonadotropinproduktion nach einer Schwangerschaft. Typische Symptome sind Amenorrhoe und kontinuierliche Laktation. Als Ursache kommt ein hypophysäres Adenom in Frage.

Chilaiditi-Syndrom
Lageanomalie der rechten Kolonflexur mit Interposition zwischen Zwerchfell und Leber.

Child-Pugh-Klassifikation
Bewertungsscore zur Beurteilung der Leber-Restfunktion bei Leberzirrhose und portaler Hypertension sowie zur präoperativen Risikoabschätzung anhand 5 klinischer (Aszites, Enzephalopathie) und laborchemischer Kriterien (Albumin-, Bilirubin-Serumkonzentration, Quick), für die jeweils 1 bis 3 Punkte vergeben werden. Summenwerte unter 7 Punkten werden als Child „A" klassifiziert (mittlere 1-Jahresüberlebensrate = JÜR < 20%), 7-9 Punkte als Child „B" (1-JÜR 20-40%) und >9 Punkte als Child „C" (1-JÜR > 40%). (siehe auch S. 22)

Chopart-Gelenklinie
Articulatio tarsi transversa: Gelenklinie zwischen Talus und Calcaneus einerseits sowie Os naviculare und cuboideum andererseits, die neben der distaleren *Lisfranc-Gelenklinie* (siehe S. 205) als Amputationslinie genutzt wird. Kein einheitliches Gelenk i.e.S..

Christmas-Krankheit
Hämophilie B aufgrund des Fehlens von Gerinnungsfaktor IX.

Churg-Strauss-Syndrom
Granulomatös-nekrotisierende Vaskulitis, die den gesamten Körper betrifft und allergisch bedingt ist. Manifestationsorgane sind Lunge und Haut (siehe auch S. 43 und 47).

Chvostek-Zeichen
Spasmus der Gesichtmuskeln bei Tetanie (hauptsächlich gebräuchlich bei der Beschreibung einer Hyperkalzämie) nach Beklopfen der Region oberhalb des Nervus facialis.

Cimino-Fistel
Siehe *Brescia-Cimino-Fistel* (Hämodialyse-Shunt).

Clara-Zellen
Zellen des Bronchialtraktes (Bronchioli terminales und respiratorii), die keine Flimmerhaare besitzen und Sekret bilden.

Clark-Klassifikation
Einteilung zur Prognoseabschätzung in Abhängigkeit von der Eindringtiefe Maligner Melanome:

Clark I: intraepidermale Ausbreitung (5-Jahresüberlebensrate = JÜR: 100%)
Clark II: Ausbreitung bis ins oberste Korium (5-JÜR: 90%)
Clark III: Ausbreitung bis zum Stratum reticulare (5-JÜR: 70%)
Clark IV: Ausbreitung bis in tiefe Korium (5-JÜR: 50%)
Clark V: Ausbreitung bis in Fettgewebe (5-JÜR: 30%)

Claude-Syndrom

Hirnstammsyndrom mit Läsion des Nucleus ruber mit daraus resultierender Lähmung des dritten Hirnnerven (N. oculomotorius) sowie kontralateraler Ataxie und Tremor.

Clifford-Syndrom

Übertragungssyndrom: Verzögerte Geburt (oft über den 300. Schwangerschaftstag hinaus) mit aufgrund ihres Alters überlangen Neugeborenen in atrophischem Zustand, weil die Plazentafunktion nicht mehr angepasst ist. Häufig kommt es durch Fruchtwasseraspiration zur Bildung hyaliner Membranen und respiratorischen Anpassungsproblemen.

Cluster-Kopfschmerz

Siehe Bing-Horton-Syndrom.

Cockett-Venen

Venae perforantes des Unterschenkels zwischen Innenknöchel und Schienbeinkopf (siehe auch *Boyd-Venen* und *Dodd-Venen*), die das oberfläche venöse System des Beines mit dem tiefen Venenabfluss verbinden.

Cogan-Syndrom

Seltene Erkrankung mit interstitieller Keratitis, Innenohrschwerhörigkeit, Schwindel und Ohrgeräuschen.

Colles-Fraktur

Fraktur des distalen Radius mit einer Dislokation des distalen Fragments nach dorsal, die häufig bei Kindern und alten Patienten auftritt.

Conn-Syndrom

Primärer Hyperaldosteronismus (gesteigerte Aldosteronsekretion durch die Rinde der Nebennieren) mit den typischen Symptomen Hypertension, Muskelschwäche, Hypokalämie, Polyurie und Alkalose.

Contergan®-Syndrom

Thalidomid-Embryopathie: V.a. schwere Dysmelien im Bereich der oberen Extremitäten im Rahmen eines embryonalen Fehlbildungssyndroms durch die Einnahme des 1958-1963 zugelassenen Schlafmittels Thalidomid (Contergan®).

Cooley-Anämie

Beta-Thalassämia major: Erbliche hämolytische Anämie, meistens aufgrund einer homozygoten Deletion des Beta-Gens (ausführliche Erklärung siehe S. 39)

Coombs-Test

Antiglobulintest: Man unterscheidet zwei Arten: Beim direkten Coombs-Test werden Patientenerythrozyten mit Testserum inkubiert, welches Antiglobuline enthält (z.B. zum Nachweis einer hämolytischen Anämie). Beim indirekten Coombs-Test wird zuerst Patientenserum zu Testerythrozyten hinzugefügt, um diese ggf. mit Antikörpern zu beladen. Danach folgt die Zugabe von Antiglobulin (z.B. zum Nachweis einer Rhesus-Inkompatibilität).

Cori-Glykogenose

Siehe Glykogenosen.

Cori-Zyklus
Kreislauf: Glykogenabbau im Muskel mit der Entstehung von Lactat, welches über das Blut zur Leber transportiert wird und hier in Leberglykogen umgewandelt wird. Dieses wird letztendlich wieder zu Glukose abgebaut, die dann dem Muskel wieder zur Verfügung steht.

Corti-Tunnel
Kanal des *Corti-Organs* (siehe dort).

Corti-Membran
Tektorialmembran: Gelatinöser Film, bedeckt den Ductus cochlearis. Die Membran ist fest mit den Zilien der Haarzellen verbunden, mit deren Auslenkung der Schall detektiert wird.

Corti-Organ
Sinusepithel der Gehörschnecke, bestehend aus Haarzellen zur Detektion von Geräuschen, Tönen und Sprache.

Costen-Syndrom
Schmerzen bei Kiefergelenksveränderungen aufgrund von Kauanomalien. Differenzialdiagnose bei Kopfschmerzen.

Councilman-Bodies
Azidophile, rundlich-ovale Körperchen aus degenerierten und aus dem Verband gelösten Leberepithelien, die im Rahmen viraler Hepatitiden durch Einzelzellnekrosen entstehen.

Courvoisier-Zeichen
Schmerzlose palpable Vergrößerung der Gallenblase als Zeichen eines Pankreas- oder anderen Tumors, der den Gallengang verlegt bzw. verengt.
(siehe auch S. 25)

Couvelaire-Uterus
Vorzeitige Plazentaablösung mit schweren Blutungen im Uterus, kann mit disseminierter intravasaler Gerinnung vergesellschaftet sein.

Cowden-Syndrom
Autosomal-dominant erbliches Syndrom mit multiplen Hamartomen (von einer Gewebsfehlentwicklung ausgehender Tumor), welches selten vorkommt.

Cowper'sche Drüsen
Paarige zusammengesetzte tubuläre Drüsen am männlichen Bulbus urethralis, die ein muköses Sekret in die Urethra sezernieren. Analogon zu den *Bartholin-Drüsen* (siehe dort) bei der Frau.

Cramer-Schiene / -Splint
Biegsame, gepolsterte Drahtschiene zur Ruhigstellung von Extremitätenfrakturen.

Crédé-Handgriff
Abdominal-suprapubischer Kompressions-Handgriff, welcher bei postpartalen Plazentalösungsstörungen angewandt wird.

Crédé-Prophylaxe
Gonoblenorrhoe-Prophylaxe durch Eintropfen von Gentamicin in die Augen Neugeborener (historisch 1%ige $AgNO_3$-Lösung).

Creutzfeld-Jakob-Erkrankung
Subakute spongiforme Encephalopathie, verursacht durch Prionen. Tritt z.T. sporadisch oder auch familiär gehäuft auf. Schleichender Beginn von früher mentaler Retardierung und motorischen Abnormitäten. Ein Zusammenhang mit BSE ("Rinderwahnsinn") wird diskutiert.

Crigler-Najjar-Syndrom I
Autosomal-rezessiv erbliche Erkrankung mit dem Fehlen der UDP-Glucuronyltransferase. Als Folge kommt es zu einer Hyperbilirubinämie unkonjugierten Bilirubins mit Kernikterus und Todesfolge.

Crigler-Najjar-Syndrom II
Im Gegensatz zu Typ I lebensfähige Erkrankung mit erblichem Mangel an UDP-Glucuronyltransferase. Unterscheidung von Typ I durch Verminderung der Hyperbilirubinämie durch Gabe von Phenobarbital.

Morbus Crohn
Enteritis regionalis mit transmuraler Entzündung des Darmes (außer Rektum): Vorkommen von perianalen Fissuren und Fisteln, koloskopisch "skip lesions" (= gesunde Darmanteile wechseln mit betroffenen ab), Strikturen und Ulzerationen erkennbar (siehe auch S. 14, 20 und 83).

Cronkhite-Canada-Syndrom
Autosomal-dominant erbliche Form intestinaler Polyposen mit auffallend bräunlicher Hautpigmentierung, Alopezie und Nagelveränderungen, die ihren Häufigkeitsgipfel nach dem 5. Dezennium haben (siehe auch S. 19).

Crosse
An einen Bischofsstab (frz. „crosse“) erinnernde Krümmung der V. saphena magna unmittelbar vor ihrer Einmündung in die V. femoralis oder poplitea.

Crossektomie
Operative Präparation und Ligatur der *Crosse* (siehe oben) und aller auffindbaren Seitenäste zur Vermeidung erneuter Varizenbildung nach Varizenstripping.

Crouzon-Syndrom
Dysostosis craniofacialis: Hypertelorismus (weites Auseinanderliegen der Augen), Optikusatrophie und Exophthalmus.

Crutchfield-Klammer
Extensionsklammer zur konservativen Extensionstherapie von Halswirbel-(säulen-)Frakturen, die mittels zweier Haltestifte in der Tabula externa der Schädelkalotte fixiert wird.

Cruveilhier-von Baumgarten-Syndrom
Persistierende offene bzw. rekanalisierte Nabelvene mit direkter Mündung in die Pfortader als portokavaler Shunt bei Patienten mit portaler Hypertension z.B. aufgrund einer alkohotoxischen Leberzirrhose. Oftmals ist diese sonographisch nachweisbar.

Cullen-Phänomen
Periumbilikale Zyanose bis Braunverfärbung, die als Spätsymptom bei abdominellen Blutungen und akuten Pankreatitiden auftritt.

Curschmann-Spiralen
Schleimspiralen im Sputum von Patienten mit Asthma bronchiale.

Curschmann-Steinert-Myotonie
Myotonische Dystrophie Curschmann-Steinert: Häufigste autosomal-dominant erbliche Muskeldegeneration des Erwachsenenalters. Von distal her fortschreitende Muskelschwäche und -atrophie mit Bevorzugung der Gesichts- und Unterarmmuskulatur. Schließlich Beteiligung muskulärer und endokriner Organe sowie zunehmende psychische Alteration.

Cushing-Krankheit (Morbus Cushing)
Sprich: kusching. Hyperkortisolismus aufgrund eines Tumors der Nebenniere, einer Hypersekretion von ACTH durch den Hypophysenvorderlappen oder exogener Ursachen (Überdosierung von Glukokortikoiden). Typische Symptome sind Stammfettsucht, Büffelnacken, Striae rubrae, Ödeme, Osteoporose, Amenorrhoe, Impotenz, vermehrter Haarwuchs und Euphorie (siehe auch S. 10).

Cushing-Schwelle
Systemische Glukokortikoid-Grenzdosis, bei deren Überschreiten kurz- bis mittelfristig mit dem Auftreten eines *Cushing-Syndroms* (siehe dort) zu rechnen ist (ca. 7,5mg Prednisolon-Äquivalent / Tag).

Czermak-Versuch
Karotissinus- / Vagus-Druckversuch. In Reanimationsbereitschaft durchzuführende Karotissinus-Massage führt über die Aktivierung der dortigen Pressorezeptoren zu reflektorischer Hypotonie und Bradykardie bis hin zum Herzstillstand.

d D

DaCosta-Syndrom
Effort-Syndrom: Symptomenkomplex aus belastungsunabhängiger Hyperventilation, Tachykardie und Herzschmerzen, der mangels organischer Korrelate dem psychosomatischen Formenkreis zugeordnet wird.

D´Acosta-Syndrom
Berg- / Höhenkrankheit. Subsummierung verschiedener psychischer und physischer Symptome, die bei nicht-akklimatisiertem Aufenthalt in Höhen über 3.000 Meter beobachtet werden.

Dandy-Walker-Syndrom
Angeborene Blockade der Foramina Magendie und Luschkae mit der Folge eines Hydrozephalus durch Liquoraufstau.

Dalrymple-Zeichen
Hyperthyreose-Zeichen: Sichtbarwerden des Sklerenweiß zwischen Oberlid und Oberkante der Iris, tritt insbesondere bei endokriner Orbitopathie auf.

Dane-Partikel
Veraltete Bezeichnung für Hepatitis-Viren.

Darier-Krankheit
Dyskeratosis follicularis vegetans: Autosomal-dominant erbliche Erkrankung mit verrukösen Papeln auf Kopfhaut, Gesicht, Hals, Achselhöhlen und Körperstamm, die in heterogene Plaques konfluieren können.

Dawn-Phänomen
V.a. bei Diabetes mellitus Typ I zu beobachtender Insulin-Mehrbedarf in den frühen Morgenstunden (engl. „dawn“). Als ursächlich ist die vermehrte nächtlich-zirkadiane STH-Sekretion mit konsekutivem Anstieg der Blutzuckerkonzentration anzunehmen.

Dawson-Einschlußkörperchenmeningitis
Siehe Bogaert-Enzephalitis.

DeBakey-Klassifikation
Einteilung der Aortendissektionen in Abhängigkeit von ihrem Beginn und ihrer Ausdehnung im weiteren Verlauf:

DeBakey I:	Beginn in der Aorta ascendens, u. U. bis zur Femoralisgabel
DeBakey II:	Beschränkung auf Aorta ascendens
DeBakey III:	Beginn in der Aorta descendens, u. U. bis zur Femoralisgabel

Debré-Toni-Fanconi-Syndrom
Renotubuläres Syndrom: Primäre oder sekundäre proximale Tubulopathie mit daraus resultierendem Glukose-Phosphat-Aminosäure-Diabetes (also jeweils vermehrter Ausscheidung im Urin) und häufig chronischer Azidose sowie Hypokaliämie. Komplikation: Rachitis renalis mit Spontanfrakturen durch Skelett-Entmineralisierung.

Delpech-Lichtblau-Quotient

$$\text{Eiweißquotient} = \frac{(\text{Liquor-IgG} \cdot \text{Serum-Albumin})}{(\text{Serum-IgG} \cdot \text{Liquor-Albumin})}$$

Dient der Beurteilung der Blut-Liquor-Schranke und Diagnostik entzündlicher Erkrankungen des ZNS mit autochthoner IgG-Bildung (z. B. Multiple Sklerose, Eiweißquotient dann > 0,7). Auswertung mittels *Reiberschema* (siehe dort).

Dengue-Fieber
Synonym: Siebentagefieber. Infektionskrankheit der (Sub-) Tropen, die durch das namensgebende Flavivirus (4 Typen) ausgelöst und v.a. durch die Mückenart Aedes aegypti übertragen wird. Es führt gelegentlich zu hämorrhagischem Fieber mit Todesfolge (siehe auch S. 122).

Denver-Klassifikation
Systematik des menschlichen Karyogramms zur Analyse eventueller Chromosomenaberrationen durch Unterscheidung nach Größe und Zentromerposition und anschließende Zuordnung der 46 Chromosomen zu verschiedenen Gruppen (A-G).

DeQuervain-Luxationsfraktur

Siehe Quervain-Luxationsfraktur.

DeQuervain-Thyreoiditis

Subakute / Granulomatöse Thyreoiditis DeQuervain. Wahrscheinlich viral bedingte Schilddrüsenentzündung mit Gewebsuntergang und dadurch massiver Freisetzung von -Hormonen (Hyperthyreose). Nach „Ausbrennen“ der Entzündung hypothyreote Phase, bevor es nach einigen nach Wochen zur spontanen Remission kommt.

De-Ritis-Quotient

Quotient aus GOT und GPT zur Differenzierung von Leberzellschäden (ausführliche Erklärung siehe S. 23)

Desault-Verband

Verband zur Ruhigstellung von Schultergelenk und / oder Oberarm.

Descemet-Membran

Lamina limitans posterior: Membran zwischen Substantia propria und Kornea am Auge (= Basalmembran).

Devic-Krankheit

Neuromyelitis optica: Akut verlaufende, aufsteigende Myelitis mit beidseitiger, atrophisierender Neuritis nervi optici. Sonderform der Multiplen Sklerose.

Dieulafoy-Magenulkus

Exulceratio simplex: Schleimhaut-Ulkus des oberen Magendrittels, das sich im Bereich einer abnorm großkalibrigen, oberflächlich verlaufenden Arterie befindet, deren Arrosion zu lebensbedrohlichen arteriellen Blutungen führen kann.

DiGeorge-Syndrom

Fehlbildungs-Syndrom der 3. und 4. Schlundtasche mit Entwicklungsstörung von Aortenbogen, Nebenschilddrüsen und Thymus. Dadurch primärer Hypoparathyreoidismus und Ausfall der zellulären Immunität.

Dodd-Venen

Venae perforantes des Oberschenkels in der Nähe des Adduktorenkanals (siehe auch *Boyd-Venen* und *Cockett-Venen*), die das oberfläche venöse System des Beines mit dem tiefen Venenabfluss verbinden.

Döderlein-Flora

Zu den sog. Döderlein-Bakterien, die das saure Scheidenmilieu (pH 4) erhalten, zählen unterschiedliche Lactobacillen, v.a. L. acidophilus. Die durch Zervikal- und Vaginalsekret geförderte Döderlein-Flora findet sich bei geschlechtsreifen Frauen und bildet einen natürlichen Schutz gegen Infektionserkrankungen.

Donath-Landsteiner-Test

Test zum Nachweis von paroxysmaler Hämoglobinurie (IgG Kälte-anti-P-Antigen) durch Zugabe von gewaschenen Testerythrozyten zum Serum und Inkubation bei 4°C. Danach folgt die Zugabe von Komplement, eine Erwärmung auf 37°C und eine weitere Inkubation. Der Test gilt als positiv bei Hämolyse.

Donati-Rückstichnaht

Chirurgische Nahttechnik mit einem Einstich bis in die Dermis und Überbrücken des Defektes. Gegenseitig Ausstich und wiederum Einstich in die Dermis, Rückstich und diesseitiger Ausstich aus der Epidermis. Ein- und Ausstich sowie die Schlaufe auf der Gegenseite liegen in einer Linie nebeneinander.

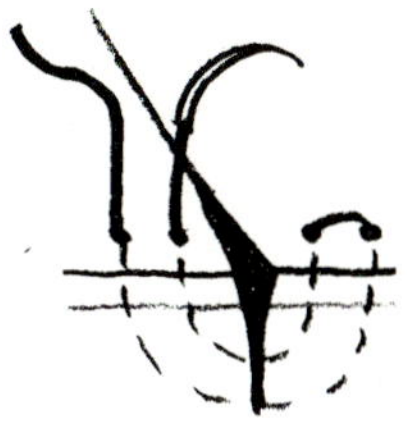

Donovan-Körperchen

Veraltete Bezeichnung für Calymmatobacterium granulomatis, dem Erreger des Granuloma inguinale (siehe unten).

Donovan-Krankheit

Granuloma inguinale / venerum. Durch Calymmatobacterium granulomatis hervorgerufene, tropische Geschlechtskrankheit, die nach Durchlaufen des schmerzlosen granulomatösen Primärstadiums destruierendes Wachstum mit Verlegung von Lymphbahnen und konsekutiven Verstümmelungen aufweisen kann.

Doppler-Effekt

Frequenz-Summationseffekt sich bewegender Schallsender und Schallempfänger. Bewegen sie sich aufeinander zu, steigt die Frequenz; entfernen sie sich voneinander, so sinkt sie. Grundlage der Doppler-Sonographie.

Doppler-Verschiebung

Differenz zwischen Sende- und Empfangsfrequenz, die zur Ultraschalldiagnostik akustisch und optisch verschlüsselt wird. Bewegung der reflektierenden Struktur auf den Schallkopf zu resultiert in einer Frequenzzunahme, Entfernung in einer Abnahme der Frequenz.

Douglas-Raum

Excavatio rectouterina bzw. rectovesicalis: Raum zwischen Rektum und Uterus bzw. Blase (beim Mann). Tiefster Punkt der Peritonealhöhle, wichtig beim Nachweis freier Flüssigkeit im Bauchraum.

Down-Syndrom

Trisomie 21, Mongolismus (nicht mehr gebräuchlich): Fehlbildungssyndrom nahezu aller Organe, welches mit dem Alter der Mutter korreliert und mit phänotypischen Stigmata wie lateral ansteigenden Lidachsen, Epikanthus, Hypertelorismus (weites Auseinanderstehen der Augen), offenstehendem Mund mit Makroglossie und „Vierfingerfurche“ sowie „Sandalenlücke“ einhergeht.

Dreifuß-Zeichen

Amoss-Zeichen: U.U. auf eine Meningitis hinweisende Unfähigkeit zu sitzen, ohne dabei beide Arme hinter dem Rücken aufzustützen (Dreipunkt-/ Dreifuß-Sitz).

Dressler-Syndrom
Postmyokardinfarkt- / Postkardiotomie-Syndrom. Wahrscheinlich autoimmunologisch bedingtes Krankheitsbild mit retrosternalen Schmerzen, Fieber und z.T. hämorrhagischem Pleura- und Perikarderguß mindestens 2 Wochen nach Infarkt oder Kardiotomie.

Dubin-Johnson-Syndrom
Autosomal-rezessiv erblicher Defekt im Transport des konjugierten Bilirubins zu den Gallengängen. Charakteristisch sind unspezifische Oberbauchbeschwerden, Symptome einer Hyperbilirubinämie und eine Ablagerung von schwarz-braunem Pigment in der Leber. Kontraindikation für die Einnahme von Östrogenen (orale Kontrazeptiva)!

Dubois-Formel
Formel zur Berechnung der Körperoberfläche (KOF): Die KOF entspricht näherungsweise der mit 167,2 multiplizierten Wurzel aus dem Produkt von Körpergröße (in cm) und -gewicht (in kg).

$$167{,}2 \cdot \sqrt{\text{Größe x Gewicht}}$$

Dubreuilh-Krankheit
Lentigo maligna, Melanosis circumscripta praeblastomatosa: Im Senium an lichtexponierten Hautarealen (v.a. Gesicht) auftretende, braunschwarze Flecken unscharfer und unregelmäßiger Begrenzung, die ein langsames Horizontal-Wachstum aufweisen und nach Jahren in ein Lentigo-maligna-Melanom übergehen.

Duchenne-Aran-Krankheit
Degeneration des Vorderhorns im Rückenmark durch Toxine, Infektionen oder Vitaminmangel. Typisch sind eine progressive Schwäche und Muskelatrophie hautsächlich der oberen Extremität.

Duchenne-Erb-Lähmung
Obere Armplexuslähmung (C4 – C6): Klinische Zeichen sind unter anderem Ausfall bzw. Beeinträchtigung von Hebung, Beugung und Außenrotation des Armes und Zwerchfellähmung.

Duchenne-Muskeldystrophie
X-chromosomal-rezessiv (2 de novo Mutationen) erbliche Muskeldegeneration aufgrund eines Fehlens des Dystrophin-Gens, die bei Männern ab dem 5. Lebensjahr auftritt. Charakterisiert durch eine progressive Schwäche oberhalb des Beckengürtels mit Pseudohypertrophie der Herzmuskelzellen. Die Patienten zeigen häufig das *Gower-Zeichen* (siehe dort).

Duhring-Krankheit
Dermatitis herpetiformis: Autoimmunerkrankung der Haut mit subepidermaler (herpetiformer) Blasenbildung durch IgA-Ablagerung an der Basalmembran und dortige Komplementaktivierung, die mit glutensensitiver Enteropathie (Zöliakie) assoziiert ist.

Duke-Blutungszeit
Suchtest bei Verdacht auf Thrombozytenfunktions- oder Gerinnungsstörung: Nach Stichinzision in die Fingerbeere wird die Zeit bis zum Auftreten von Fibrinfäden gemessen (primäre Hämostase).

Dukes-Klassifikation
Offiziell durch die UICC-Klassifikation von 1997 abgelöste, aber weiterhin klinisch gebräuchliche Einteilung kolorektaler Karzinome in Abhängigkeit von ihrer Eindringtiefe (von 1932):

Anatomische Ausbreitung		TNM	UICC 1997	Dukes 1932	Prognose: 5-JÜR Kolon-CA	Prognose: 5-JÜR Rekt.-CA
Tunica muscosa	Lamina epithel.	Tis - Cis	0		98%	
	Lamina propria	T1 N0 M0	I	A	80%	75%
	L. musc. muc.					
Tunica submucosa						
Tunica musc.		T2 N0 M0				
Tunica serosa – perikolorektales Fett		T3 N0 M0	II	B	70%	60%
Peritonealübertritt, Organinfiltrationen		T4 N0 M0				
LK-Metastasen		T x **N1-3** M0	III	C	45%	40%
Fernmetastasen		T x N x **M1**	IV	D	5%	5%

Dunbar-Syndrom
Kompression des Truncus coeliacus durch das Ligamentum arcuatum des Zwerchfells mit konsekutiver Minderperfusion abhängiger Abschnitte des Gastrointestinaltrakts.

Dupuytren´sche Kontraktur
Progressiv fortschreitende Fingerbeugekontraktur aufgrund einer Schrumpfung und Verhärtung der Palmaraponeurose, vor allem des 4. und 5. Fingers. Die Erkrankung tritt hauptsächlich bei Männern auf und zeigt eine familiäre Häufung.

Eales-Krankheit
Periphlebitis retinae: Erkrankung mit Obliteration v.a. peripherer Retinalvenen, die meist junge Männer betrifft, und in der Folge zu hypoxischen Gefäßneubildungen führt. Komplikation: Rezidivierende Glaskörperblutungen.

Eaton agent
Mycoplasma pneumoniae: Erreger, der vor allem bei immungeschwächten Patienten (z.B. durch HIV) Infektionen hervorruft.

Ebstein-Anomalie
Angeborener seltener Herzfehler mit Verlagerung der Trikuspidalklappensegel in Richtung der rechten Herzkammer. Typische Symptome sind Dyspnoe, evtl. Zyanose und uncharakteristische Herzgeräusche.

Edinger-Westphal-Kern
Der parasympathische Nucleus oculomotorius accessorius (autonomicus) versorgt mit seinen efferenten Fasern die inneren Augenmuskeln (Miosis über M. sphincter pupillae und Beeinflussung von Linsenkrümmung und Lichtbrechung über M. ciliaris).

Edwards-Syndrom
Trisomie 18: Multiples Fehlbildungssyndrom mit charakteristischen Gesichtsdysmorphien und sich überkreuzenden Daumen- und Kleinfinger-Beugekontrakturen, welches meist innerhalb des ersten Lebensjahres letal verläuft.

Ehlers-Danlos-Syndrom
Heterogene Gruppe von erblichen Erkrankungen mit gestörter Kollagensynthese: Je nach Typ unterschiedliche Symptomausprägungen wie beispielsweise Hyperelastizität der Haut, Aneurysmadisposition, Luxationsneigung der Gelenke und Augenanomalien (siehe auch S. 44).

Ehrlich-Fingerversuch
Indirekter Nachweis biphasischer IgG-Kältehämolysine („Donath-Landsteiner-Antikörper"): Jeweils 10-minütiges Eintauchen des venös gestauten Patientenfingers in zunächst Eis- und dann 40°C warmes Wasser. Anschließend Kapillarblutentnahme zum Feststellen einer eventuellen Hämolyse.

Einthoven-Ableitungen
Bipolare Extremitätenableitungen, die die Potentialdifferenzen zwischen zwei vom Herzen entfernten Messpunkten (rechter und linker Arm sowie linkes Bein) abbilden (Ableitungen I, II und III).

Einthoven-Dreieck
Verbindung der klassischen EKG-Ableitungspunkte an Armen und linkem Fuß zu einem gleichseitigen Dreieck, dessen Schenkel die Ableitungen I-III in der Frontalebene repräsentieren. Durch Summenvektorbildung der auf I-III projizierten Ausbreitungsrichtung der Erregung lässt sich der Lagetyp des Herzens bestimmen.

Eisenmenger-Reaktion
Bei Herzfehlern mit Links-Rechts-Shunt beobachtetes Phänomen, bei dem es durch zunehmende pulmonale Hypertension zunächst zu einem sog. Pendel-Shunt und dann einer Flussumkehr mit irreversiblem Rechts-Links-Shunt kommt.

Eisenmenger-Syndrom
Herzfehlerkomplex aus Ventrikelseptumdefekt mit reitender Aorta, pulmonaler Hypertonie, Rechts-Links-Shunt und Hypertrophie des rechten Ventrikels (bis hin zur Rechtherzinsuffizienz). Häufige Symptome sind Zyanose und Trommelschlegelfinger.

Elektra-Komplex
Dem Ödipus-Komplex (beim Sohn) entsprechende Neurose der Tochter, die eine abnorm starke Bindung mit unterdrückter Liebe zu ihrem Vater entwickelt.

Ellis-Damoiseau-Linie
Nach oben konvexe Parabel in Projektion auf den lateral-thorakalen Rücken, die den typischen Verlauf der kranialen Begrenzung von Pleuraergüssen widerspiegelt. Der Scheitel dieser Parabel liegt i.d.R. in der mittleren Axillarlinie.

El-Tor-Cholera
Cholera, die durch den vorherrschenden Vibrio-cholerae-Biovar „El Tor" verursacht werden kann. Neben asymptomatischen Verläufen kommt es zu Ausprägungen mit schwersten „reiswasserartigen" Diarrhoen und Emesis mit exsikkosebedingter Todesfolge. Das Choleratoxin regt dabei die Dünndarm-Schleimhaut zu einer Hypersekretion von Chlorid an (vgl. S.106).

Emery-Dreyfuss-Muskeldystrophie
Dystrophia musculorum progressiva: X-chromosomal-rezessiv vererbter humero-peronealer Dystrophie-Typ, der sich im 1. Dezennium durch Schwäche der Oberarm- und Beinmuskulatur manifestiert. Z.T. kardiale Beteiligung.

Emmert-Nagelplastik
Nagelkeilexzision. Zur Therapie eingewachsener Nägel angewandte Operation mit keilförmiger Teilresektion des lateralen Drittels von Nagelwall, -bett und -matrix.

Epstein-Barr-Virus
DNA-Virus aus der Familie der Herpesviren, Erreger der Mononucleosis infectiosa („kissing disease", *Morbus Pfeiffer*, siehe dort): Nachgewiesen im Zusammenhang mit *Burkitt-Lymphomen* (siehe dort). Vermutliche Beteiligung an der Entstehung der Haarleukoplakie bei HIV-Patienten (siehe auch S. 34, 42, 64, 116 und 118).

Erb-Duchenne-Lähmung
Obere Armplexuslähmung (C4-C6). Abduktions- und Außenrotationsparese der Schulter bei Flexionsstellung im Ellenbogengelenk und Sensibilitätsstörungen über dem M. deltoideus. Bei C4-Beteiligung auch Zwerchfelllähmung. Häufigste Lähmung des Menschen (70%).

Erb-Punkt
Punctum quintum: Projektionsstelle des Aortenklappenschlußtons auf die Brustwand im 3. ICR links parasternal.

Erdheim-Tumor
Kraniopharyngeom, Rathke-Taschen-Tumor: Benigner, langsam wachsender Tumor, der aus Resten des embryonalen Hypophysengangs im Bereich der Sella turcica entsteht und durch Kompression zu Blickfeldeinschränkungen und Hypophyseninsuffizienz führt.

Esmarch-Blutleere
Anheben einer zu operierenden Extremität, Ausstreichen des Blutes mittels spezieller Gummibinden und Anlegen einer proximalen Druckluftmanschette zur Erhaltung der gewonnenen Blutleere. Zeitfenster zur Vermeidung gangränöser Schäden: ~ 2 Stunden.

Esmarch-Handgriff
Freihalten der Atemwege durch Vorschieben des Unterkiefers bei rekliniertem Kopf des Bewusstseinsgetrübten / -losen. Vermeidung drohender Glossoptosen (Zurückfallen der Zunge in den Pharynx).

Eulenburg-Syndrom
(Para-) Myotonia congenita intermittens: Führt zu einer intermittierenden Starre v.a. der Hand- und Gesichtsmuskulatur. Autosomal-dominant erbliche Mutation in der α-Untereinheit des Natriumkanals. Durch Kälte evozierbar.

Euler-Liljestrand-Reflex
Alveolovaskulärer Reflex. Minderung der Perfusion minderbelüfteter Lungenareale durch reaktive Vasokonstriktion. Dadurch Steigerung des mittleren arteriellen Druckes im kleinen Kreislauf um bis zu 5 – 10 mm Hg.

Eustachische Röhre
Tuba auditiva: Verbindungskanal zwischen Epipharynx und Paukenhöhle, welcher teilweise mit Schleimhaut ausgekleidet ist und über den das Mittelohr be- und entlüftet werden kann. Bei Verlegung im Rahmen von Atemwegsinfekten kommt es durch fehlenden Druckausgleich zu z.T. schmerzhaften Zuständen im Bereich des Trommelfells.

Ewing-Knochensarkom
Hochmalignes, frühzeitig hämatogen metastasierendes Sarkom, das meist vom Knochenmark der Femur- und Tibia-Diaphysen ausgeht und seinen Häufigkeitsgipfel in der frühen Jugend hat. Charakteristisch: Zwiebelschalenartige Periostabhebung.

f

Fabricius-Bursa
Bursa fabricii: Lymphoretikuläres Organ im Bereich des Enddarms von Vögeln, das als Bildungsstätte für Immunglobulin-produzierende Bursa-Lymphozyten identifiziert werden konnte und daher namensgebend für die entsprechenden B-Lymphozyten der Säugetiere wurde, obwohl diese kein Bursa-Äquivalent i.e.S. besitzen.

Fabry-Krankheit
X-chromosomal-rezessiv erbliche Speichererkrankung der Lysosomen aufgrund eines Mangels an alpha-Galaktosidase A, was zu einer Akkumulation von nicht abbaubarem Ceramid-Trihexosid in verschiedensten Geweben und Organen

führt. Gekennzeichnet durch Teleangiektasien in der Bikini-Zone, brennenden Schmerz an Handflächen, Fußsohlen und im Abdomen, verlangsamtes Wachstum, verzögerter Pubertät, Niereninsuffizienz und eingeschränkte Lebenserwartung (siehe auch S. 56).

Fåhraeus-Lindqvist-Effekt
Phänomen der Abnahme der Blutviskosität in engen Gefäßen und Kapillaren durch sog. „Geldrollenbildung" der Erythrozyten und Ausbildung einer hauchdünnen Plasma-Gleitschicht zwischen Gefäßwand und aneinandergelagerten Blutkörperchen.

Fallot-Trilogie
Angeborener, zyanotischer Herzfehler, der aus Pulmonalstenose, Rechtsherzhypertrophie und Vorhofseptumdefekt mit Rechts-Links-Shunt besteht.

Fallot-Tetralogie
Angeborener, zyanotischer Herzfehler, der aus Pulmonalstenose, Rechtsherzhypertrophie, Ventrikelseptumdefekt und über diesem Defekt „reitender" Aorta besteht. Hypoxämisch-reaktive Polyglobulie mit kritischer Zunahme der Blutviskosität sowie Ausbildung von Trommelschlegelfingern und Uhrglasnägeln.

Fallot-Pentalogie
Der *Fallot-Tetralogie* (siehe dort) entsprechender Fehlbildungskomplex mit zusätzlichem Vorhofseptumdefekt oder offenem Foramen ovale.

Fanconi-Anämie
Autosomal-rezessiv erbliche Kombinationserkrankung, die sich aus aplastischem Syndrom und multiplen Konstitutionsanomalien (Skelett, Organe, Haut) zusammensetzt. Insbesondere fällt die Hypo- oder Aplasie des radialen Strahls und mit progredientem Alter eine starke Zunahme maligner Erkrankungen auf.

Favre-Racouchot-Elastose
Elastoidosis cutanea nodularis: Lichtinduzierte Elastose mit Komedonen („Mitesser", Haarfollikel, die mit Talg und Keratin gefüllt sind) und gelblichen Follikeln, welche im Senium v.a. im Schläfen- und Periorbitalbereich auftritt.

Felty-Syndrom
Variante einer rheumatoiden Arthritis mit einer Trias aus Neutropenie, Splenomegalie und Polyarthritis. Zusätzlich können Thrombozytopenien und Anämien auftreten.

Fick-Formel
Formel zur Abschätzung des Herzminutenvolumens (HMV): Das HMV entspricht dem Quotienten aus Sauerstoffaufnahme pro Minute (in ml) und der arteriovenösen Sauerstoffdifferenz (in ml / l Blut), also der peripheren Sauerstoffausnützung.

$$\text{HMV} = \frac{\text{Sauerstoffaufnahme in ml / min}}{\text{Venöse Sauerstoffdifferenz ml / l Blut}}$$

Fiedler-Myokarditis
Idiopathische Myokarditis: Interstitielle Myokarditis unklarer Ätiologie, demnach Ausschlussdiagnose.

Fisher-Syndrom
Idiopathische Polyneuritis: Sonderform des Guillain-Barré-Syndroms mit Hirnnervenbeteiligung. Klinisch imponieren zerebelläre Ataxie, Areflexie und Ophthalmoplegie.

Fitz-Hugh-Curtis-Syndrom
Perihepatitis acuta gonorrhoica / chlamydiae: Komplikation disseminierter Gonokokken- oder (seltener) Chlamydia-trachomatis-Infektionen mit Entzündung der Leberkapsel und peritonitischem Krankheitsbild. Makroskopisch zeigen sich perihepatisch charakteristische Fibrinverklebungen.

Fogarty-Ballonkatheter-Manöver
Indirekte Fernembolektomie: Freilegung einer gut zugänglichen Arterie und endovaskuläres Vorschieben des Katheters nach Arteriotomie über den Embolus hinaus. Füllung des Ballonkatheters und Zurückziehen mitsamt Embolus.

Fontaine-Klassifikation
Stadieneinteilung bei peripherer arterieller Verschlusskrankheit (pAVK):

Stadium I:	Beschwerdefreiheit aufgrund ausreichender Kollateralversorgung
Stadium II:	Belastungsschmerz („Claudicatio intermittens") bei Gehstrecken über (St. IIa) oder unter 200 m (St. IIb)
Stadium III:	Ruhe- und Nachtschmerzen durch unzureichende Muskeldurchblutung
Stadium IV:	Trophische Störungen mit Nekrosen (St. IVa) und sekundären Infektionen (St. IVb)

Forbes-Glykogenose
Siehe Glykogenosen.

Forestier-Krankheit
Spondylosis hyperostotica. Diffuse Verkalkung und Ossifikation v.a. der vorderen Wirbelsäulen-Längsbänder unklarer Ätiologie mit charakteristischem „Zuckerguß"- Röntgenbild. Betroffen sind zumeist diabetische Männer im 4. bis 7. Dezennium.

Forrest-Klassifikation
Endoskopische Einteilung oberer gastrointestinaler Blutungen

Typ I:	Aktive Blutung (Ia: spritzend, Ib: sickernd)
Typ II:	Sistierende Blutung (IIa: Gefäßstumpf, IIb: Koagel-, IIc: Hämatinauflagerungen)
Typ III:	Gewebeläsion ohne Zeichen aktiver oder stattgehabter Blutungen

Foster-Kennedy-Syndrom
Ipsilaterale Optikusatrophie und kontralaterale Stauungspapille bei Tumoren im basalen Stirnhirnbereich.

Fourchette-Stellung
Im Seitenbild an eine Gabel (frz. „fourchette“) erinnernde Hand-Unterarm-Fehlstellung bei Radiusfrakturen „in loco typico“, sog. *„Colles“-Fraktur* (siehe dort), die mit ca. 25 % d. F. die häufigste Fraktur des Menschen überhaupt darstellt.

Fournier-Gangrän
Gangraena acuta genitalium: Foudroyant verlaufende, fieberhafte Nekrose des Genitalbereichs ohne oder mit vorausgegangener Infektionserkrankung (dann v.a. Streptokokken), die innerhalb von Stunden in einen septisch-toxischen Schock übergehen und zu 40 % letal verlaufen kann. Die Nekrose betrifft zumeist Männer.

Fowler-Lagerung
Lagerung des Patienten mit erhöhtem Oberkörper (halbsitzend), Knierolle und Fußstütze, z.B. bei Peritonitis.

Fowler-Test
Audiometrisches Verfahren zur Lokalisierung einer Innenohrschwerhörigkeit. In überschwelligen Bereichen (> 90 dB) gleicht sich die Differenzierungs- und Leistungsfähigkeit eines schwerhörigen Ohres derjenigen eines gesunden Ohres zunehmend an, sofern eine Schädigung von Haarzellen vorliegt. Dieses Phänomen wird als „positives Recruitment“ bezeichnet, kann bei einer Schädigung des Hörnerven nicht beobachtet werden und wird daher differenzialdiagnostisch genutzt.

Franceschetti-Zwahlen-Syndrom
Dysostosis mandibulofacialis, Treacher-Collins-Syndrom: Autosomal-dominant erbliche Fehlbidung im Bereich des 1. Kiemenbogens und der 1. Kiemenfurche mit charakteristischer Ober- und Unterkieferhypoplasie und verschiedenen anderen Symptomen.

Frank-Starling-Gesetz
Die Kontraktionskraft des Herzens steigt bis zum Überschreiten eines kritischen Punktes proportional mit der Vordehnung der Kardiomyozyten und ist damit von der enddiastolischen Ventrikelfüllung abhängig. Wesentlicher Mechanismus zur Strömungsnivellierung der Kreisläufe.

Frederickson-Klassifikation
Einteilung der primären Hyperlipoproteinämien in fünf Hauptgruppen in Abhängigkeit von den vorherrschenden Lipoproteinanteilen.

Frenzel-Brille
Spezielle Vergrößerungsgläser der (beleuchteten) Untersuchungs-Brille unterbinden die Fixierungsfähigkeit des Patienten und erleichtern die Beobachtung der Bulbi in Hinblick auf die Diagnose eines Spontannystagmus.

Frey-Syndrom
Aurikulotemporales Syndrom: Auriculotemporalis-Neuralgie mit v.a. beim Kauen einsetzender präaurikulärer Rötung und Hyperhidrose. Komplikation nach Parotisoperationen durch fehlgeleitete Reinnervation unterbrochener Nervenäste.

Friedländer-Pneumonie
Pneumonie durch Klebsiella pneumoniae, die haupsächlich bei immunsupprimierten Personen auftritt. Typisches Symptom ist der ziegelrote Auswurf.

Friedreich-Ataxie
Spinozerebellare Heredoataxie: Autosomal-rezessiv erbliche Degeneration der Hinter- und Seitenstränge des Rückenmarks, die durch Ataxie, Kyphoskoliose, Pes cavus (Hohl-Spitzfuß) und Hypästhesie gekennzeichnet ist. Manifestation im 2. Lebensjahrzehnt, häufig in Zusammenhang mit Myokarditis, Demenz und Retinitis pigmentosa.

Friedreich-Fuß
V.a. bei *Friedreich-Ataxie* (siehe dort) auftretende Hohl- und Spitzfußdeformation mit Innenrotation und Extension der Zehen in den Grund- sowie Flexion in den Interphalangealgelenken („Krallen"-bzw. „Hammerstellung").

Fröhlich-Syndrom
Adiposogenitale Dystrophie: Unterbrechung der Hypothalamus-Hypophysen-Achse mit weiblichem Fettverteilungstyp, hypoplastischen Gonaden und vermindert ausgeprägten sekundären Geschlechtsorganen.

Fröhlich-Obrinsky-Syndrom
Prune-belly-, Bauchdeckenaplasie-, Pflaumenbauch-Syndrom: Fehlbildungskomplex unklarer Genese mit Hypo- bzw. Aplasie der Bauchmuskulatur, Urogenitaltrakt-Anomalien und Maldeszensus testis sowie weiteren variablen Mißbildungen.

Froin-Syndrom
siehe Nonne-Froin-Syndrom auf S. 215.

Froment-Zeichen
Erschwertes Festhalten eines Gegenstandes zwischen Daumen und Zeigefinger bei Ulnarislähmung mit maximaler Beugung des Daumenendgliedes (M. flexor pollicis longus innerviert durch N. medianus).

Fuchs-Rosenthal-Zählkammer
Zellzählkammer in der Liquordiagnostik zur Bestimmung sog. „Drittelzellen" pro mm^3 (da der Rauminhalt in der Kammer 3 mm^3 beträgt). Normwert: 0/3 bis 12/3 Zellen.

g

Gaenslen-Manöver
Häufig Erstzeichen einer rheumatoiden Arthritis: Starke Schmerzsymptomatik bei querem Zusammendrücken der Fingergrund- oder Zehengelenke (z.B. bei Händedruck).

Galant-Reflex
Innerhalb des ersten bis zweiten Lebensquartals sistierender frühkindlicher Rückgrat-Reflex, bei dem nach paravertebralem Bestreichen einer Rückenseite eine zu dieser Seite konkave Wirbelsäulen-Biegung erfolgt.

G

Galeazzi-Luxationsfraktur
Fraktur der Radiusdiaphyse mit gleichzeitiger Luxation des distalen Teils der Ulna aus dem Radioulnargelenk.

Galen-Vene
Vena cerebri magna: Die Vene drainiert Stammganglien, Frontal-, Temporal- und teilweise Parietalhirn sowie die seitlichen Plexus choroideus-Anteile. Mündet in den Sinus transversus und ist dadurch indirekt an Sinusvenenthrombosen beteiligt, was sich klinisch v.a. durch hämorrhagische Infarzierungen der Stammganglien äußert.

Gandy-Gamna-Knötchen
In Milzinfarkten auffindbare Knötchen, die aus Eisen- und Kalkablagerungen bestehen.

Ganser-Syndrom
„Scheinschwachsinn": Zu den dissoziativen Störungen gezähltes Phänomen, bei dem der Patient im Rahmen der Wunschvorstellung geisteskrank zu sein, eine Intelligenzminderung und Pseudodemenz vortäuscht. Nicht selten bei Inhaftierten.

Garcin-Syndrom
Ausfall aller Hirnnerven einer Seite im Rahmen pathologischer intrakranieller Prozesse oder von Läsionen der Schädelbasis (z.B. Basalmeningitis, Trauma, Tumor).

Gardner-Syndrom I
Polyposis intestinalis III: Autosomal-dominant erbliche mesenchymale Dysplasie mit multiplen Osteomen, Desmoidtumoren und -zysten, sowie erhöhtem Risiko für Kolonkarzinome.

Gardner-Syndrom II
Pseudomembranöse Kolpitis: Desquamierende Entzündung der Vaginalmukosa ohne spontane Ausheilung mit der Folge einer späteren narbigen Schrumpfung.

Gartner-Gänge
Ductus epoophori longitudinales: Residuen der Endabschnitte der embryonalen Wolff-Gänge (siehe dort), die im Uterus-Bindegewebe oder in der Vaginal-Wand auffindbar sind, zumeist benigne Zysten bilden und dadurch klinisch relevant werden können.

Gasbrand-Bazillus
Clostridium perfringens: Anaerob wachsende, gasbildende Kolben-Stäbchen, die durch Bildung zahlreicher lokal und systemisch wirkender Exotoxine zu schweren ödematös-nekrotisierenden Muskelzerstörungen und Allgemeinintoxikationen führen.

Gasser-Ganglion
Das an der Oberkante der Felsenbeinpyramide liegende „Ganglion trigeminale" wird durch die Perikarya der sensiblen, pseudounipolaren Ganglienzellen des N. trigeminus vor dessen Aufteilung in die drei Gesichts-Hauptäste (Nn. V_1-V_3) gebildet.

Gasser-Syndrom

Hämolytisch-urämisches Syndrom (HUS) mit thrombotisch-mikroangiopathischen Nierengefäßveränderungen und akutem Nierenversagen neben akuter Anämie und Thrombozytopenie, welches v.a. im Kleinkindalter beobachtet und durch entero-hämorrhagische E. coli (EHEC) und Neuraminidase-bildende Pneumokokken verursacht wird (*HUS* siehe S. 30).

Gaucher-Krankheit (Morbus Gaucher)

Sprich: *gohscheh.* Autosomal-rezessiv erblicher Mangel an beta-Glukosidase mit der Folge einer Anreicherung von Glukozerebrosiden in Retikulumzellen (u.a.) und dadurch bedingter Organvergrößerung von Leber und Milz (siehe auch S. 56 und 58)

Gauer-Henry-Reflex

Diuresereflex: Dehnungsrezeptoren im linken Vorhof dienen der kontinuierlichen Blutvolumenmessung und führen bei -Mangel über eine ADH-Konzentrations-Zu- und ANP-Abnahme zu verminderter Diurese und umgekehrt (**ADH**: **A**nti-**D**iuretisches **H**ormon, **ANP**: **A**triales **N**atriuretisches **P**eptid).

Gellé-Hörversuch

Test bei Verdacht auf Fixation der Gehörknöchelchenkette, die eine lautstärke- und damit schalldruck-adaptatierte Vorspannung des Trommelfell-Stapes-Systems verhindert. Eine Schalldruckerhöhung wird mittels Politzer-Ballon imitiert, während die Schädelknochenleitung per Stimmgabel geprüft wird. Gleichbleibende Lautstärkeempfindung spricht für eine Fixation der Gehörknöchelchen.

Gerota-Faszie

Prä- und retrorenaler Fasziensack, der den perirenalen Fettkörper einfasst, nach medial und kaudal jedoch offen ist. Bedeutsam für Staging und Prognose des fortgeschrittenen Nierenzellkarzinoms (Überschreiten bedeutet TNM-Stadium T4).

Gerstmann-Sträussler-Scheinker-Syndrom

Subakute spongiforme Enzephalopathie: Autosomal-dominant erbliche Form der Prionerkrankungen mit vornehmlich spino-zerebellärer Symptomatik wie Ataxie, Dysarthrie und Nystagmus. Keine oder erst spät einsetzende Demenz-Entwicklung.

Ghon-Tuberkulom

Primärherd bei Tuberkulose nach Verkäsung bzw. Verkalkung.

Gianotti-Crosti-Syndrom

Akrodermatitis papulosa infantum: Mit Virusinfektionen (v.a. HBV und EBV) assoziierte exanthematische Hauterkrankung bei Kindern mit lichenoiden Papeln an Extremitäten, Gesicht und Gesäß. Teilweise anikterische Begleithepatitis.

Gilbert-Meulengracht-Syndrom
Intermittierende Hyperbilirubinämie: Autosomal-dominant erbliche Erkrankung mit leichter Erhöhung (< 6 mg / dl) des indirekten Bilirubins durch einen Defekt der UDP-Glucuronyltransferase. Klinisch zeigt sich bei den Patienten ein Subikterus und laborchemisch kommt es zu einer osmotischen Erythrozytenresistenz.

Gilchrist-Verband
Verband zur Ruhigstellung von Schulter und Arm bei Humerusschaftfrakturen und Schultergürtel-Verletzungen.

Gilles-de-la-Tourette-Syndrom
Seltene Erkrankung mit Manifestation im Kindes- oder Jugendalter, gekennzeichnet durch das Auftreten ticartiger Zuckungen (vor allem im Kopf- und Schulterbereich) und Zwangshandlungen wie Koprolalie (Gebrauch von Vulgärausdrücken) und anderen.

Girdlestone-Hüfte
Instabile Hüfte nach gescheitertem Prothesenwechsel und notwendiger Entfernung der Prothese. Abstützung des Trochanter minor in der Hüftpfanne und des Trochanter major an der Beckenschaufel mit konsekutiver Beinlängenverkürzung um 5 – 10 cm.

Glanzmann-Naegeli-Syndrom
Thrombasthenie: Angeborene Thrombozytenfunktionsstörung der Plättchenaggregation mit verlängerter Blutungszeit, häufig Epistaxis (Nasenbluten).

Glasgow-Coma-Scale
Punktesystem zur Kategorisierung von komatösen Patienten (für ausführliche Beschreibung siehe S. 79).

Glisson-Extensionsschlinge
Extensionssystem mit Kopf- und Schultergurten zur Entlastung der Wirbelsäule bei Wirbelsäulenfehlstellungen und -verletzungen, welches über einen kranialen Flaschenzug wirkt.

Glisson-Krankheit
Rachitis: Vitamin-D-Mangelerkrankung unterschiedlicher Ursachen (z.B. Mangelernährung, Stoffwechselstörung) mit Skelettveränderungen (*Rachitis* siehe S. 60).

Glisson´sches Dreieck
Periportalfeld: Bindegewebsfeld der Leber, welches aus der klassischen *Glisson-Trias* (siehe unten) je einer Interlobulär-Arterie und -Vene sowie eines Gallengangs besteht und an welches entlang der Dreiecksschenkel drei Leberläppchen grenzen.

Glisson´sche Kapsel
Leberkapsel: Fibröse äußere Oberfläche der Leber.

Glisson´sche Trias
Periportalfeld der Leber mit Arteria interlobularis, Vena interlobularis und interlobulärem Gallengang.

Glykogenosen
Glykogenspeicherkrankheiten, bei denen es durch unterschiedliche Enzymdefekte der Glykogenolyse zu Organschädigungen kommt, die durch das Verbleiben und die Anreicherung von Glykogen und seinen Abbauprodukten im jeweiligen Organ zurückzuführen sind. Die wichtigsten Formen sind (siehe auch S. 57):

Einteilung	Erstbescheiber	Haupt-Zielorgane	Ursächlicher Enzymdefekt
Typ I	Von Gierke	Leber, Niere, Darm	Glukose-6-Phosphatase
Typ II	Pompe	Herz, Muskulatur	Lysosomale Glukosidase
Typ III	Cori, Forbes	Leber, Herz, Muskulatur	Debranching Enzyme*
Typ IV	Andersen	Systemisch	Branching Enzyme**
Typ V	McArdle	Muskulatur	Muskel-Phosphorylase

* Debranching-Enzyme = Amylo-1,6-Glukosidase
** Branching-Enzyme = Amylo-1,6-nach-1,4-Transglukosidase

Goethe-Knochen
Os incisivum, Zwischenkieferknochen: Die oberen Schneidezähne tragender, bis ins Erwachsenenalter durch die Verknöcherung der Sutura incisiva mit den Maxillen verschmelzender Knochen.

Goldberger-Ableitungen
EKG: Verstärkte unipolare Extremitätenableitungen (aVR, aVL, aVF), die durch Zusammenschalten je zweier Extremitätenelektroden entstehen und zusammen mit den Extremitätenableitungen I-III die Frontalebene der Erregungsausbreitung darstellen.

Goldblatt-Niere
Hypertension aufgrund mangelnder Blutversorgung der Niere im Tierexperiment.

Golgi-Apparat
Zellorganelle aus gefalteten Doppelmembransäckchen, die auf der einen Seite Vesikel zur Zellmembranregeration aufnehmen und auf der anderen Seite zur bedarfsgerechten „Auffüllung" abgeben (Zentrales Membrandepot). Der Golgi-Apparat befindet sich in Zellkernnähe.

Golgi-Mazzoni-Körperchen
Tastsensoren in den Fingerspitzen.

Goll-Strang
Fasciculus gracilis: Medialer Teil des Rückenmark-Hinterstrangs, welcher die untere Körperhälfte (ab Th5) repräsentiert und die epikritische- und Tiefensensibilität nach zentral leitet (vgl. *Burdach-Strang* für die Darstellung der oberen Körperhälfte).

Goodpasture-Syndrom
Kombinierte Lungen- und Nierenerkrankung (rapid-progressive Glomerulonephritis), bei der im Patientenserum Antikörper (IgG) gegen die Basalmembran der Glomerula und der Lungenkapillaren nachgewiesen werden können. Folgen sind Hämoptoe und Hämaturie, haupsächlich betroffen sind Männer zwischen dem 20. und 40. Lebensjahr (siehe auch S. 45).

Goodsall-Regel
Analfisteln, deren äußere Öffnung oberhalb einer in Steinschnittlage horizontal durch den Anus gedachten Linie liegen, verlaufen meist geradlinig, während unter dem Analhorizont beginnende Fisteln bogenförmig bei ca. 6 Uhr in den Analkanal münden.

Gordon-Syndrom
Exsudative Enteropathie, Eiweißverlustsyndrom: Syndrom mit Albumin- und Globulin-Verlust über die Darmwand und daraus resultierenden Mangelsymptomen wie Ödemen und Infekten, welches zumeist als Komplikation anderer Erkrankungen zu beobachtet wird.

Gordon-Zeichen I
Pyramidenbahnzeichen, auslösbar durch Kneten der Wade, weitere Erklärungen siehe *Babinski-Zeichen*.

Gordon-Zeichen II
Test bei Verdacht auf Chorea: Kurzzeitig anhaltende Unterschenkelstreckung bei Prüfung des Patellarsehnenreflexes (PSR).

Gorlin-Goltz-Syndrom
Basalzellnävussyndrom: Gynäkotrope, autosomal-dominant erbliche „fünfte" Phakomatose, die sich v. a. durch das Auftreten zahlreicher Basaliome in Gesicht- und Rumpfbereich sowie punktierter Keratosen der Palmae und Plantae äußert.

Gorlin-Syndrom
Multiple Endokrine Neoplasie (MEN) Typ IIb: Autosomal-dominant erbliches Syndrom mit auffallend marfanoidem Habitus, welches sich aus **M**ultiplen **M**ukosa-(**N**euro-)fibromen (daher auch **MMN**-Syndrom), Phäochromozytomen, C-Zellkarzinom und Nebenschilddrüsenadenomen zusammensetzt (siehe auch S. 53)

Gowers-Zeichen
Aufrichten von Patienten (Kindern) mit progressiver Muskeldystrophie durch Rollen auf den Bauch und Hochdrücken mit den Händen an den Beinen aufgrund der Muskelschwäche im Musculus iliopsoas und in der Bauchmuskulatur.

Graaf-Follikel
Bis zu 25 mm durchmessender, reifer und sprungbereiter Tertiärfollikel, der in seinem flüssigkeitsgefüllten Inneren die Oozyte enthält, die bei der Ovulation in den Bauchraum abgegeben wird. Östrogenproduktion durch das Follikelepithel.

Gradenigo-Syndrom
Abduzenslähmung (Lähmung des VI. Hirnnerven) und heftiger Temporalschmerz als Folge einer Mitbeteiligung der Pyramidenspitzenzellen bei einer Mastoiditis.

Gräfenberg-Region
G-Zone, „G-Punkt": Mit den *Skene-Gängen* (siehe dort) identische Zone in der Scheidenvorderwand, deren Reizung eine Schwellung des umgebenden Gewebes und teilweise die Ejakulation eines paraurethralen Prostata-Sekret-Homologon hervorruft.

Graf-Klassifikation
Einteilung der Hüftgelenksreife des Säuglings nach sonographischen Kriterien:
Typ I: Physiologischer Sollbefund
Typ II: Innerhalb des ersten Lebensquartals physiologische Unreife
Typ III: Hüftgelenksluxation und dezentrierte Fehlstellung des Femurkopfes
Typ IV: Hohe Luxation

Graefe-Zeichen
Exophthalmuszeichen bei *M. Basedow* (siehe dort) mit fehlender Oberlidbewegung nach unten bei der Bewegung des Augapfels nach unten.

Gram-Färbung
Färbemethode zur groben Differenzierung dick- und dünnwandiger Bakterien, die sich bedingt durch die Permeabilität der Färbestoffe als blau (grampositiv) oder rot (gramnegativ) darstellen.

Graser-Divertikel
Darmdivertikel: Schleimhautausstülpungen des Dickdarms, die durch wandschwache Gefäßlücken der Lamina muscularis mucosae hindurchtreten (zumeist im Sigmoid lokalisiert).

Grawitz-Tumor
Nierenzellkarzinom, Hypernephrom: Vom proximalen Tubulusepithel ausgehendes klarzelliges Karzinom, das zumeist sporadisch auftritt. Als Risikofaktoren gelten Nikotin, Kadmium und Lösungsmittel sowie metabolisches Syndrom.

Greenfield-Krankheit
Metachromatische Leukodystrophie (spätinfantile Form): Patienten zeigen spastischen Lähmungen und Verlust der Sprache, die Erkrankung endet letal.

Gregg-Trias
Embryopathisches Fehlbildungssyndrom durch intrauterine Rötelninfektion mit Augenanomalien, Innenohrschädigungen und Herzfehlern (siehe auch S. 96).

Grey-Syndrom
Chloramphenicol-Intoxikation bei Früh- und Neugeborenen, bei denen die hepatische Entgiftung aufgrund ihrer Unreife noch funktionslos ist. Es kommt zu Kumulation und Hyperammonämie bei grau-blasser Zyanose. U.U. kommt es zu Herz-Kreislauf-Versagen.

Grey-Turner-Zeichen
Blaurot- bis bräunliche Verfärbung v.a. im Bereich der rechten Flanke aufgrund ödematöser Durchtränkung der Bauchwand, welche Im Rahmen schwerer akuter Pankreatitiden entsteht.

Grover-Krankheit
Transitorische akantholytische Dermatose: Hauterkrankung mit stark juckenden Effloreszenzen, Akantholyse und Dyskeratose. Teilweise mehrere Monate bis Jahre persistent, mögliches Auftreten nach Sonnenexposition.

Guedel-Narkosestadien
Einteilung der erzielten Narkosetiefe durch klinische Beobachtung von Bewusstsein, Atmung, Pupillen- und anderer Reflexaktivitäten in vier Stadien: Analgesie (I), Exzitation (II), Toleranz (III) und Asphyxie (IV).

Guedel-Tubus
Gekrümmter Oropharyngealtubus zum kurzfristigen Freihalten der Atemwege bei Bewusstlosen bzw. zur vorübergehenden Maskenbeatmung bei Maskennarkose.

Guillain-Barré-Syndrom
Akute idiopathische Polyradikulitis: Aufsteigende Degeneration von motorischen, sensorischen und autonomen Neuronen wahrscheinlich in Verbindung mit einer viralen oder bakteriellen Infektion. Typische Zeichen sind eine symmetrische Lähmung, Reflexverlust, Muskelatrophie und letztendlich Tetraplegie (siehe auch S. 73).

Gumprecht-Kernschatten
Amorphe Reste zerstörter kernhaltiger Zellen, die v.a. bei chronisch lymphatischer, seltener auch bei akuter Leukämie im Blutausstrich auftreten.

Gunn-Kreuzungszeichen
Im Fundus hypertonicus / arterioscleroticus sichtbare Venenverschmälerung im Bereich darüber kreuzender Retinaarterien. Merkmal einer hypertensiven Retinopathie II.° (von IV).

Guthrie-Test
Phenylalaninbestimmung im Blut zwecks Ausschlusses einer Phenylketonurie, die als Screening-Maßnahme am 5. Lebenstag eines jeden Säuglings durchgeführt wird.

Guyon-Loge
Canalis nervi ulnaris: Zwischen Os pisiforme und Hamulus ossis hamati am unterarmnahen Teil des Hypothenars liegt dieser anatomische Engpaß, durch den A. und N. ulnaris verlaufen. Durch Kompression entsteht ein Ulnartunnelsyndrom.

Haglund-Exostose / -Ferse
Prominente, ossäre Ausziehung am oberen hinteren Teil des Tuber calcanei, die zu Bursitis und schmerzhafter Weichteilschwellung (Achillodynie) führen kann. Betroffen sind zumeist Jugendliche aufgrund falschen Schuhwerks.

Hailey-Hailey-Krankheit
Beningner familiärer Pemphigus: Blasenbildung auf der Haut, die ohne Narbenbildung mit bräunlicher Pigmentierung abheilt.

Hallopeau-Siemens-Krankheit
Pemphigus vegetans Hallopeau: Sonderform eines Pemphigus vulgaris mit nässenden, verrukösen Vegetationen, die insbesondere peripher in intertriginösen Bereichen entstehen.

Halsted-Operation
Siehe Rotter-Halsted-Operation.

Hamman-Krankheit
Mediastinales Emphysem spontaner Genese.

Hamman-Rich-Syndrom
Idiopathische Pulmonarfibrose.

Hand-Schüller-Christian-Krankheit

Histiozytose: Vorkommen von histiozytären Granulomen, hauptsächlich im Skelett. Typische Symptome sind Osteolysen der Kalotte, Exophthalmus, Hepatosplenomegalie, Stomatitis und Diabetes insipidus. Manifestation im Kindesalter.

Hangman's fracture

Bilaterale, instabile Wurzelbogenfraktur auf Höhe von C2, mit der nicht selten durch Bandzerreißung eine anteriore Subluxation einhergeht. Kaum neurologische Ausfallserscheinungen, da der Durchmesser des Wirbelkanals hier am größten ist.

Hanken-Büngner-Bänder

Nach Durchtrennung peripher Nerven von proximal aus der Schwann-Scheide auswachsende Zellschläuche, die als Leitstruktur den Weg für die Reinnervation von distal aussprießenden Nervenachsenzylinder bahnen.

M. Hansen

Lepra: Infektionskrankheit, verursacht durch Mycobacterium leprae. Manifestation meist an Haut und Nerven. Symptome sind uncharakteristische Schmerzen, Hauterscheinungen und Parästhesien.

Hardy-Weinberg-Gesetz

Zur Abschätzung der Gefahr des Auftretens von Erbkrankheiten genutzte Formel zur Bestimmung der Häufigkeit eines bestimmten Phänotyps, die für die Allele A und B bei einer Genhäufigkeit von p bzw. q folgender Maßen berechnet wird:

$$f\,(AA) = p^2 \text{ bzw. } f\,(BB) = q^2$$

Harris-Benedict-Gleichung

Formel zur Berechnung des Grundumsatzes eines Individuums (bei niedrigstem Aktivitätsniveau) anhand spirometrisch und gasanalytisch in der Ausatemluft gemessener, verstoffwechselter Sauerstoffmengen. Mittelwert: 1600 kcal / Tag.

Harrison-Furche

Glockenförmige Thoraxdeformierung als Folge einer rachitischen Störung der Knochenmineralisation, die durch kostale Einziehungen entlang des Zwerchfellansatzes hervorgerufen wird (siehe auch S. 60).

Hartmann-Operation

Diskontinuitätsresektion, welche meist im Notfall durchgeführt wird: Zweizeitiges Operationsverfahren bei Prozessen des linksseitigen Kolorektums mit Resektion und proximaler Anlage eines Anus praeter sowie distalem Blindverschluß in der ersten Sitzung. Nach 3-6 Monaten elektive Rückverlagerung und Wiederherstellung der Kontinuität.

Hartnup-Krankheit

Autosomal-rezessiv erbliche Tryptophanresorptionsstörung in Kombination mit gestörter Rückresorption von neutralen Aminosäuren im renalen Tubulussystem. Die Patienten fallen durch Photodermatosen, zerebelläre Ataxie und Oligophrenie auf.

Hashimoto-Autoimmunthyreoiditis
Struma lymphomatosa: Thyreoiditis, bei der es zu lymphozytärer und plasmazellulärer Infiltration der Schilddrüse mit Zerstörung des Parenchyms und konsekutiver Hypothyreose kommt. Die Erkrankung ist mit anderen Autoimmunerkrankungen assoziiert.

Hasner-Falte
Plica lacrimalis: Schleimhautfalte im Bereich der unteren Mündung des Tränen-Nasen-Gangs, die den Abfluß bei Neugeborenen und Kleinkindern z.T. behindert und so zu Infektionen führen kann.

Hassall´sche Körperchen
Medulläre Körperchen im Thymus, welche physiologisch vorkommen.

Haverhill-Fieber
Rattenbissfieber: Infektionskrankheit, die durch Streptobacillus moniliformis verursacht wird. Es kommt zu einem septischen Verlauf mit hohem Fieber und Exanthemen der Haut.

Havers-Kanäle
Canales centrales: Gefäß- und Nervenkanäle, die in Längsrichtung der Knochen verlaufen, von konzentrischen Lamellen umgeben sind und durch sog. Canales perforantes oder „*Volkmann-Kanäle*“ (siehe dort) untereinander in Verbindung stehen.

Head-Zonen
„Viszerokutane Reflexbögen“ entstehen durch gemeinsame Verschaltung afferenter vegetativer und somatischer Fasern auf Rückenmarksebene, so dass Erkrankungen innerer Organe z. B. in Form von Schmerzsensationen auf definierte Haut-„Head“-Zonen projiziert werden.

Heberden-Polyarthrose
Arthrithis deformans: Progressive Form der Arthritis, die in den Fingern beginnt. Betroffen sind zunächst die **DIP**-Gelenke (= **d**istale **I**nter**p**halangealgelenke) (vgl. *Bouchard-Arthrose* S. 155).

Heberden-Knoten
Zweihöckrige Knötchen auf der Basis der distalen Phalangen bei Osteoarthritis.

Heerfordt-Syndrom
Sonderform der Sarkoidose unklarer Ätiologie mit chronischer Parotitis, Iridozyklitis und Tränendrüsenentzündung. Teilweise kommt es auch Hirnnervenausfällen (v.a. N. facialis und N. oculomotorius). Siehe auch S. 16.

Heimlich-Handgriff
Notfallmaßnahme bei drohender Erstickung durch Bolusobstruktion. Rascher, kräftiger Druck auf das Epigastrium in kranialer Richtung zur Bolusmobilisation durch Druckerhöhung im Tracheobronchialsystem. Birgt die Gefahr abdomineller Rupturen!

Heiner-Syndrom
Präzipitierende Antikörper gegen Kuhmilch im Blut, die bei Kindern eine pulmonare Hämosiderose verursachen können.

Heinz-Innenkörperchen
Oxidativ denaturiertes, kugelförmiges Hämoglobin im Randbereich von Erythrozyten bei Glucose-6-Phosphat-Dehydrogenase- und Gluthationsynthetase-Mangel, Hämoglobinopathien und Methämoglobinämie, sowie nach Splenektomie.

Hellin-Regel
Formel zur Abschätzung der Wahrscheinlichkeit W von Mehrlingsgeburten mit,

$$W = \frac{1}{85^{(m-1)}}$$

wobei m der Anzahl der Mehrlinge entspricht (also m = 2 bei Zwillingen, m = 3 bei Drillingen etc.).

Helmholtz-Dreifarbentheorie
Siehe Young-Helmholtz-Dreifarbentheorie.

Henderson-Hasselbalch-Gleichung
Formel zur Berechnung des pH-Wertes eines Puffers (z.B. des Blut-pH's!): Addition des pK-Wertes zum Logarithmus aus dem Quotienten der Konzentration des Anions einer schwachen Säure und der Konzentration dieser Säure selbst.

Henle-Schleife
Schleife, die aus den renalen Nephron-Anteilen zwischen Glomerulus und Sammelrohr besteht. Sie dient durch verschiedene Transportmechanismen der Regulation des Elektrolyt- und Wasserhaushalts.

Henoch-Schönlein-Purpura
Siehe M. Schönlein-Henoch.

Henry-Gauer-Reflex
Siehe Gauer-Henry-Reflex.

Hering-Breuer-Reflex
Lungendehnungsreflex: Die inspiratorische Lungendehnung führt über entsprechende Rezeptoren zu reflektorischer Hemmung inspiratorischer Neurone des Atemzentrums.

Herpin-Janz-Syndrom
Impulsiv-petit-mal-Epilepsie, Juvenile myoklonische „Wegwerf"-Epilepsie: Oft morgens betonte, 2-3 Sekunden andauernde Myoklonien der oberen Extremitäten ohne Bewußtseins- und Tonusverlust. Polyspike-waves-Komplexe im EEG.

Herthoge-Zeichen
Rarefizierung der lateralen Augenbrauen als Stigma atopischer Dermatitiden (Neurodermitis) und bei Hypothyreosen.

Herxheimer-Akrodermatitis
Acrodermatitis chronica atrophicans, Lymphadenosis cutis benigna: Spätstadium (III) einer Borrelieninfektion, welches Monate bis Jahre nach Erstinfektion auftreten kann. Typische Zeichen sind Fettgewebsatrophie, betont an den Extremitäten, und rot-bläulich verfärbte Haut, die eine zigarettenpapierähnliche Fältelung aufweist.

Herxheimer-Jarisch-Reaktion
Siehe Jarisch-Herxheimer-Reaktion.

Heschl'sche Querwindung
Hörwindung: Vorderste Querwindung des Gyrus temporalis superior.

Hesselbach'sches Dreieck
Dreieck, welches durch den Musculus rectus, das Ligamentum inguinale und die Arteria epigastrica begrenzt wird. Durchtrittsstelle für die sogenannte Hesselbach-Hernie.

Heubner-Herter-Krankheit
Infantile nicht-tropische Sprue oder Zöliakie, Glutenunverträglichkeitssyndrom des Darmes mit Zottenatrophie im Dünndarm. Symptome sind fettige Diarrhoen, Anämien und Gewichtsverlust.

Heubner-Krankheit
Endarteriitis im Gehirn aufgrund einer Syphilis-Erkrankung durch Treponema pallidum.

Heubner-Sternenkarte
Polymorphes Erscheinungsbild durch den schubweisen Verlauf unterschiedlich alter Effloreszenz-Stadien bei Windpocken, welches als „Sternenkarte" beschrieben wird.

Hilgenreiner-Linie
Waagerechte Verbindungslinie der sog. Y-Fugen beider Hüftgelenke. Sie dient als Hilfsmittel zur radiologischen Beurteilung einer eventuellen Hüftgelenksluxation.

Hill-Sachs-Läsion
Knochen-Knorpel-Impression, die v.a. bei vorderer Schultergelenksluxation am dorso-kranialen bis dorso-lateralen Humeruskopf auftritt.

Hippel-Lindau-Syndrom
Autosomal-dominant erbliche Phakomatose mit v. a. zerebellären und retinalen Angiomen. Zusätzlich kommt es teilweise zu Nierenzellkarzinomen und Phäochromozytomen neben Zysten in parenchymatösen Organen.

Hippokrates-Gesicht
Gesichtsausdruck Sterbender mit graublasser Haut und kaltschweißiger Stirn sowie eingesunkenen Augen und Wangen neben prominenter, blasser Nase.

Hirschsprung-Krankheit (Morbus Hirschsprung)
Kongenitales Megakolon: Enge durch ein aganglionäres Dickdarmsegment mit der Folge einer Mekoniumverhaltung bis hin zum Ileus, die bereits zu 90 % bei (haupsächlich männlichen) Neugeborenen vorhanden ist. Sie ist radiologisch nachweisbar, eine operative Therapie ist erforderlich. Die Manifestation ist auch im späteren Lebensalter möglich.

His-Bündel
Truncus fasciculi atrioventricularis: Teil des Erregungsleitungssystems hinter dem AV-Knoten, der sich im Ventrikelseptum in die beiden Tawara-Schenkel aufteilt und über diese die Ventrikel erregt. Dient u. U. als tertiärer Schrittmacher.

His-Winkel
Normalerweise spitzer ösophago-gastrischer Winkel, der mechanisch den Reflux von Mageninhalt in die Speiseröhre verhindert. Bei Vergrößerung des Winkels kommt es zu einer charakteristischen „Trichter"-Bildung mit konsekutiver Kardiainsuffizienz.

Hodgkin-Krankheit (Morbus Hodgkin)
Hodgkin-Lymphom: Malignes Lymphom mit Ursprung in Lymphknoten, welches auch als Lymphogranulomatose bezeichnet wird. Histologisch auffällig durch das Vorkommen von Hodgkin- ("spiegeleiförmige" Zellen) und *Sternberg-Reed-Riesenzellen* (siehe dort). Kommt in verschiedenen Formen vor: lymphozytenreich, nodulär-sklerosierend, gemischtzellig, lymphozytenarm (nach zunehmender Malignität geordnet).

Hoffa-Krankheit
Infolge häufiger, z. T. subklinischer Knietraumata resultierende Erkrankung des subpatellaren „Hoffa"-Fettkörpers, die zu fibrös-entzündlicher Hyperplasie der Plicae alares und synoviales führt.

Hoffmann-Reflex
Muskeleigenreflex, v.a. an Musculus gastrocnemius und Musculus quadriceps femoris: Auslösbar durch elektrische Stimulation affernter Fasern, fehlend bei proximaler peripherer Nervenschädigung.

Hoffmann-Tinel-Zeichen
Perkussion der Haut über dem Verlauf eines geschädigten bzw. durchtrennten Nervs von distal nach proximal führt bei beginnender Regeneration und Aussprossung markloser Axone zu positiv zu wertenden Kribbelparästhesien.

Hoigné-Syndrom
Toxisch-embolisches Syndrom durch versehentliche intravenöse Injektion eines Depotpenicillins mit pulmonalen Mikroembolien und zerebral toxischen Reaktionen.

Holzknecht-Raum
Retrokardialraum: Im seitlichen Thoraxröntgenbild sichtbarer Raum zwischen Wirbelsäule und dorsalem Herzschatten.

Homans-Zeichen
Wadenschmerz bei Dorsalflexion des Fußes als Zeichen einer tiefen Beinvenenthrombose oder Thrombophlebitis.

Home-Lappen
Hypertrophierter Mittellappen (syn. Innendrüse, Übergangszone) bei wahrscheinlich hormonell bedingter benigner Prostatahyperplasie.

Horner-Trias
Miosis, Ptosis (genauer: Lidspaltverengung) und Enophthalmus aufgrund einer Läsion des Nervus sympaticus oder zentraler Bahnen des Sympathikus durch verschiedene Ursachen.

Hortega-Zellen
Mikroglia: Amöboid bewegliche (Fett-) Gewebsmakrophagen v.a. der grauen Substanz des Gehirns, die zur Phagozytose fähig sind und sich vom Mesoderm ableiten. Mit ihren stark verzweigten Ausläufern liegen sie überwiegend im Bereich der Gefäßwände.

Horton-Riesenzellarteriitis
Arteriitis temporalis: Panarteriitis, bei der es zur schmerzhaften Zerstörung der auffallend prominenten Temporal- und (seltener) Ophthalmica-Arterien kommt. Häufig ist die Erkrankung mit einer Polymyalgia rheumatica assoziiert. Charakteristisches Zeichen: Schmerzen beim Kauen.

Horton-Syndrom
Siehe Bing-Horton-Syndrom bzw. Cluster-Kopfschmerz.

Hounsfield-Einheiten
Die bei der Computertomographie ermittelten Dichtewerte unterschiedlicher Gewebe werden in Relation gesetzt zur radiologischen Dichte von Wasser und Luft, in sog. Hounsfield-Einheiten (HE) verschlüsselt und durch verschiedende Grautöne visualisiert.

Howell-Jolly-Körperchen
Siehe Jolly- (Howell-) Körperchen.

Howship-Lakunen
Osteoklasten hinterlassen beim Knochenabbau eine Art “Fraßspur” in Form von lakunen- oder grubenförmigen Einbuchtungen.

Howship-Romberg-Zeichen
Schmerz an der medialen Seite des Knies aufgrund einer Obturatoriushernie.

Hürthle-Tumor
Getzowa-Struma, Onkozytom: Zumeist gutartiges Adenom der Schilddrüse, in dem sich große, eosinophile Onkozyten (“Hürthle-Zellen“) finden. Selten Übergang in onkozytäres Karzinom.

Hunter-Glossitis
Glossitis atrophicans: Phänomen mit Rotfärbung der Zunge durch Atrophie ihrer Papillen, das v.a. bei perniziöser Anämie (siehe *Biermer-Krankheit*, S. 151) vorkommt. Zusätzlich kommt es zu Zungenbrennen und -parästhesien. *DD Plummer-Vinson-Syndrom* (siehe S.220)

Hunter-Syndrom
Mucopolysaccharid-Speicherkrankheit Typ II mit x-chromosomal erblichem Defekt der lysosomalen Iduronatsulfatsulfatase, die sich im Kindesalter manifestiert. Laborchemisch imponiert eine vermehrte Heparan- und Dermatansulfat-Urie.

Hunt-und-Hess-Einteilung
Klinische Beurteilung der Schwere einer Subarachnoidalblutung:

Grad I:	Wacher Patient mit minimalen Kopfschmerzen (evtl. leichter Meningismus)
Grad II:	Wacher Patient mit starken Kopfschmerzen und Meningismus
Grad III:	Somnolenter und desorientierter Patient mit Herdsymptomatik
Grad IV:	Soporöser Patient mit ausgeprägter neurologischer Ausfallssymptomatik, ggflls. Dezerebrationserscheinungen und vegetative Dysregulation
Grad V:	Tief komatöser Patient mit Dezerebration, Einklemmungserscheinungen und Pupillenareflexie

Huntington-Krankheit
Degeneration der Basalganglien, autosomal-dominanter Erbgang: Atrophie des Nucleus caudatus mit der Folge unwillkürlicher Bewegungen (Chorea, siehe auch Sydenham-Chorea). Manifestation zwischen dem 25. und 55. Lebensjahr, Frühsymptome schon im Alter von 15 Jahren.

Hunt-Neuralgie
Im Rahmen eines Zoster oticus affektiertes Ganglion geniculi mit konsekutiver peripherer Fazialisparese, Tinnitus und Hörminderung, Störung der Tränen- und Speichelsekretion sowie der Geschmacksempfindung.

Hurler-Syndrom
Lipochondrodystrophie: Skelettdeformitäten durch Mukopolysaccharidose, häufig in Verbindung mit mentaler Retardierung und Kornealveränderungen.

Hutchinson-Trias
Mittlere obere Schneidezähne tonnenförmig mit ausgebuchteter Kaufläche, Keratitis parenchymatosa und Labyrinthschwerhörigkeit bei Lues connata (angeborener Lues nach intrauteriner Infektion, siehe auch S. 96).

Ishihara-Tafeln
Pseudoisochromatische Testtafeln mit aus helligkeitsgleichen Farbpunkten zusammengesetzten Flächen, die in ihrer Mitte Zahlen präsentieren, die im Falle einer Farbenfehlsichtigkeit nicht erkannt werden können (vgl. S.99 sowie *Stilling-Tafeln*, S. 239).

Itai-Itai-Krankheit
Chronische Cadmiumvergiftung durch abwasserverseuchte Felder in Japan, bei der 350 Personen erkrankten und 100 verstarben. Klinisch imponierten v.a. Rücken- und Beinschmerzen sowie Spontanfrakturen durch Osteomalazie. Laborchemisch zeigten sich eine Protein- und Glukosurie sowie Hypophosphatämie und Azidose.

Jackson-Anfälle / -Epilepsie
Einfach-fokale motorische oder sensible Anfälle mit meist distal beginnenden tonischen / klonischen Zuckungen bzw. Missempfindungen, die sich auf benachbarte Körperregionen ausbreiten können (sog. „march"). Keine Bewusstseinsstörungen.

Jacobson-Anastomose
Nervenbrücke aus N. tympanicus und N. petrosus minor zwischen dem Ganglion inferius des N. glossopharyngeus und dem Ganglion oticum, die parasympathische Fasern zur Innervation der Glandula parotis enthält.

Jaffé-Liechtenstein-Syndrom
Osteofibrosis deformans juvenilis: Schmerzhafte Störung der Knochenentwicklung, die durch fibröse Dysplasie (also Ersatz des Knochenmarks durch zellarmes, faserreiches Bindegewebe) entsteht. Beginnt im Schulalter.

James-Bündel
Akzessorische Reizleitungsbahn zwischen Vorhöfen und His-Bündel, die zur Ausbildung eines Präexzitationssyndroms führen kann, dann meist sog. *Lown-Ganong-Levine-Syndrom* (siehe dort).

Janetta-Operation
Neurovaskuläre Dekompression der Trigeminuswurzel in der hinteren Schädelgrube, die durch sklerosierte und elongierte Gefäßschlingen komprimiert wird und dadurch Trigeminus-Neuralgien in Form anfallsartiger, blitzartiger Gesichtsschmerzen auslöst.

Jarisch-Herxheimer-Reaktion
Antibiotischer Therapiebeginn kann zu massenhaftem Bakterienzerfall mit Freisetzung von -antigenen führen, die als Endotoxine wirken und zu reaktiven Allgemeinsymptomen bis hin zum anaphylaktischen Schock führen können.

Jefferson-Fraktur
Berstungsfraktur der Massae laterales des Atlas (C1) mit Ruptur des Ligamentum transversum und Subluxation des Dens axis aufgrund axialer Gewalteinwirkung (z. B. der Blumentopf der Schwiegermutter).

Jellinek-Zeichen
Hyperthyreose-Zeichen: Hyperpigmentation der Augenlider.

Jendrassik-Handgriff
Handgriff zur Reflexverstärkung bei der Prüfung von Muskeleigenreflexen an den Beinen: Der Patient zieht gleichzeitig während der Reflexprüfung die ineinandergehakten Finger auseinander.

Jolly-Körperchen
Kernreste in Erythrozyten, die im peripheren Blutbild nach Splenektomie oder bei hämolytischen und megaloblastischen Anämien vorkommen.

Jones-Kriterien
Parameter zur Diagnose eines rheumatischen Fiebers, von dessen Vorliegen beim Zutreffen von 2 Haupt- oder 1 Haupt- und 2 Nebenkriterien ausgegangen wird. Zu den Hauptkriterien zählen **S**ubkutane Rheumaknoten, **P**olyarthritis, **E**rythema anulare, **C**horea minor und **K**arditis („**SPECK**“). Als Nebenkriterien gelten allgemeine Krankheits- und Entzündungszeichen, Gelenkbeschwerden, vorausgegangene Streptokokken-Angina oder rheumatisches Fieber sowie kardiale Vorerkrankungen (siehe S. 102 / 3).

Jüngling-Krankheit
Ostitis multiplex cystoides: Knochenmanifestation einer chronischen Sarkoidose mit Zystenbildung in den Finger- und Zehen-Röhrenknochen, die meist asymptomatisch verläuft.

k

Kahler-Krankheit (Morbus Kahler)
Plasmozytom, Multiples Myelom: Monoklonale Gammopathie, also Vermehrung pathologischer Plasmazellklone und Produktion funktionsloser Immunglobuline (meist IgG) sowie sog. Bence-Jones-Paraproteine. Es kommt zur progredienten Knochenzerstörung (siehe auch S. 36).

K

Kala-Azar
Viszerale Form der *Leishmaniasis* (siehe dort).

Kallmann-Syndrom
Olfactogenitales Syndrom: Olfakto-ethmoido-hypothalamische Dysraphie, die zu hypogonadotropem Hypogonadismus, Anosmie, Schädeldysplasie und geistiger Retardierung mit Krampfneigung führt und zumeist Männer betrifft.

Kaltenbach-Schema
Schema zur graphischen Analyse von Blutungsanomalien, bei dem betroffene Frauen den Verlauf und die Beschwerden über einen Zeitraum von vier Zyklen dokumentieren.

Kanner-Syndrom
Form des frühkindlichen Autismus, die sich neben allgemeinem Entwicklungsrückstand durch Sozialisierungsstörungen und Stereotypien manifestiert und v.a. Jungen im Kleinkindalter betrifft.

Kaposi-Sarkom
Sprich: kaposchi. HIV-assoziiertes Sarkom im Bereich der Haut (Schleimhaut) und des subkutanen Bindegewebes, meist symmetrisch auftretend. Charakteristisch für ein fortgeschrittenes Stadium der HIV-Erkrankung, wahrscheinlich virusbedingt. Auch Formen außerhalb der HIV-Erkrankung beschrieben.

Karnofsky-Index
Index zur Abschätzung von Aktivität und pflegerischer Hilfsbedürftigkeit eines Patienten (z.B. K 100: uneingeschränkte Aktivität, K 70: Arbeitsunfähigkeit mit Fähigkeit zur Selbstversorgung, K 40: stationäre Pflegebedürftigkeit). Wird ergänzend zur TNM-Klassifikation auch in der Onkologie verwendet.

Kartagener-Syndrom
Dyskinesie der Zilien, gekennzeichnet durch die Trias aus Bronchiektasen, Sinusitis und Situs inversus viscerum.

Kasabach-Merritt-Syndrom
Thrombozytopenische Purpura in Kombination mit kapillären Hämangiomen, tritt meist im frühen Säuglingalter auf.

Kass-Zahl
Empirisch gewonnene Größe zur Beurteilung der Bakterienkonzentration in keimarm gewonnenem Spontanurin, bei deren Überschreiten ($> 10^5$ Bakterien / ml Urin) von einer Harnwegsinfektion auszugehen ist. Kontrollpflichtig: 10^3-10^4 Bakterien / ml Urin (siehe S. 31).

Kauffmann-Koli-Antigentabelle
Katalogisierung und Ordnung der unterschiedlichen Escherichia-coli-Serovare (antigenetische Varianten) anhand ihrer verschiedenen Antigen-Eigenschaften.

Kauffmann-White-Schema
Katalogisierung und Ordnung der mehr als 2000 bekannten Salmonellen-Serovare (= antigenetische Varianten) anhand ihrer ca. 45 verschiedenen „O“-(Zell-Oberfläche), über 70 „H“- (Begeißelung) und sogenannter „Vi“-Antigen-Eigenschaften (Kapsel).

Kawasaki-Syndrom
Mukokutanes Lymphknoten-Syndrom. Akute fieberhafte Erkrankung im Kleinkindalter mit multipler Organbeteiligung, vornehmlich in Japan, tritt zunehmend in den USA und Europa auf (siehe auch S. 47).

Kayser-Fleischer-Pigmentringe
Ringförmige, grün-bräunliche Pigmenteinlagerungen in die Hornhaut bei der Kupferspeicherkrankheit *M. Wilson* (siehe dort).

Kearns-Sayre-Syndrom
Ophthalmoplegia plus: Krankheitsbild, das zu den mitochondrialen Myopathien gehört und v.a. ophthalmologische (Ophthalmoplegie, Optikusatrophie, Retinitis pigmentosa) und myopathische (Muskelschwäche, Kardiomegalie) Symptome aufweist.

Kehr-Zeichen
Schmerz bei Milz- oder Tubarruptur sowie linksseitiger Basalpneumonie mit Zwerchfellreizung, der in die *Head-Zone* (siehe dort) der linken Schulter ausstrahlt (siehe auch S. 81).

Keith-Fleck-Knoten
Sinusknoten: Primärer Schrittmacher des kardialen Erregungsbildungs- und leitungssystem im Bereich der Einmündung der beiden Vv. cavae in den rechten Vorhof, der aus spezialisierten Kardiomyozyten besteht.

Kell-Blutgruppen
Blutgruppensystem mit Antikörpern vom IgG- und IgM-Typ gegen Antigenstrukturen (K_1, K_2 u.a.) auf der Erythrozytenoberfläche.

Kent-Bündel
Akzessorische Reizleitungsbahn zwischen Vorhof und Ventrikel, die zur Ausbildung eines Präexzitationssyndroms mit charakteristischer Delta-Welle im EKG führen kann (dann meist sog. *Wolff-Parkinson-White-Syndrom* [siehe dort]).

Kerckring-Falten
Plicae circulares: Schon makroskopisch sichtbare, quer zur Verlaufsrichtung stehende Schleimhautfalten der Dünndarmoberfläche, die der Vergrößerung der Darmoberfläche um das 1,5 fache dienen.

Kerley-Linien
Zeichen einer Hypertension in den Pulmonalvenen, im Röntgenbild des Thorax durch Verdickung der Interlobulärsepten sichtbar (siehe auch S. 17)

Kernig-Zeichen
Meningismuszeichen: Flexionskontraktur der Beine mit Unmöglichkeit einer Streckung der in Hüfte und Knie gebeugten Beine (siehe auch *Brudzinski*- und *Lasegue-Zeichen*, siehe auch S. 69).

Kieler Klassifikation
Zytologische Einteilung der Non-Hodgkin-Lymphome mit Unterscheidung in niedrigmaligne („-zytische“) und hochmaligne („-blastische“) Tumorformen.

Kielholz-Schema
Das Kielholz-Schema ist ein veraltetes, im klinischen Alltag gelegentlich aber weiterhin benutztes Einteilungsschema von Depressionen, bei dem man grob zwischen psychogenen, endogenen und somatogenen Depressionen unterscheidet.

Kiesselbach-Locus
Gefäßreiche Region, die sich im vorderen Bereich des knorpeligen Nasenseptums auf Höhe der mittleren Nasenmuschel befindet und nicht selten Ursache von Epistaxis (Nasenbluten) ist.

Kimmelstiel-Wilson-Glomerulosklerose
Diabetische Nephropathie. Glykosilierung der glomerulären Basalmembran mit Barriereschädigung und progredienter Niereninsuffizienz. Manifestiert sich bei 1/3 aller Diabetiker meist nach einer Krankheitsdauer von 10 Jahren.

Kirschner-Draht
Steinmann-Nagel: Zur konservativen Therapie oder präoperativen Lagerung intraossär eingebrachter Draht oder Nagel, über den eine frakturierte Extremität durch Aufhängung über einen Doppelbügel extendiert werden kann.

Klatskin-Tumor
Gallengangskarzinom im Gabelungsbereich des Ductus hepaticus mit trotz relativ später lympho- und hämatogener Metastasierung und langsamem Wachstum sehr schlechter Prognose. Lebertransplantation bei Größen < 3,5 cm z. T. möglich.

Kleine-Levine-Syndrom
Hypersomnie-Bulimie-Syndrom, Periodische Schlafsucht: Autosomal-dominant erbliches, androtropes Krankheitsbild mit rezidivierenden und dann über mehrere Tage andauernden Schlafattacken, Bulimie und psychischen Störungen.

Klinefelter-Syndrom
Männlicher Hypogonadismus: Hauptursache für verminderte Spermiogenese und Infertilität beim Mann. In 82 % der Fälle eine Chromosomenaberration vom Typ 47 XXY. Der Patient hat einen eunuchoiden Habitus mit unnatürlich langen Beinen, atrophischen Hoden, Gynäkomastie und fehlenden sekundären männlichen Geschlechtsmerkmalen. Die Erkrankung wird selten vor der Pubertät diagnostiziert.

Klippel-Feil-Syndrom
Angeborenes Syndrom mit einem kurzen, breiten Hals, einer verminderten Anzahl von Halswirbeln und Blockwirbelbildung. Weiterhin hat der Patient einen tiefen Haaransatz und mögliche zentrale neurologische Defekte.

Klippel-Trénaunay-Weber-Syndrom
Angiektatischer Riesenwuchs: Fehlbildungssyndrom mit oft monomelem Längenriesenwuchs der Extremitäten (bzw. einzelner Teile) und begleitender Ektasie der zuführenden Arterien. Zusätzlich großer Naevus flammeus und Lymphangiome.

Klüver-Bucy-Syndrom
Bilaterale Temporallappenläsion: Auffällig durch Hypersexualität und Enthemmung, Hyperästhesie, Furchtlosigkeit und Verlust der Fähigkeit, andere Menschen zu erkennen, sowie weitere Gedächtnisdefizite.

Klumpke-Lähmung
Untere Armplexuslähmung verschiedener Genesen mit der Folge der Muskelatrophie des Unterarmes. Ein klinisches Zeichen ist unter anderem eine Lähmung der Fingerbewegung. Möglicherweise mit Horner-Trias kombiniert (siehe dort).

Knaus-Ogino-Methode
Kalendermethode der Empfängnisverhütung, "Periodische Abstinenz". Enthaltsamkeit etwa zwischen dem 8. und 19. Zyklus-Tag (was dessen Regelmäßigkeit voraussetzt!), die auf der Analyse der morgendlichen Basalkörpertemperatur basiert.

Kneipp-Therapie
Naturheilkundliche Therapie- und Prophylaxe-Philosophie: Basiert auf den sog. „5 Säulen" Hydro- (Güsse, Wassertreten etc.), Phyto-, Bewegungs-, Ordnungs- und Ernährungstherapie.

M. Koch (Tuberkulose)
Tuberkulose. Infektionskrankheit durch Mycobacterium tuberculosis („säurefeste Stäbchen"). Krankheit verläuft in Stadien. Patienten sind zunächst pulmonal betroffen (Bluthusten), nach z.T. jahrelanger Latenzzeit kann sich die Erkrankung in diversen Organen manifestieren.

Kocher-Kragenschnitt
Nach kaudal leicht bogenförmiger Querschnitt etwa 2cm oberhalb des Jugulums zwischen den beiden Mm. sternocleidomastoidei, der v.a. bei Schilddrüsenoperationen verwendet wird.

Kock-Pouch
Kontinenzerhaltender Ersatzreservoir-Beutel (z.B. nach Kolon- / Rektumresektion), der mittels Darmrohr über ein Invaginationsventil entleert werden kann und operativ durch U-förmige Dünndarmfaltung / -vernähung geschaffen wird.

Köbner-Phänomen
Isomorpher Reizeffekt. Bei Lichen ruber und Psoriasis vorkommendes Phänomen, bei dem es nach mechanischer Hautreizung (z. B. Kratzen) zur dortigen Entstehung neuer Krankheitsherde kommt.

Kohlrausch-Falte
Plica transversalis recti. Rund 7cm oberhalb des Anus befindliche halbmondförmige Querfalte der Rektumschleimhaut.

Koller-Pouch
Intraabdomineller Raum zwischen Milz und linker Niere, der in der Schockraumdiagnostik zum sonographischen Nachweis freier Flüssigkeit im Bauchraum beurteilt wird.

Koller-Test
Bei verlängerter Thromboplastinzeit durch parenterale Vitamin-K-Gabe durchgeführter Test zum Ausschluß einer Leberfunktionsstörung, die eine Minderung der Prothrombin-Synthese erklärt (DD: enterale Vitamin-K-Resorptionsstörung).

Koplik-Flecken
Weiße, in Gruppen vorkommende Flecken der Wangenschleimhaut gegenüber den Molaren, Vorkommen bei Masern.

Korotkow-Geräusch
Bei der Blutdruckmessung mittels – Manschette nach *Riva Rocci* (siehe dort) auskultierbares, pulssynchrones Strömungsgeräusch, das durch sein Auftreten den systolischen und durch sein Verschwinden den diastolischen Druck anzeigt.

Korsakoff-Syndrom
Irreversible Trias aus Konfabulieren, Orientierungsstörung und Verlust der Erinnerungsfähigkeit im Zusammenhang mit Vitamin-B_1-Mangel bei alkoholkranken Patienten.

Kostmann-Syndrom
Autosomal-rezessiv erbliche „infantile Agranulozytose“, die zur Vermeidung lebensbedrohlicher Infekte einer Knochenmarkstransplantation oder der lebenslangen Substitution von Granulozyten-Wachstumsfaktoren bedarf.

Kozevnikov-Syndrom
Epilepsia partialis continua: Stunden- bis tagelang anhaltender, therapieresistenter Status epilepticus, der mit klonischen Zuckungen zumeist auf einen umschriebenen Körperbezirk beschränkt bleibt. Urs.: Hirnläsion oder hyperosmolare Hyperglykämie!

Krabbe-Krankheit
Globoidzellen-Leukodystrophie: Der autosomal-rezessiv erbliche Mangel an Galactosylceramid-Galactosidase führt zu einer Akkumulation von Galactocerebrosiden im Gehirn und damit zu Optikusatrophie, Spastiken und frühem Tod.

Krebs-Zyklus
Synonym für Citrat- oder Zitronensäurezyklus, "Drehscheibe" des Stoffwechsels.

Kröhnlein-Linienschema
Auf der Schädeloberfläche konstruierbares Liniensystem, das die Lokalisation der A. meningea media und des Sulcus lateralis bzw. centralis erleichtert (z. B. vor Trepanation).

Krukenberg-Tumor
Ovariale Metastasen eines Adenokarzinoms des Magens, die durch intraperitoneale Metastasierung entstanden sind. Histologisches Zeichen sind häufig Siegelringzellen.

Kugelberg-Welander-Krankheit
Spinale Muskelatrophie bei Kindern mit autosomal-dominantem Erbgang. Patienten haben schlaffe Lähmungen, fehlende Reflexe und Muskelfaszikulationen. Befall der Herzmuskulatur ebenfalls möglich.

Kupffer-Stern-Zellen
Lebermakrophagen in den Sinusoiden, gehören zum retikulo-endothelialen System (RES).

Kurzrok-Miller-Test
In-vitro-Spermien-Penetrationstest: Mikroskopische Analyse der Eindringfähigkeit von Spermien in den periovulatorischen Zervixschleim der Frau. Gestört z.B. bei Vorliegen von Spermienantikörpern oder fehlender Kapazitation („pathologischer Zervixfaktor").

Kussmaul-Atmung
Azidose-Atmung: Regelmäßige langsame gleichmäßig tiefe Atemzüge, Vorkommen bei metabolischer Azidose (Kompensationsmechanismus), Coma diabeticum, Urämie.

Kussmaul-Maier-Syndrom
Panarteriitis nodosa: Den pANCA-positiven Kollagenosen zugehörige nekrotisierende Vaskulitis, die zu Infarzierungen und Aneurysmabildung praktisch aller Organe führen kann (vgl. S 47).

Kwashiorkor
Tropische Form der Eiweißmangeldystrophie durch unzureichende Zufuhr essentieller Aminosäuren und Vitamine. Dadurch allgemeine Dystrophie und Retardierung sowie Ödembildung durch Hypoproteinämie und Infektneigung durch Globulinmangel.

Lachman-Test
Test zum Ausschluß einer vorderen Kreuzbandruptur durch Überprüfung der sog. vorderen Schublade durch Zug am Unterschenkel in 20°-Beugestellung des Knies.

Laimer-Dreieck
Für die Entstehung eines Ösophagusdivertikels prädestinierte Stelle im Übergang zwischen Pharynx und Ösophagus, die ausschließlich durch Ringmuskulatur gestützt wird und in deren Bereich sich beim Schluckakt der größte Druck aufbaut.

Lake-Tahoe-Syndrom
Ender der 1980er Jahre wurde bei am kalifornischen Lake Tahoe campierenden Hippies ein mysteriöser Symptomenkomplex aus chronischer Müdigkeit, Myalgien und Lymphknotenschwellungen beobachtet, der zunächst einem bis dahin unbekannten Erreger zugerechnet wurde. Dieser stellte sich dann aber als eine Reaktivierung einer Herpes-simplex-Virus Typ 7 Infektion heraus, vermutlich ausgelöst durch Drogenkonsum. HSV-7 ist der Erreger des Exanthema subitum (Dreitagefieber, siehe auch S. 122).

Lambert-Beer-Gesetz
Die Extinktion E einer Lösung entspricht dem Produkt aus der Konzentration c des darin gelösten Stoffes mit der Schichtdicke d der Lösung und dem molaren Extinktionskoeffizienten e.

$$E = c \cdot d \cdot e$$

Lambert-Eaton-Syndrom
Pseudomyasthenie. Durch Antikörper gegen die Calciumkanäle der präsynaptischen Membran ausgelöstes Krankheitsbild, das paraneoplastisch v.a. bei kleinzelligen Bronchialkarzinomen und bei Autoimmunerkrankungen vorkommt. Klinisch imponieren Muskelschwäche und -schmerzen neben Seh- und Schluckstörungen.

Lancefield-Gruppen
Einteilung in 17 Streptokokken-Gruppen anhand der sog. C-Struktur ihrer Zellwand (je nach Gruppe differierendes Polysaccharid oder Teichonsäure), die nach Extraktion mit spezifischen Antiseren präzipitieren.

Landau-Reaktion / -Reflex
Frühkindlicher Reflex mit Heben des Kopfes und Streckung der Wirbelsäule bei Anheben des Kindes in Bauchlage. Auftreten zwischen 3. und 12. bis zum 24. Lebensmonat.

Landolt-Ringe
Zur Sehschärfenprüfung verwendete Ringe unterschiedlicher Größe und Dicke, die an verschiedenen Stellen Aussparungen aufweisen, die durch den Prüfling zu erkennen sind. Standardverfahren bei Führerschein- und Gerichtsgutachten.

Landouzy-Sepsis
Akute Tuberkulosepsis mit meist letalem Verlauf bei Patienten unter Immunsuppression. Symptome sind ein schwerstes Bild mit hohem Fieber, Splenomegalie und Kopfschmerzen.

Landry-Paralyse
Paralysis spinalis ascendens acuta: Sonderform des *Guillain-Barré-Syndroms* (siehe dort) mit an den Beinen beginnender, schlaffer Lähmung, die sich bis zur Tetraparese ausweiten und bei Erreichen des C4-Segments zur Atemlähmung führen kann.

Landsteiner-Klassifikation
Gängigste Blutgruppenantigen-Klassifikation mit den Typen A, B, AB und 0.

Langerhans-Inseln
Endokrines Pankreas, Inselorgan: Produktionsort der Hormone Insulin (B-Zellen), Glucagon (A-Zellen) und Somatostatin (D-Zellen).

Langerhans-Zellen
Dendritische Zellen der Epidermis mit Phagozytosefähigkeit, die dem Monozyten-Makrophagen-System angehören und der Antigenpräsentation dienen.

Langerhans-Zellhistiozytose
Histiozytose X: Reaktiv-proliferative Erkrankung des Kindesalters mit Vermehrung der Langerhans-Zellen (Histiozyten). Unterscheidung in drei Entitäten: *Eosinophiles Granulom*, *Abt-Letterer-Siwe-* und *Hand-Schüller-Christian-Krankheit* (siehe dort).

Langer-Linien
Hautspaltlinien, die der natürlichen Bindegewebsstruktur der Haut entsprechen. Vorteil: Bei chirurgischen Hautschnitten entlang der Langer-Linien klaffen die Wundränder nicht so stark auseinander (daher z.B. reduzierte Narbenbildung).

Langhans-Zellen
1. Synzytiotrophoblast im Innern der Blastozyste
2. Riesenzellen mit randständigen Zellkernen in Tuberkulose-Granulomen.

(siehe auch S. 15)

Lanz-Punkt
Bei Appendizitis u. U. druckdolenter Punkt auf einer Verbindungslinie zwischen den beiden vorderen Spinae iliacae sup. im Bereich des Übergangs zwischen rechtem und mittlerem Drittel (weitere Appendizitiszeichen: *Blumberg* S. 154, *McBurney* S. 209, *Rovsing* S. 230, *Sitkowsky* S. 237).

Larrey-Spalte
Bindegewebig verschlossene, ventrale Muskellücke am sternokostalen Übergang des linksseitigen Zwerchfells. Neigt zu Hernienbildung und bildet Pforte zum Übertritt von Entzündungen aus dem Abdomen in den Thorax (und umgekehrt).

Lasegue-Zeichen
Meningismuszeichen: Auslösung von Schmerzen im Rücken durch Anheben der gestreckten Beine beim liegenden Patienten (siehe auch *Brudzinski- und Kernig-Zeichen*).

Lassa-Fieber
Infektionskrankheit, hervorgerufen durch ein Arenavirus (Lassa-Virus). Akutes fiebriges Krankheitsbild mit Fieberschwankungen, Brust-, Kopf- und Abdominalschmerzen, Konjunktivalinjektion, Myalgien, Verwirrtheit, Erbrechen und Diarrhoen. Fünf Tage nach Beginn eintretende Schleimhautblutungen.

Lauenstein-Projektion
Spezielle Röntgen-Aufnahme zur Darstellung des Hüftgelenks, bei der der Patient in Rückenlage im Hüftgelenk beugen und abduzieren muß. Indiziert u. a. bei Verdacht auf Schenkelhalsfrakturen, Hüftkopffehlstellung und Epiphysenlösung.

Laurence-Moon-Syndrom
Autosomal-rezessiv erbliches Fehlbildungssyndrom mit Retinitis pigmentosa, Hypogenitalismus, geistiger Retardierung und spastischen Paresen.

Laurén-Klassifikation
Histopathologische Einteilung der Differenzierungsgrade des Magen-Adenokarzinoms in einen intestinalen Typ (meist polypöses Wachstum und relativ gute Prognose) und einen diffusen Typ (infiltratives Wachstum und schlechte Prognose).

Leber-Optikusatrophie
Mitochondrial erbliche Optikusatrophie, die im 2.-3. Dezennium beginnt und meist beidseitig zu Sehstörungen mit zentralen Skotomen führt und fast ausschließlich Männer betrifft.

Ledderhose-Syndrom
Fibromatosis plantae: Fußkontraktur durch Sklerosierung der Plantaraponeurose mit Zehenbeugekontraktur, die der *Dupuytren-Kontraktur* (siehe dort) der Hand entspricht und v.a. alkoholabhängige Männer betrifft.

LeFort-Einteilung
Einteilung der Oberkieferfrakturen:

Le Fort I Querfraktur oberhalb der Zahnreihe mit Abriß des Alveolarfortsatzes

Le Fort II Fraktur der lateralen Kieferhöhlenwand, der Orbitaränder bis zur Nasenwurzel, durch die Fossa pterygopalatina und Processus pterygoideus unter pyramidaler Absprengung eines Knochenfragments

Le Fort III Fraktur mit kompletter Trennung des Mittelgesichts vom Schädel

Legg-Calvé-Perthes-Krankheit
Eine selbst ausheilende Osteonekrose der proximalen Femurepiphyse bei Kindern zwischen dem 4. und 8. Lebensjahr. Typische Abfolge mit Nekrose, Fragmentation, Reossifikation und Neubildung.

Legionärskrankheit
Infektionskrankheit durch Inhalation von Legionella pneumophila mit Wasser-Aerosolen (z.B. durch Klimaanlagen). Entwicklung einer Pneumonie mit trockenem Husten und Myalgien, die zu einer Organdestruktion führen kann (vgl. S. 112).

Leiden-FaktorV-Mutation
Im niederländischen Leiden erstbeschriebene Punktmutation auf dem für den Gerinnungsfaktor V kodierenden Gen führt dazu, dass dieser durch das sog. Aktivierende Protein C (APC) nicht mehr inaktiviert werden kann: „APC-Resistenz“ mit konsekutiv 5-fach erhöhter Thromboseneigung. Heterozygote Träger: 5 % der Bevölkerung.

Leishman-Donovan-Körperchen
Leishmania donovani (Parasiten) im Blutausstrich, in Leber und Niere von Patienten, die an Leishmaniasis (Kala-Azar) erkrankt sind.

Leishmaniasis
Parasitenbefall mit Leishmanien (s.o.), Flagellaten, die durch den Stich einer infizierten Sandmücke übertragen werden. Vorkommen in den Tropen und Subtropen, sowie im Mittelmeerraum. Es existieren verschiedene Formen: kutane, mukokutane und viszerale Form (Kala-Azar).

Leydig-(Zwischen-) Zellen
Perikapilläre Zellhaufen im interstitiellen Bindegewebe des Hodens, die – gesteuert über einen hypophysären Rückkopplungsmechanismus – v. a. Testosteron synthetisieren und in die Blut- und Lymphbahnen abgeben (vgl. *Sertoli-Zellen*).

Leydig-Zelltumor
Vom Hoden- bzw. Ovarialstroma ausgehender, in 90% der Fälle gutartiger Hodentumor, der durch Testosteron- und Östrogen-Produktion zu seinen Leitsymptomen Pseudopubertas praecox und Gynäkomastie führt.

Lennox-Gastaut-Syndrom
Myoklonisch-astatische Epilepsie. Den Petit-mal-Anfällen zugehöriges Krankheitsbild des Kleinkindalters (m>w), das durch Myoklonien und Zuckungen sowie darauf folgende plötzliche Tonusverluste mit Stürzen zu Boden charakterisiert ist (siehe auch S. 74).

Leopold-Handgriffe
Uteruspalpation zur Feststellung und gegebenenfalls Korrektur der Lage des Feten bei einer Hochschwangeren:

1. Handgriff:	Ertastung des Fundusstandes mit den Handinnenflächen
2. Handgriff:	Ertastung der Stellung des kindlichen Rückens (**R**ücken links: **1**. Stellung, Eselsbrücke **1 x R**; **R**ücken **r**echts: **2**.Stellung, Eselsbrücke: **2 x R**)
3. Handgriff:	Ballotement (Hin- und Herbewegen) des vorangehenden Teiles zur Unterscheidung von Schädel- und Beckenendlage
4. Handgriff:	Prüfung des Tiefertretens des vorangehenden Kindsteils oberhalb der Symphyse, zur Erkennung von Missverhältnissen zwischen Kopf und Becken
5. Handgriff:	Eine Hand auf der Symphyse, andere Hand auf dem kindlichen Kopf, ebenfalls zur Erkennung von Missverhältnissen zwischen Kopf und Becken

Leriche-Syndrom
Bifurkationssyndrom: Beckentyp der arteriellen Verschlusskrankheit im Bereich der Aortenbifurkation mit zunehmender Verlegung der Aa. iliacae communes. Frühsymptomatik: Sexualfunktionsstörungen und „kalte Beine“ mit Muskelschwäche.

Lesh-Nyhan-Syndrom
Seltene X-cromosomal-erbliche Gicht durch Fehlen der Hypoxanthin-Guanin-Phosphoribosyltransferase (dadurch Unterbrechung des Purinabbaus). Symptome sind mentale Retardierung, Neigung zur Selbstverstümmelung, Aggressivität, Hyperuricämie, Arthritiden und Nephritis.

Letterer-Siwe-Krankheit
In 50% der Fälle letal endende, disseminierte Verlaufsform der *Langerhans-Zellhistiozytose* (siehe dort) mit Beteiligung von Leber, Lunge und Knochenmark. Betroffen sind v. a. Kleinkinder im 1. und 2. Lebensjahr.

Lewy-Körperchen
Intrazytoplasmatische Einschlusskörperchen in melaninhaltigen Zellen des Gehirns (v.a. Locus coeruleus), die bei *Morbus Parkinson* (siehe dort) auftreten.

Leydig-Zellen
Testosteron produzierende Zellen im Interstitium des Hodens (siehe auch S. 34).

Lhermitte-Zeichen
"Elektrisches Kribbeln" entlang der Wirbelsäule als Zeichen eines zervikalen Traumas, eines Tumors oder der multiplen Sklerose, welches bei Flexion des Halses auftritt.

Libman-Sacks-Krankheit
Durch sytemischen Lupus erythematodes (SLE) hervorgerufene Endokarditis.

Lieberkühn-Krypten

Glandulae intestinales: Zwischen Dünn- und Dickdarmzotten finden sich Öffnungen zumeist unverzweigter, tubulärer Epitheleinsenkungen, die neben einer sekretorischen auch eine oberflächenvergrößernde Wirkung haben.

Li-Fraumeni-Syndrom

Durch Mutation des p53-Tumorsuppressorgens bedingtes familiäres Krebssyndrom, bei dem im Gegensatz zum *Lynch-Syndrom* (siehe dort) v. a. Kinder durch die Entstehung solider Tumoren (z. B. von Knochen, ZNS und Lunge) betroffen sind.

Lignac-Fanconi-Krankheit

Cystinose: Autosomal-rezessiv erbliche lysosomale Speicherkrankheit mit Cystin-Ablagerung in den Lysosomen v. a. der Niere, Lymphozyten und des Knochenmarks, sowie der Konjunktiven und Cornea (blickdiagnostisch wegweisend: Aufleuchten der eingelagerten Kristalle unter Spaltlampenlicht).

Lila-Krankheit

Dermatomyositis: Autoimmunerkrankung mit Beteiligung der Muskulatur und Haut, die sich v.a. periorbital und thorakal namensgebend weinrot verfärbt. Bei Kindern oft Coxsackie-B-Infektassoziation, im Senium abklärungsbedürtfige Paraneoplasie.

Linton-Nachlaßsonde

Birnenförmiger Einballon-Katheter, der sich der Kardiaregion des Magens optimal anpassen und durch Zug von außen zur Stillung dortiger Blutungen einen ausreichend großen Kompressionsdruck erzielen kann (vgl. *Sengstaken-Sonde*).

Lisch-Knötchenen

Gelblich-braune Erhebungen auf der Iris (melanozytische Harmatome) bei Patienten mit Neurofibromatose Typ I (*von Recklinghausen-Krankheit*, siehe dort).

Lisfranc-Gelenklinie

Articulationes tarsometatarseae: Gelenklinie zwischen Os cuboideum und Ossa cuneiforme einer- und den Ossametatarsalia andererseits, die neben der proximaleren *Chopart-Linie* (siehe dort) als Amputationslinie genutzt wird.

Little-Krankheit

Bilaterale angeborene spastische Lähmung durch intrauterine bzw. perinatale Asphyxie.

Littré-Drüsen

Drüsen der Urethra beim Mann, die Schleim produzieren. Die Mündungen befinden sich im distalen Abschnitt der Urethra. Sie entsprechen den *Skene-Drüsen* (siehe dort) bei der Frau.

Littré-Hernie

Zu einer Darmwandhernie divertikelartig ausgestülpte Wandanteile bei erhaltener Darmpassage. Gelegentlich Beteiligung des *Meckel-Divertikels* (siehe dort).

Löffler-Syndrom
Endokarditis mit Eosinophilie und fibroblastischer Verdickung des Endokards (siehe auch S. 43).

Löfgren-Syndrom
Akute Sarkoidose: Typische Trias aus bihilärer Lymphadenopathie, meist beidseitiger (Oligo-) Arthritis (am häufigsten der oberen Sprunggelenke) sowie Erythema nodosum. Daneben allgemeine Krankheitszeichen mit Fieber und Sturzsenkung (siehe auch S. 15).

Löhlein-Herdnephritis
Im Rahmen metastatischer Bakterienherde einer Endokarditis lenta auftretende herdförmige Glomerulonephritis.

Looser-Umbauzonen
Entmineralisierung des Knochens, die sich radiologisch meist durch zur Knochenlängsrichtung querverlaufende Aufhellungszonen manifestiert, zur Neigung zu Spontanfrakturen führt und bei Osteopathie und -malazie sowie Rachitis auftritt

Louis-Barr-Syndrom
Ataxia teleangiectasia: Phakomatose (neurokutanes Tumorsyndrom) mit autosomal-dominantem Erbgang, charakterisiert durch Ataxie, mentale Retardierung, Infektionsanfälligkeit und Teleangiektasien, manifestiert sich im Kindesalter.

Lown-Ganong-Levine-Syndrom (LGL)
Auf der Existenz zusätzlicher Leitungsbahnen (vgl. James-Bündel) beruhendes Präexzitationssyndrom mit verkürzter PQ-Zeit bei unauffälligem Kammerkomplex im EKG, das im Gegensatz zum *WPW-Syndrom* (siehe dort) keine Delta-Welle aufweist.

Lown-Klassifikation
Einteilung ventrikulärer Herzrhythmusstörungen in 5 Klassen (I-V) unter Berücksichtigung der Art ventrikulärer Extrasystolen (VES) und deren Häufigkeit:

Klasse 0: Keine Extrasystolen
Klasse I: Monomorphe (also im EKG gleichgeformte) VES, <30 VES / h
Klasse II: Monomorphe (also gleichem Fokus entspringende) VES, > 30 VES / h
Klasse IIIa: Polymorphe (also im EKG verschiedenförmige und somit -fokale) VES
Klasse IIIb: Bigeminus (1:1-Verhältnis zwischen Normalschlag und VES)
Klasse IV: Couplets (= IVa: 2 VES -) bzw. Triplets (= IVb: 3 VES hintereinander)
Klasse V: „R auf T"-Phänomen (in die T-Welle einfallende VES)

Ludwig-Angina (Angina ludovici)
Mundbodenphlegmone. Meist staphylo- oder streptokokkogene Entzündung der Mund- oder Zungenschleimhaut mit starken Schluckbeschwerden, schmerzhafter Zungenbewegung und massiver Mundbodenschwellung.

Luschka-Foramen
Apertura lateralis ventriculi quarti. Paarige Foramina für die Liquorkommunikation zwischen viertem Ventrikel und dem Subarachnoidalraum.

Lyell-Syndrom
"Hautverbrühungssyndrom" mit toxischer Epidermolyse und Blasenbildung, verursacht durch Medikamente oder Stapylokokken (SSSS staphylococcal scalded skin syndrome, siehe auch S. 100).

Lyme-Borreliose
Durch Zecken übertragene Infektion mit Borrelia burgdorferi, die sich v. a. durch Erythema migrans (zentrifugal ausbreitende Rötung mit zentraler Abblassung), *Herxheimer-Akrodermatitis* und *Bannwarth-Syndrom* (siehe jeweils dort) manifestiert.

Lynch-I-Syndrom
Hereditäres, nicht-polypöses kolorektales Karzinom (Erklärung siehe S. 50).

Lynch-II-Syndrom
Hereditäres, nicht-polypöses kolorektales Karzinom (Erklärung siehe S. 50).

Lyon-Hypothese
Theorie, nach der bei doppelt (z. B. bei Frauen) oder im Rahmen von numerischen Chromosomen-Aberrations-Syndromen (z. B. bei Klinefelter-Syndrom, siehe dort) mehrfach vorhandenen X-Chromosomen immer nur ein Gonosom genetisch aktiv ist.

Lyssa-Fieber
Rabies: Meist durch Hunde übertragene Tollwut-Virusinfektion, bei der es nach einer Inkubationszeit von 3 Wochen bis 3 Monaten (Dauer der endoneuralen Wanderung in die Großhirnrinde) zu Schlundkrämpfen, Speichelfluß und Atemlähmung kommt. Typisch ist eine sog. "Hydrophobie" mit Schluckunfähigkeit trotz qualvollen Durstes.

M m

Madelung-Deformität
Übermäßiges Wachstum der distalen Ulna mit seitlicher Fehlstellung der Hand in Richtung Radius.

Madelung-Fetthals
Lipomatosis cervicalis: Symmetrische Fettgewebshyperplasie an Hals, Nacken und Schulter.

Madura-Fuß
Aktinomyzetom, Eumyzetom: Granulationsgeschwulst nach Verletzung und subkutaner Infektion mit Pilzen und / oder Actinomyceten (siehe auch S. 104).

Maffucci-Syndrom
Chondrodysplasie-Hämangiom-Syndrom: Mesodermale Entwicklungsstörung mit präpubertärem Auftreten multipler innerer und äußerer Hämangiome, von palmaren und plantaren Enchondromen und einer Knochenchondromatose der Extremitäten.

Magendie-Foramen

Apertura mediana ventriculi quarti: Foramen für die Liquorkommunikation zwischen viertem Ventrikel und dem Subarachnoidalraum hinter der Pons.

Mahaim-Bündel

Akzessorische Reizleitungsbahn zwischen oberem und unterem His-Bündel, die zur Ausbildung eines Präexzitationssyndroms führen kann.

Maisonneuve-Fraktur

Sonderform der Weber-C-Fraktur (vgl. *Weber-Klassifikation*), bei der es neben den für Weber-C „üblichen" Syndesmosen- und Membrana-interossea-Rupturen zu einer hohen (subkapitalen!) Fibulafraktur kommt. Zusätzlich Innenknöchelfraktur.

Malgaigne-Beckenfraktur

Doppelte Vertikalfrakturierung des Beckenrings an Schambein und Articulatio sacroiliaca.

Mallory-Körperchen

Hyaline Köperchen aus Degenerationsprodukten im Zytoplasma der Hepatozyten bei Alkoholkrankheit (siehe auch S. 21).

Mallory-Weiß-Syndrom

Einriss der Mukosa im Bereich der Kardia des Magens infolge heftigen Erbrechens mit nachfolgender gastrointestinaler Blutung. Häufig bei chronisch alkoholkranken Patienten (vgl. *Boerhaave-Syndrom* S. 154).

Malpighi-Körperchen (Niere)

Corpuscula renalia. Aus der *Bowman-Kapsel* (siehe dort) mit dem zugehörigen Glomerulus bestehendes Nierenkörperchen, das der Bildung des Primärharns dient.

Malpighi-Körperchen (Milz)

Im Milzschnitt makroskopisch sichtbare stecknadelkopf-große, weißliche Knötchen, die Lymphfollikeln entsprechen. Zusammen mit den periarteriolären Lymphscheiden (PALS) bilden sie die sog. weiße Pulpa (im Gegensatz zur blutreichen roten Pulpa).

Malta-Fieber

Brucellose: Durch Brucella melitensis (vgl. *M. Bang*) hervorgerufene meldepflichtige Infektionskrankheit mit generalisierter Granulomatose, die Menschen und Tiere betreffen kann und sich v. a. durch Lebensmittel und als Berufskrankheit verbreitet.

Marcus-Gunn-Phänomen

Pupillenstörung, bei der die Pupille bei einer indirekten Beleuchtung stärker konstringiert als bei direkter Beleuchtung der Pupille bzw. Pupillendilatation des betroffenen Auges bei raschem Wechsel der Lichtverhältnisse. Vorkommen bei einseitiger Läsion des Nervus opticus.

Marchesani-Syndrom

Autosomal-rezessiv erbliches Krankheitsbild mit ektopen, abnorm kleinen und kugeligen Linsen (Mikro-Sphäro-Phakie), Brachyzephalie und -daktylie sowie Minderwuchs und Herzfehlbildungen.

Marchiafava-Bignami-Syndrom
Progressive alkoholische Demenz: Im Rahmen chronischen Alkoholkonsums akut (innerhalb von Tagen letal) bis chronisch auftretende Demyelinisierung des Balkens mit progredientem Persönlichkeitsabbau, Tremor, Spastik und Marasmus (Eiweiß-Energie-Mangelsyndrom).

Marfan-Syndrom
Autosomal-dominant erbliche Bindegewebserkrankung durch einen Defekt auf Chromosom 15 mit typischen Symptomen: Hochwuchs, Spinnenfingrigkeit, kardiovaskulären Veränderungen, Augendefomitäten u. a. (siehe auch S. 44 und 68).

Martin-Bell-Syndrom
Marker-X-Syndrom: Krankheitsbild mit auffälliger Gesichtsdysmorphie und Akromegalie, Hodenvergrößerung sowie Hyperaktivität bei geistiger Retardierung mit Sprachbehinderung welches v. a. beim männlichen Geschlecht auftritt.

Mayer-Schläfenbein-Aufnahme
Spezielle Röntgenaufnahme zur Darstellung von äußerem Gehörgang, Paukenhöhle, Mastoid und Kiefergelenk, bei der der Patient den an der Filmkassette anliegenden Hinterkopf um 45° zur kranken Seite drehen muß. Dazu 45°-Zentralstrahl-Anhebung.

McArdle-Krankheit
Glykogenose Typ V: Glykogenspeichererkrankung mit Monophosphorylase-B-Mangel und Akkumulation von Muskelglykogen. Typische Symptome sind Schmerz, Muskelsteifheit und frühe Muskelermüdung bei Belastung (siehe *Glykogenosen* auf S.182).

McBurney-Punkt
Schmerzhafter Druckpunkt bei Appendizitis. Lokalisation 2/3 der Strecke vom Nabel zur rechten Spina iliaca anterior superior. (weitere Appendizitiszeichen: *Blumberg* S.154, *Lanz* S.201, *Rovsing* S.230, *Sitkovsky* S.237).

McBurney-Wechselschnitt
Richtungswechselnde Haut- und Muskelschnitte im Rahmen einer Laparotomie z. B. zur Appendektomie die dem Faserverlauf der Mm. obliquus ext. und int. folgen.

McCune-Albright-Syndrom
Kombiniertes Krankheitsbild aus Fibröser Dysplasie (vgl. *Jaffé-Liechtenstein-Syndrom*), Café-au-lait-Flecken, nur bei Mädchen auftretender Pubertas praecox und Überfunktion verschiedener endokriner Organe.

McGinn-White-Syndrom
SI-QIII-Lagetyp: Die Rotation der Herzachse im Uhrzeigersinn bei akuter Rechtsherzbelastung (z. B. infolge Lungenembolie) führt vorübergehend zu tiefen S-Zacken in EKG-Ableitung I und tiefen Q-Zacken in Ableitung III.

Meckel-Divertikel
Überbleibsel der Verbindung zum Dottersack am Ileum, etwa 50 cm proximal der Iliozäkalklappe. Mögliche Ursache für Hämorrhagie oder Obstruktion im Darm.

Mees-Streifen

Leukonychie: Eine quergestreifte Weißfärbung der Nägel findet sich bei Arsen- und Thalliumvergiftungen, fieberhaften Erkrankungen sowie Verbrennung und Bestrahlung von Handrücken und Nagelmatrix (siehe auch S. 139 und 140).

Meibom-Drüsen

Glandulae tarsales: Am freien Augenlidrand mündende Talgdrüsen, die bei Abflußbehinderung zu Erbsengröße anwachsen (sog. Chalazion = Hagelkorn) und sich in der Regel schmerzfrei (im Gegensatz zum Hordeolum) entzünden können.

Meigs-Syndrom

Ätiologisch unklarer Symptomenkomplex mit meist rechtsseitigem Aszites und Pleuraerguß bei gutartigen Ovarialtumoren (v.a. -Fibrome) zumeist älterer Frauen. Liegt ein bösartiger Tumor vor, spricht man vom *Pseudo-Meigs-Syndrom* (siehe dort). Siehe auch S. 91.

Meissner-Plexus

Plexus submucosus: Parasympathischer Plexus der Submukosa des Magen-Darm-Traktes, gehört zum autonomen Nervensystem des Darms und reguliert die Peristaltik (Sympathikus: Peristaltik ↓, Parasympathikus: Peristaltik ↑; siehe auch *Auerbach-Plexus*).

Meissner-Tastkörperchen

Bekapselte Druckrezeptoren in Handinnenflächen und Fußsohlen, verbunden mit mehreren markhaltigen Nervenfasern.

Melkersson-Rosenthal-Syndrom

Ätiologisch unklarer Symptomenkomplex mit der Trias periphere Fazialisparese, Lingua plicata sowie Gesichts- und Schleimhautschwellungen (insbesondere Cheilitis granulomatosa = fibrosierende Lippenschwellung).

Mendel-Erbgesetze

1865 formuliertes, aus „Uniformitäts"-, „Spaltungs"- und „Unabhängigkeits"-Regel bestehendes Theoriekonstrukt zum Vererbungsmodus autosomaler, nicht gekoppelter Gene.

Mendel-Mantoux-Tuberkulinprobe

Dem Tine-Test überlegener Test zur Prüfung eines stattgefundenen Kontaktes mit Mykobakterien (inkl. *Bacille-Calmette-Guerin*, siehe dort), bei dem 0,1 ml Tuberkulin intrakutan injiziert wird. Positivität bei einer 6 mm überschreitenden Induration nach 48 h.

Menell-Zeichen

Test zur Überprüfung des Iliosakralgelenkes bei V.a. auf Sakroiliitis. Der Patient liegt am Liegenrand und läßt das randnähere Bein durch den Untersucher maximal in der Hüfte überstrecken, während er mit beiden Armen das kontralaterale Bein umfaßt und maximal beugt. Positivität bei Kreuzschmerzen.

Ménétrier-Riesenfaltengastritis

Diffuse hypertrophische Gastritis mit Entwicklung einer Protein-Malabsorptions-Enteropathie.

Méniere-Krankheit
Endolymphstörung und Hydrops des Labyrinths mit Tinnitus, progressivem Gehörverlust, Schwindel und Druckgefühl in den Ohren.

Merkel-Tastscheiben
Flächige Nervenendigungen im Stratum basale der Epidermis, die als Mechanorezeptoren v. a. im Bereich der Hand- und Fußflächen sowie in Haarscheiden vorkommen.

Merseburger Trias
Symptomkomplex mit Struma, Exophthalmus und Tachykardie bei *M. Basedow* (siehe dort).

Meulengracht-Krankheit
Siehe Gilbert-Meulengracht-Syndrom.

Meyer-Weigert-Regel
Kommt es zur doppelten Anlage von Ureteren auf einer Seite, so ist der kranial in die Blase mündende Ureter dabei stets mit dem kaudalen Nierenbecken und der kaudal mündende mit dem kranialen Nierenbecken verbunden. Die Ureteren kreuzen also.

Michaelis-Raute
Im Sakralbereich der Frau oberflächlich sichtbare Rautenfigur, aus deren Form die Beckengröße abgeschätzt werden kann. Normalbefund ist eine quadratische Raute, eine längs spitz ausgezogene Raute dagegen weist auf ein verengtes Becken hin. Bei platt-rachitischem Becken zeigt sich eine Drachenform.

Mikulicz-Syndrom
Schmerzlose Tränen- und Mundspeicheldrüsenschwellung, die als paraneoplastisches Syndrom bei malignen Lymphomen, als reaktive lymphatische Hyperplasie bei Entzündungen und im Rahmen von Sialosen vorkommt.

Mikulicz-Traglinie
Bei der Konstruktion dieser Linie wird das Hüftkopfzentrum mit der Fersenauftrittsfläche verbunden, so dass die Resultierende im Normalfall das Kniegelenk mittig kreuzt. Beim Genu varum kommt es jedoch zur Verlagerung zum medialen Gelenkpalt hin, beim Genu valgum entsprechend zur Lateralverschiebung.

Miller-Fisher-Syndrom
Siehe Fisher-Syndrom.

Milkman-Syndrom
Tubuläre renale Phosphat-Reabsorptionsstörung mit Knochenentkalkung und oftmals symmetrischen Ermüdungsbrüchen.

Milwaukee-Korsett
Auf einem Beckenkorb basierendes „Aktiv"-Korsett, von dem aus rückenseitig zwei und bauchseitig ein Metallstab nach kranial führen, die unter dem Kinn in eine halsumspannende „Mahnpelotte" münden, die eine aufrechte Haltung erzwingt.

Minimata-Krankheit
Neurologische Manifestation einer Quecksilbervergiftung (beobachtet bei den Einwohnern von Minamata / Japan durch Ingestion quecksilberhaltiger Abwässer in Meeresfrüchten) mit Verlust des Sehvermögens, Parästhesien, Tremor, Ataxie, Schwitzen, Hypersalivation und mentalen Störungen.

Mirizzi-Syndrom
Symptomatik mit schmerzlosem Ikterus bei Ductus-choledochus-Stenose im Rahmen einer Cholelithiasis, die differezialdiagnostisch einem Gallenwegs- oder Pankreas-Malignom ähnelt (vgl. S. 25).

Mobitz-I-AV-Block II.°
Wenckebach-Periodik, AV-Block II.° Typ I: Die Überleitung von den Vorhöfen auf die Kammern und damit die PQ-Zeit wird von Aktion zu Aktion immer länger, bis eine Vorhofaktion schließlich überhaupt nicht mehr auf die Kammern übergeleitet wird.

Mobitz-II-AV-Block II.°
Mobitz-Periodik, AV-Block II.° Typ II: Die Vorhofaktionen erfolgen regelmäßig, aber abhängig vom im Einzelnen vorliegenden Blockierungsverhältnis (meist 2:1 oder 3:1) wird erst jede 2., 3. oder X. Vorhofaktion auf die Kammern übergeleitet.

Mönckeberg-Mediasklerose
Durch ätiologisch unklare Medianekrosen in Extremitätenarterien kommt es zu spangenförmigen Verkalkungen, die zum charakteristischen Bild der sog. Gänsegurgelarterie führen. Intima und Gefäßlumen sind dabei nicht betroffen.

Moll-Drüsen
Glandulae ciliares: Modifizierte apokrine Schweißdrüsen mit der Mündung am Lidrand in den Haarbälgen der Wimpern.

Mondor-Krankheit
Thrombophlebitis der Brustwandvenen mit nachfolgender Sklerose, zu verwechseln mit tumorösen Prozessen.

Mongolen-Fleck
Rückbildungsfähige, meist im Sakral- oder Schulterbereich sowie im 1. oder 2. Trigeminus-Versorgungsgebiet auftretende Melanozytenansammlungen des Koriums, die einen blau-grauen Pigmentfleck generieren. Betroffen sind v. a. asiatische Kinder.

Monroi-Foramen
Foramen interventriculare: Foramen für die Liquorkommunikation zwischen den Seitenventrikeln und dem 3. Ventrikel.

Monteggia-Luxationsfraktur
Fraktur der proximalen Ulnadiaphyse mit Luxation des Radiusköpfchens.

Montgomery-Drüsen
Glandulae areolares mammae: Kleine apokrine Drüsen im peripheren Bereich des Brustwarzenhofs.

Moro-Reflex
Frühkindlicher Umklammerungsreflex mit einer schnellen Abduktions- und Umklammerungsbewegung der Arme nach entsprechendem Stimulus. Auslösbar bis zum 6. Lebensmonat, späteres Vorhandensein deutet auf eine zerebrale Schädigung hin.

Morquio-Brailsford-Syndrom
Mukopolysaccharidose Typ IV: Kennzeichnend sind Minderwuchs, Hornhauttrübungen, Hyperelastizität der Gelenke und diverse Skelettdeformitäten.

Morton-Neuralgie
Metatarsalgie. Neuralgie im Bereich des zweiten und dritten Os metatarsale verursacht durch die Bildung kleiner Neurome.

Morvan-Syndrom
Syringomyelie mit progressiven schmerzlosen Eiterungen an den Fingern aufgrund trophischer Veränderungen.

Moschkowitz-Krankheit
Thrombotisch-thrombozytopenische Purpura (TTP): Thrombotische Mikroangiopathie mit konsekutiv akutem Nierenversagen, Hämolyse und neurologischer Symptomatik (Epilepsie, Aphasie, Erblindung etc.). Betrifft v.a. Frauen im 3. Dezenium (vgl. *HUS* S. 30).

Müller-Gang
Ductus paramesonephricus. Embryonaler Geschlechtsgang, entwickelt sich zu Fimbrien, Tuben, Uterus und Vagina bzw. zum Appendix testis und Prostataschlauch.

Müller-Stützzellen
Neurogliazellen der Retina mit Unterstützungsfunktion.

Münchhausen-Syndrom
Neurose eines Patienten, der durch falsche anamnestische Angaben und vorgetäuschte Symptome eine Behandlung erreichen möchte.

Munroe-Mikroabszess
Bei Psoriasis beschriebene Ansammlung neutrophiler Granulozyten unterhalb des Stratum corneum.

Murphy-Zeichen
Sistieren der Atmung bei tiefer Inspiration durch Druckschmerz bei der Palpation einer entzündeten Gallenblase.

Musset-Zeichen
Pulssynchrones Nicken des Kopfes bei vorliegender Aorteninsuffizienz.

n

N

Naboth-Eier (Ovula Nabothi)
Schleimgefüllte, weißlich-gelbe Retentionszysten in der Transformationszone der Zervixoberfläche, die durch Überwachsen von Drüsenausführungsgängen der Zervixschleimhaut mit Plattenepithel entstehen.

Naegele-Regel
Verfahren zur Bestimmung des voraussichtlichen Geburtstermins:

(1.Tag der letzten Menstruation) - (3 Monate bzw. 90 Tage) + (7 Tage)

Naegeli-Syndrom
Dermatitis pigmentosa reticularis. Autosomal-dominant erbliches, frühkindliches Fehlbildungssyndrom mit generalisierter Hyperpigmentierung, palmo-plantarer Keratose und Hypohidrose sowie variablen Nagel- und Zahnanomalien.

Neer-Einteilung
Klassifikation von Humeruskopffrakturen nach topographischer Lage und Ausmaß in **6 Gruppen** (**I:** Minimaltrauma, **II:** Collum anatomicum, **III:** Collum chirurgicum, **IV:** Tuberculum major, **V:** Tuberculum minor, **VI:** Kombinierte Luxationsfrakturen).

Negri-Körperchen
Bei Lyssa-Fieber (Tollwut): Intrazelluläre eosinophile Einschlußkörperchen mit basophiler Binnenstruktur, die v. a. in der Kleinhirnrinde und Ammonshornformation auftreten (vgl. *Lyssa-Fieber* S. 205).

Nehb-Ableitungen
Bipolare Brustwandableitungen, die durch die Projektion der Erregungsausbreitung im sog. „kleinen Herzdreieck“ wichtige Zusatzinformationen zur Beurteilung der Herzhinterwand liefern:

Nehb „D“ (dorsal):	Ableitung zwischen II. costo-sternalem Übergang und Rücken
Nehb „A“ (anterior):	Ableitung zwischen II. costo-sternalem Übergang und Herzspitze
Nehb „I“ (inferior):	Ableitung zwischen Rücken und Herzspitze

Neisser-Polkörperchenfärbung
Spezialfärbung zur bläulich-schwarzen Darstellung des charakteristischen („Ernst-Babes“-) Polkörperchens im hellbraun erscheinenden Corynebacterium diphtheriae.

Netherton-Syndrom
Autosomal-rezessiv erblicher Aminosäurenstoffwechsel-Defekt mit kongenitaler Ichthyose („Fischschuppenkrankheit“) der Haut, auf der sich später girlandenförmige Erhebungen mit Randerythem bilden. Zudem spezifische Haarveränderungen und Atopieneigung.

Newcastle-Krankheit
Atypische Geflügelpest: Zoonose durch Paramyxovirus, kann beim Menschen eine follikuläre Konjunktivitis verursachen.

Nicolas-Durand-Favre-Krankheit
Lymphogranuloma venerum: Exsudative Vergrößerung der inguinalen Lymphknoten, hervorgerufen durch eine Infektion mit Chlamydien der Gruppen L1 bis L3.

Nicoladoni-Israel-Branham-Zeichen
Branham-Zeichen. Kompression von arteriovenösen Fisteln oder Aneurysmata führt zu reflektorischer Bradykardie.

Nieman-Pick-Krankheit (Morbus Niemann-Pick)
Autosomal-rezessiv erblicher Mangel an Sphingomyelinase mit der Folge einer Akkumulation von Sphingomyelin. Typische Anzeichen sind Hepatosplenomegalie, Anämie, progressive mentale Störungen, Lymphadenopathie und ein früher Todeseintritt (vor dem 3. Lebensjahr, siehe auch S. 56).

Nikolski-Phänomen
Blasenbildung durch Druck auf die Haut oder Verschieblichkeit der Blasen in der Epidermis, die bei *Pemphigus vulgaris* oder *Lyell-Syndrom* (siehe dort) vorkommt.

Nissl-Schollen
Große, basophile Aggregationen des rauen endoplasmatischen Retikulums im Zellkörper und in Dendriten von Neuronen. Verschwinden bei Schädigung des Nervs.

Non-Hodgkin-Lymphome
Heterogene Gruppe von malignen Lymphomen (vgl. *Kiel-Klassifik.*), die meist von B-, aber auch von T-Lymphozyten ausgehen, v. a. Lymphknoten betreffen und häufiger als *M. Hodgkin* (siehe dort) durch Befall extralymphatischer Organe generalisieren.

Nonne-Froin-Syndrom
Sog. Sperr- / Stopliquor: Bei Behinderung der Liquorzirkulation zumeist infolge intraspinaler Raumforderungen auftretende Eiweißvermehrung („Albumino-zytologische Dissoziation“) im spontan gerinnenden, xanthochromen Liquor.

Nonne-Marie-Heredoataxie
Olivo-ponto-zerebelläre Atrophie: Aut.-dom. erbl. Syndrom des 4. Dezenniums mit Degeneration des Kleinhirns und seiner Projektionsbahnen. Neben zerebellärer Ataxie sind „Löwenstimme“, Affektinkontinenz, Demenz und Hirnnervenbeteiligung typisch.

Noonan-Syndrom
Pseudo-Ullrich-Turner-Syndrom: Fehlbildungssyndrom phänotypisch dem Ullrich-Turner-Syndrom ähnlich, jedoch ohne chromosomale Aberration. Typischer Symtomkomplex mit angeborenen Herzfehlern, eingeschränktem Hörvermögen, möglicher mentaler Retardierung und z.T. eingeschränkter Gonadenfunktion und weiteren Symptomen.

Norrie-Warburg-Syndrom
X-chromosomal-rezessiv erbliche, seltene Erkrankung mit Blindheit, Gefäßerkrankungen, Retinaabnormitäten, Mikrophthalmie, Schwerhörigkeit und möglicher mentaler Retardierung. Tritt ausschließlich bei Männern auf.

O

Oddi-Sphinkter
Musculus sphincter ampullae hepatopancreaticae: Ringmuskel im Bereich der *Vater´schen Papille* (siehe dort) an der Mündung des pankreatischen *Wirsung-Ganges* (siehe dort) in das Duodenum mit antirefluxiver Wirkung.

Ödipus-Komplex
Abnormale sexuelle Liebe eines Kindes zu einem Elternteil des anderen Geschlechts, klassischerweise die Liebe des Sohnes zur Mutter.

Ogilvie-Syndrom
Akute Pseudoobstruktion des Darmes mit einer Dilatation v.a. des Kolons aufgrund von Elektrolytstörungen, auch ausgelöst durch Stress.

Oguchi-Syndrom
Autosomal-rezessiv erbliche Nachtblindheit, v.a. bei Kindern in Japan.

Oppenheim-Krankheit
Siehe Thomson-Myotonie.

Oppenheim-Zeichen
Pyramidenbahnzeichen, auslösbar durch Bestreichen der Tibiakante, weitere Erklärungen siehe *Babinski-Zeichen.*

OPSI-Syndrom
Overwhelming-post-splenectomy-infection: Häufig letal endende, foudroyante Sepsis v. a. des Kleinkindalters zumeist durch Pneumokokken und Haemophilus influenzae nach Immunschwächung durch Splenektomie und nicht erfolgter Impfung.

Ormond-Syndrom
Retroperitonelafibrose, *Gerota-Fasziitis* (siehe dort): Progredient fibrosierende Ummauerung und Kompression retroperitonealer Gefäße, Nerven, Ureteren und Nierenanteile, die idiopathisch oder im Rahmen von Raumforderungen auftritt.

Ortner-Syndrom I
Kompression des linken N. recurrens durch Expansion des linken Vorhofs (z.B. durch Mitralstenose) oder Erweiterung der A. pulmonalis sin. mit konsekutiver linksseitiger Kehlkopflähmung und Heiserkeit.

Ortner-Syndrom II
Claudicatio intermittens abdominalis: Progredienter v.a. arteriosklerotischer Verschluß mindestens einer Viszeralarterie mit anfangs postprandialer (Stad. II), später auch dauerhafter Schmerzsymptomatik (Stad. III) bis hin zur Darmgangrän (Stad. IV).

Ortolani-Test
Mittlerweile obsoleter Test zur Diagnose einer angeborenen Hüftdysplasie bei Neugeborenen mit fühlbarem Einschnappen des luxierten Femurkopfes bei Bewegung des in der Hüfte gebeugten, leicht adduzierten und innenrotierten Beines in eine Position der maximalen Abduktion und Außenrotation.

Osgood-Schlatter-Krankheit
Siehe Schlatter-Osgood-Krankheit.

Osler-Knötchen
Arteriolitis toxischer Genese mit Gefäßwandnekrosen und Blutungen im Bereich der Fingerkuppen und Zehen, typisches Zeichen bei Endokarditis lenta.

Osler-Rendu-Weber-Krankheit
Autosomal-dominant erbliche angiodysplastische Phakomatose, bei der es zu charakteristischem Nasenbluten aus angiomatösen Teleangiektasien kommt, die im Bereich aller Organe und Schleim- / Häute (Lippen!) in Form kleiner, rotbrauner Knötchen vorkommen.

Ott-Zeichen
Maß für die Beweglichkeit der Brustwirbelsäule: Vom Dornfortsatz C7 aus wird in aufrechtem Stand ein 30 cm kaudal liegender Punkt markiert. Bei maximaler Vorwärtsbeugung sollte sich diese Längendifferenz um mindestens 8 cm vergrößern.

Ouchterlony-Test
Radialer Doppelimmundiffusionstest: Auf der Analyse des Reaktionsmusters zweier auf eine Agarplatte aufgebrachter Antigene gegenüber einem Antiserum basierender Test, der das Verwandtschaftsverhältnis der eingesetzten Antigene offenbart.

Owren-Krankheit
Parahämophilie, Mangel an Gerinnungsfaktor V.

P

Pacchioni-Granulationen
Foveolae granulares, Arachnoidalzotten: In die medianen venösen Sinus ragende, bäumchenartige Arachnoidea-Ausstülpungen, durch die der Liquor des Subarachnoidalraums wieder in das venöse Blutsystem resorbiert wird.

Pätau-Syndrom
Trisomie 13: Komplexes Fehlbildungssyndrom mit infauster Prognose. Neben Herzfehlern, Zystennieren und Hexadaktylie Schädel- und Kopforgan-Anomalien (u. a. Arhinenzephalie und Gesichtsdysmorphie mit Lippenkiefergaumenspalte).

Paget-Krankheit
Osteitis deformans: Chronische Enzündung der bzw. mit Beteiligung der Knochen bei älteren Patienten, häufig mit Paramyxovirusinfektion assoziiert. Typische Symptome sind Beschwerden in den betroffenen Regionen z.T. mit Deformationen und Frakturen.

Paget-Krankheit (Morbus Paget, Gynäkologie)
Karzinom der milchführenden Gänge der Brust.

Paget-von-Schroetter-Syndrom
Effort-Thrombose: Zumeist durch sportliche Überanstrengung (z. B. Tennis) oder venöse Abflußbehinderung bedingte schmerzhafte Spontanthrombose der Vv. subclavia oder axillaris mit livid-zyanotischer Armverfärbung und -Schwellung.

Pancoast-Syndrom (Pancoast-Tumor)
Apikal gelegenes Bronchialkarzinom, invasiv wachsend mit Übergriff auf den Plexus cervicalis, verursacht ein *Horner-Syndrom* (siehe dort).

Pandy-Reaktion
Bedside-Test zur Diagnose einer pathologischen Konzentrations-Steigerung der Liquor-Globuline durch deutliche Opaleszenz, Trübung oder Fällung nach Zugabe von 1 ml H_2O-gesättigten Phenols („Pandy-Reagenz") zu gewonnenem Liquor.

Paneth-Körnerzellen
Sekretorische Zellen an der Basis von Lieberkühnschen Krypten des Darmes.

Papanicolaou-Färbung
Aus einer Kombination von Kern- und Plasmafärbung bestehende Spezialbehandlung der durch Portio- und Zervixkanalabstrich gewonnenen Zellen zur präventiven Zytodiagnostik. Beurteilt werden Kernstruktur, Karyopyknose- und Eosinophilieindex.

Papanicolaou-Einteilung
Zytodiagnostische Klassifikation zur Früherkennung möglicherweise entartender Transformationsprozesse im Bereich der Portio und Zervix:

PAP I:	Regelrechtes Zellbild mit typischen Superfizialzellen
PAP II:	Noch normales Zellbild mit entzündlichen und degenerativen Veränderungen
PAP III:	Suspektes Bild mit Notwendigkeit einer Knipsbiopsie
PAP IIID:	Leichte bis mittelschwere Dysplasie mit Dyskariosen (Quartalskontrollen!)
PAP IV:	Konisationspflichtige schwere Dysplasie (IVa) bzw. V. a. Mikrokarzinom (IVb)
PAP V:	Invasives Karzinom

Pappenheim-Färbung
Panoptische Kontrastfärbung: Gebräuchlichste Färbemethode des Blutausstrichs unter Verwendung von May-Grünwald- und Giemsa-Lösung.

Pardée-Q
Das eindeutigste Zeichen eines früher abgelaufenen Myokardinfarktes ist die verbreiterte, tiefe Q-Zacke oder das Infarkt-Q (= *Pardée-Q*, vgl. S.6) in einer oder in mehreren zusammengehörigen Ableitungen (z. B. III).

Parinaud-Syndrom
Zu den Vierhügelregion-Syndromen zählendes Hirnstammsyndrom, bei dem es neben einem Nystagmus zu einer ipsilateralen, vertikalen Blickparese durch Affektion des N. oculomotorius-Kerngebiets kommt. Teilweise zusätzlich Mydriasis und Ptose (siehe auch S. 70).

Parkinson-Krankheit (Morbus Parkinson)
Paralysis agitans: Neurologische Erkrankung bei Degeneration der dopaminergen Neurone der Substantia nigra. Charakteristische Symptome sind ein niederfrequenter Ruhetremor, Muskelschwäche, Rigor, „schlurfender" Gang, maskenhaftes Gesicht (Akinese) und häufig Depressionen (siehe auch S. 71).

Parkland-Formel
Siehe Baxter-Regel.

Parkkulainen-Klassifikation
Einteilung vesikoureteraler Refluxe gemäß ihrer Ausprägung im Miktionszystourethrogramm:

Grad I: Leichter Reflux im distalen Ureterbereich (ohne Dilatation)

Grad II: Reflux bis zum Nierenbeckenkelchsystem (ohne Dilatation)

Grad III: Wie II, aber mit leichter Dilatation von Ureteren und Nierenbecken

Grad IV: Dilatation und Schlängelung sowie Kelcherweiterung und -verplumpung

Grad V: Aufhebung der Kelchstruktur, Papillenimpressionen verstrichen

Therapeutische Option ab Grad II-III: *Politano-Operation* (siehe S. 223)

Parrot-Kaufmann-Syndrom
Hereditäre Achondroplasie, Chondrodystrophie: Aufgrund fehlender Knorpelwachstumszonen gestörte Knorpelbildung mit durch stark verzögerte enchondrale Ossifikation bedingtem disproportioniertem Minderwuchs.

Parrot-Narben
Stigma der konnatalen Syphilis: Oberflächliche, weiße Narben im Bereich ehemaliger luetischer Mundwinkelrhagaden (siehe auch S. 98).

Parrot-Pseudoparalyse
Wegner-Krankheit, Osteochondritis syphilitica: Erstmanifestation der konnatalen Syphilis mit schlaff herunterhängendem Arm aufgrund einer luetischen Epiphysenlösung im Säuglingsalter (vgl. S. 98).

Pasteur-Impfung
Verabreichung des zur Schutzimpfung gegen Tollwut (vgl. *Lyssa-Fieber*) chemisch inaktivierten und in humanen, diploiden Zellkulturen gezüchteten Tollwut-Virus „fixe". Impfung präexpositionell bei Risikogruppen bzw. postexpositionell.

Pasteurisierung
Schonende Erwärmung hitzeempfindlicher Flüssigkeiten (z.B. Milch) zwecks Abtötung vegetativer Bakterienformen (v.a. Staphylo- und Streptokokken, Salmonellen, Mykobakterien und Brucellen). Anschließend rasches Abkühlen und kühle Lagerung (vgl. „MILCH" auf S. 107).

Paul-Bunnell-Reaktion
Durch serologische Methoden weitgehend abgelöstes Verfahren zum Nachweis heterophiler Antikörper durch Agglutination mit Schafserythrozyten als Hinweis auf eine *Ebstein-Barr-Virus-Infektion* (siehe dort). Positivität bei Titern von mind. 1:64.

Pautrier-Mikroabszess
Beim kutanen *Non-Hodgkin-Lymphom* (siehe dort) vom Typ „Mycosis fungoides" ab dem infiltrativen Stadium darstellbare Ansammlung atypischer T-Lymphozyten (sog. Lutzner- und Sézary-Zellen) in der Epidermis.

Pauwels-Klassifikation

Einteilung der medialen Schenkelhalsfrakturen nach dem Winkel, den die Frakturebene im a.p.-Röntgenbild mit der Horizontalen bildet:

Grad I: Winkel < 30°.
Kaum Scherkräfte, somit gute konservative Heilungstendenz.

Grad II: Winkel 30 – 50°

Grad III: Winkel > 50°. Starke Scherkräfte, somit instabile Fraktur.

Pawlow-Reflex

Klassische Konditionierung, Signallernen: Die wiederholte, gleichzeitige Darbietung neutraler (z.B. Glockenton) und unbedingter Reize (z.B. Futter) führt dazu, dass auch die singuläre Präsentation des ursprünglich neutralen Reizes die unbedingte Reaktion (z.B. Speichelfluß) des unbedingten Reizes auslöst.

Payr-Thrombosezeichen

Druckdolenz der plantaren Muskulatur der Innenseite weist auf Thrombose oder tiefe Unterschenkel-Beinvenen-Phlebitis.

Payr-Meniskuszeichen

Innenmeniskusläsionen führen zu medialseitiger Schmerzsymptomatik im Schneider- bzw. Yoga-Sitz.

Pearl-Index (PI)

Beurteilungsmaß für die Zuverlässigkeit kontrazeptiver Methoden, das die Anzahl ungewollter Schwangerschaften auf 100 Frauenjahre (FJ) angibt (100 FJ entsprechen der Anwendung einer Methode von 100 Frauen über 1 Jahr). PI ohne Schutz: 60 – 90.

Pel-Ebstein-Fieber

Fieber bei *M. Hodgkin* (siehe dort) mit periodisch wiederkehrenden Fieberschüben, die drei bis zehn Tage dauern, unterbrochen durch afebrile Zeiten etwa derselben Länge.

Pelger-Huët-Anomalie

Autosomal-dominante Erbkrankheit mit Anomalien der Neutrophilen Granulozyten. Die Kernform erscheint zweilappig oder als Stäbchen. Die Erkrankung zeigt keine Symptome.

Pellegrini-Krankheit

Ossifikation des medialen Kollateralbands des Kniegelenks nach einem Trauma. Symptome sind Druckschmerz und Verhärtung mit eventueller Funktionseinschränkung.

Perna-Krankheit

Meist beruflich bedingte Perchlornaphthalin-Exposition: Verursacht v.a. Chlorakne (Komedonen, follikuläre Hyperkeratosen und Abszesse) an exponierten Haut-Arealen.

Perthes-Calvé-Legg-Krankheit

Siehe Calvé-Perthes-Krankheit.

Perthes-Test
Überprüfung der Durchgängigkeit tiefer Beinvenen: Nach Anlage einer proximalen Staubinde wird der Patient zum Umhergehen aufgefordert. Bei suffizienten Venen-Verhältnissen werden vorher prall gefüllte Varizen mittels Muskelpumpe entleert.

Petrussa-Score
Abschätzung der Reife und des Gestationsalters Neugeborener anhand 5 äußerer Kriterien (Ohrknorpel, Haut, Lanugohaare, Labien / Hoden, Fußsohlen) mit Vergabe von jeweils maximal 2 Score-Punkten, deren Summe nach Addition von 30 die Gestationswoche ergibt (vgl. *APGAR-Schema*, S.95).

Peutz-Jeghers-Syndrom
Autosomal-dominante Erbkrankheit mit Auftreten von verstärkter perioraler Melaninpigmentation und Vorkommen von proximalen intestinalen Polypen (Hamartome). Die Patienten fallen vornehmlich durch Obstipation und eventuell Blutungen auf. Mit der Krankheit geht ein Risiko von 2 % für die Entwicklung eines intestinalen Adenokarzinoms einher (siehe auch S. 18).

Peyer-Plaques
Lymphatische Aggregationen in der Mukosa und Submukosa des proximalen Ileums, gegenüber des Ansatzes des Mesenteriums lokalisiert. Gehören zur Gruppe der MALT (mucosa associated lymphatic tissue).

Peyronie-Krankheit
Fibrose der Corpora cavernosa des Penis, die Schmerzen und Verformung bei der Erektion verursachen kann.

Pfannenstiel-Querschnitt
Suprapubischer Unterbauchschnitt, der aus kosmetischen Gründen etwa 5 cm oberhalb der Symphyse mit Durchtrennung von Haut, Unterhautgewebe und Faszien der Mm. recti abd. sin. und dext. erfolgt. Üblich u.a. bei Schnittentbindungen.

Pfeiffer'sches Drüsenfieber (Morbus Pfeiffer)
Mononucleosis infectiosa: Infektionserkrankung durch *Epstein-Barr-Virus* (siehe dort), auch aufgrund des Übertragungsweges "kissing disease" oder Studentenkrankheit genannt. Typische Zeichen sind Fieber, Kopf- und Gliederschmerzen, Lymphknotenschwellungen und Milz- (mit Gefahr der Milzruptur) und evtl. auch Lebervergrößerung (siehe auch S. 116 und 118).

Philadelphia-Chromosom
t (9;22), also die Translokation von Teilen des Chromosoms 22 auf das Chromosom 9 führt zur Entstehung des sog. Philadelphia-Chromosoms, das in über 90 % der Fälle bei chronisch myeloischer Leukämie (CML) gefunden wird.

Phrygische Mütze
Die Phryger bildeten in der Antike ein selbständiges Reich in Kleinasien und trugen eine kegelförmige Mütze mit nach vorne hängender Spitze, deren Form der einer abgeknickten Gallenblase entspricht, die Schwierigkeiten bei der sonographischen Abgrenzung gegenüber einer Gallenblasen-Septierung bereiten kann.

Pica-Syndrom
Frühkindliche Essstörung, bei der – unabhängig von der jeweiligen Genießbarkeit – auch über das zweite Lebensjahr hinaus „alles“ in den Mund genommen und verschluckt wird (Ileusgefahr!). Die Erkrankung findet sich häufig bei Hospitalismus und Psychosen (siehe auch S. 77).

M. Pick
Präsenile Demenz bei Atrophie des Frontal- und Temporallappens des Großhirns. Auftreten zwischen dem 40. Und 60. Lebensjahr mit progressivem Rückgang von Intellekt, Erinnerung, Emotionen, Sprache und Orientierung im Laufe von Monaten bis Jahren.

Pickwick-Syndrom
An C. Dickens Romanfigur Little Joe aus „Pickwicker“ angelehnte Bezeichnung eines kardiopulmonalen Krankheitsbildes massiv adipöser Patienten mit Schlafapnoesyndrom infolge alveolärer Hypoventilation durch exzessive Fettablagerungen im Bereich der Lungen.

Pierre-Robin-Syndrom
Siehe Robin-Syndrom.

Pilon-tibiale-Fraktur
Intraartikuläre Stauchungsfraktur durch axiale Gewalteinwirkung auf das Tibiaplateau mit Spongiosa- und bei Kindern häufig Epiphysenfugenbeteiligung.

Piringer-Kuchinka-Syndrom
Vorübergehende Schwellung der cervicalen und nuchalen Lymphknoten ohne Fieber oder Beeinträchtigung des Allgemeinbefindens, die auf Toxoplasmose zurückzuführen ist.

Pivot-Shift-Test
Der Untersucher staucht und innenrotiert das betroffene Bein mit der einen Hand, während er mit der anderen einen Valgisierungsstreß auf das 40° gebeugte Kniegelenk ausübt. Bei vorderer Kreuzbandruptur kommt es zu einer spürbaren und schmerzhaften Verschiebung des Tibiaplateaus nach dorsal.

Plaut-Vincent-Angina
Bei älteren Kindern auftretende, einseitige, schmierig grau-grünlich ulzerierende, durch Fusobacterium fusiforme und Treponema vincenti hervorgerufene Tonsillitis mit Schluckbeschwerden und Foetor ex ore, aber relativ gutem Allgemeinbefinden.

Plummer-Vinson-Syndrom
Schluckbeschwerden, Glossitis und Mundwinkelrhagaden bei Eisenmangel. *DD Hunter-Glossitis* (siehe S. 190).

POEMS-Komplex
Aus den Anfangsbuchstaben der häufigsten Paraneoplasien zusammengesetzter Symptomenkomplex: **P**olyneuro- und Myopathie, **O**rganomegalie (meist Leber und Milz), **E**ndokrinopathie, **M**-Dysglobulin-Gradient und **S**kin-changes (Hautveränderungen wie Hyperpigmentierung und –hidrose).

Politano-Leadbetter-Operation

Uretero-Zysto-Neostomie: Antirefluxive Neueinpflanzung des distalen Ureters in einen endoskopisch geschaffenen, 3 – 5 cm langen submukösen Tunnel der Harnblase bei vesikoureteralem Reflux ab Grad III nach *Parkkulainen* (siehe dort).

Politzer-Verfahren

Nach Erhöhung des Luftdrucks im Nasen-Rachen-Raum durch Luftinsufflation mittels Politzer-Ballons durch ein Nasenloch bei Kompression des anderen kommt es bei physiologischer Tubenfunktion durch Schlucken zu deren Öffnung und Angleichung des Mittelohrdrucks, die otoskopisch anhand der Tympanonbewegung verfolgt wird.

Pompe-Krankheit

Glykogenose Typ II (weitere Erklärungen siehe S. 57). Siehe auch Glykogenosen.

Pontiac-Fieber

Grippeähnliche Krankheit mit begleitender Diarrhoe, verursacht durch Legionellen (vgl. S. 112).

Potter-Sequenz

Oligohydramnionsyndrom infauster Prognose: Mit Lungenhypoplasie und Gesichtsdysmorphie einhergehender Fehlbildungskomplex, der durch fetale Nierenfunktionsstörung mit Mangel an Amnionflüssigkeit auffällt.

Prader-Willi-Syndrom

Deletion des väterlichen Chromosoms 15, typischerweise Auftreten von verminderten Bewegungen im 3. Trimenon, floppy baby, Hypogonadismus, Mandelaugen, Mikrognathie, zeltförmiger Oberlippe, hängenden Mundwinkeln, kleinen Händen, mentaler Retardierung, Minderwuchs, Skoliose und Kryptorchismus in 75% der männlichen Erkrankten.

Pratt-Test

Das Bein wird mit elastischen Binden von Oberschenkel bis Fuß so gewickelt, dass zwischen den Umläufen nicht komprimierte Areale bleiben. Kommt es in diesen trotz Kompression der Umgebung zur Venenfüllung, liegt eine Perforantes-Insuffizienz vor.

Prechtel-Klassifikation

Einteilung der fibrös-zystischen Mastopathie nach ihrem histologischen Erscheinungsbild:

I.°:	Mastopathie ohne Epithelproliferation (70% der Fälle, keine Präkanzerose)
II.°:	Mastopathie mit Epithelproliferation (20% der Fälle, fakultative Präkanzerose)
III.°:	Mastopathie mit atypischer Epithelhyperplasie (10% d. F., obligate Präkanzerose)

(vgl. *Reclus-Krankheit* S. 227 und *Schimmelbusch-Adenose* S. 233)

E

Prehn-Zeichen
Als positives Prehn-Zeichen wird die Schmerzabnahme beim Anheben des Skrotums im Rahmen einer Epididymitis bezeichnet, wohingegen eine Schmerzpersistenz bei akuter Hodentorsion beobachtet werden kann (sog. negatives Prehn-Zeichen) (*DD Hodentorsion* siehe S. 34).

Prick-Test
Allergietest, bei dem das gelöste Allergen in Form eines Tropfens z. B. auf die Haut des Unterarms auf- und mittels einer Stichlanzette in die Epidermis eingebracht wird. Nach 20 Minuten Vergleich mit Positiv- (Histamin) und Negativkontrolle (Kochsalz).

Prinzmetal-Angina
Sonderform der instabilen Angina pectoris mit Vasospasmus der Koronararterien und dadurch hervorgerufenem Ruheschmerz (siehe auch S. 7).

Prune-belly-Syndrom
Siehe Fröhlich-Obrinsky-Syndrom.

Pschyrembel-Zeichen
Stock-Tuch-Zeichen, Schwangerschaftszeichen: Bei bi-digitaler Vaginaluntersuchung im 2. – 3. Schwangerschaftsmonat tastbarer Konsistenzunterschied zwischen relativ harter Cervix uteri und umgebendem weichem Gewebe.

Pseudo-Bartter-Syndrom
Elektrolytentgleisung mit konsekutivem Hyperaldosteronismus, die zumeist durch im Rahmen von Essstörungen beobachteten Laxantien- und Diuretika-Mißbrauch entsteht. Die Symptomatik entspricht der eines *Bartter-Syndroms* (siehe dort).

Pseudo-Meigs-Syndrom
Ätiologisch unklarer Symptomenkomplex mit meist rechtsseitigem Aszites und Pleuraerguß bei bösartigen Ovarialtumoren zumeist älterer Frauen. Liegt ein gutartiger Tumor vor, spricht man vom *Meigs-Syndrom* (siehe dort).

Purkinje-Fasern
Distale, stark verzweigte Ausläufer des ventrikulären Erregungsleitungssystems unmittelbar unter dem Endokard, von denen aus die Erregung auf das Kammermyokard übergeleitet wird.

Purkinje-Zellen
Pyramidenförmige Ganglienzellen in der mittleren Schicht der Kleinhirnrinde, die deren einzige efferenten Nervenfaserverbindungen darstellen und dabei inhibitorisch auf die Kleinhirn-Kerne wirken.

Purtscher-Retinopathie
Angiopathia retinae traumatica: Begleiterscheinung von Gewalteinwirkungen, die das Auge nicht unbedingt direkt betreffen und sich durch Glaskörper- und Retinablutung, -ablösung, -ödem sowie Cotton-wool-artige Retinaveränderungen äußern.

Putti-Trias
Radiologisches Frühzeichen einer angeborenen Hüftgelenksluxation, bestehend aus der Trias
(1) flache Gelenkpfanne
(2) hypoplastischer Femurkopfkern und
(3) laterokraniale Verschiebung des proximalen Femurendes.

Queckenstedt-Zeichen
Anstieg des cerebrospinalen Liquordruckes bei Kompression der Halsvenen und wiederum Abfall des Druckes nach dem Loslassen. Bei einer Blockade des Canalis vertebralis ist dieses Phänomen nicht zu beobachten.

Quervain-Krankheit
Tendosynovitis der Sehnenscheiden des Musculus abductor pollicis longus und des Musculus extensor pollicis brevis.

Quervain-Luxationsfraktur
Mit ausgedehnten Bandrupturen einhergehende Kombinationsverletzung aus Navikularefraktur (= Skaphoidfraktur) und Lunatumluxation nach palmar. Diagnostische Sicherung durch sog. „Kahnbeinquartett"-Röntgenaufnahmen.

Quervain-Thyreoiditis
Siehe DeQuervain-Thyreoiditis.

Queyrat-Erythroplasie
Als Carcinoma in situ zu wertende Hautveränderung an Übergangsschleimhäuten (z.B. Genitalbereich), die durch scharf begrenzte, rötliche Herde mit samtartiger Oberfläche imponieren und histologisch dem M. Bowen entsprechen.

Quick-Test (Gastroenterologie)
Veralteter Test zur Leberfunktion mit Erfassung der Hippursäureexkretion nach Gabe von Benzoesäure.

Quick-Test (Hämostaseologie)
Thromboplastinzeit, Prothrombinzeit. Test zur Untersuchung des extrinsischen Systems und der Endstrecke der plasmatischen Gerinnung (Faktoren II, V, VII und X), Einsatz bei der Verlaufskontrolle einer Cumarintherapie (siehe auch S. 37).

Quincke-Ödem
Angioödem, Allergisches Gesichtsödem.

Quincke-Puls
Alternierende Rötung und Blässe unter den Fingernägeln bei Patienten mit Aortenklappenisuffizienz.

Quinquaud-Krankheit
Follikulitis. Entzündung der Kopfhaar-Follikel mit progressivem Haarausfall.

r

Ramsay-Hunt-Syndrom
Dyssynergia cerebellaris myoclonica. Hereditäre, progressive Degeneration von Kleinhirnbahnen bei Kindern und Jugendlichen durch eine Störung des Serotoninhaushalts, die Myoklonien, zerebelläre Symptome und Epilepsie verursacht.

Ramstedt-Operation
Pyloromyotomie. Extramuköse Längsschlitzung der verdickten Pylorusmuskulatur als operative Therapie der hypertrophischen Pylorusstenose des im Mittel drei- bis sechs-wöchigen Säuglings (m:w = 5:1).

Ranson-Kriterien
Score zur Prognose-Einschätzung einer akuten Pankreatitis, die anhand der Ausprägung der Kriterien Hyperglykämie, Leukozytose, Serum-GOT, Hypokalzämie sowie Hämatokrit, Base-Excess und O_2-Partialdruck im Verlauf beurteilt wird.

Ranvier'sche Schnürringe
Myelinfreie Intervalle an den langen Axonen peripherer Nerven. Wichtig für die saltatorische Weiterleitung des Aktionspotentials.

Rashkind-Manöver
Anlage einer Vorhofseptostomie mit Links-Rechts-Shunt (z.B. bei Transposition der großen Gefäße, TGA) durch Vorschieben eines leeren Ballonkatheters durch das Vorhofseptum und anschließend ruckartiges Zurückziehen des dann gefüllten Ballons.

Rathke'sche Tasche
Vordere Einsenkung der buccopharyngealen Membran des Embryos, Anlage des Hypophysenvorderlappens.

Ratschow-Lagerungsprobe
Senkrechtes Heben der Beine in Rückenlage („Kerzenstand") und Fußkreisen über möglichst 10 Minuten. Ein Abblassen der Hautfarbe und Schmerzen sowie verzögerte Reperfusion nach Ende sprechen für eine arterielle Verschlußkrankheit der Beine.

Rautek-Rettungshandgriff
Manöver, bei dem der Helfer von dorsal aus einen vor den Thorax gebeugten Unterarm der bewusst- oder hilflosen Person mit beiden Händen umfasst und das Opfer so rückwärts z.B. aus einem Gefahrenbereich bergen kann.

Raynaud-Syndrom
Vornehmlich bei Frauen auftretende Gefäßerkrankung mit ausgedehnter Vasokonstriktion in den Akren bei Kälteexpostion. Konsequenz ist eine reversible Zynaose und Blässe der Finger und Zehen, z.T. vergesellschaftet mit schmerzhafter reaktiver Hyperämie (siehe auch S. 46 und 125).

Morbus Recklinghausen
Siehe von Recklinghausen-Krankheit.

Recklinghausen-Krankheit
Osteodystrophia fibrosa generalisata: Auftreten multipler Knochenzysten und -umbauten durch Störung des Calcium-Phosphat-Mineralstoffwechsels im Rahmen eines Hyperparathyreoidismus. Konsekutiv häufig Entwicklung von Nierensteinen.

Reclus-Krankheit
Mastopathia fibrosa et cystica: Auftreten von diffusen Zysten in der Brust. Einteilung nach *Prechtel* in drei Grade (siehe S. 221; vgl. auch *Schimmelbusch-Adenose* S. 230). .

Redon-Saugdrainage
Geschlossenes Vakuumsystem, das aus nicht-komprimierbaren Auffangbehältern und damit verbundenen, in die Operationswunde eingelegten Schläuchen besteht, die eine postoperative Drainage des Wundgebiets ermöglichen.

Refsum-Syndrom
Heredopathia atactica polyneuritiformis: Phytansäure-Speicherkrankheit aufgrund aut.-rez. erblichen, peroxisomalen Enzymmangels, der sich ab der Jugend durch Ichthyose, Knochenanomalien und diverse neurologische Symptome manifestiert.

Rehbein-Operation
Operative Therapie der *Hirschsprung-Krankheit* (siehe dort), bei der sowohl aganglionäre als auch erweiterte Darmabschnitte reseziert und die Enden zur Wiederherstellung der Kontinuität anastomosiert werden.

Reiber-Schema
Zweidimensionales Achsensystem, mit dessen Hilfe der *Delpech-Lichtblau-Index* (siehe dort) im Hinblick auf eine möglicherweise autochthone IgG-Produktion im Zentralnervensystem graphisch ausgewertet und analysiert werden kann.

Reichel-Syndrom
Zu sekundär deformierender Arthrose führende, polytope Gelenkchondromatose, die sich v.a. in Knie-, Ellenbogen- und Hüftgelenken manifestiert und durch die Bildung multipler und im Verlauf verkalkender Knorpelknoten charakterisiert ist.

Reinke-Ödem
Durch Stimm- und Noxenbelastung (z. B. Zigarettenrauchen) hervorgerufene subepitheliale Schwellung der Stimmlippen, die zu chronischer Heiserkeit führen kann und v. a. Frauen betrifft.

Reissner'sche Membran
Membrana vestibuli: Dünne Bindegewebsschicht aus je einer Schicht Epi- und Mesothel, die Ductus cochlearis und Scala vestibuli mit ihren verschiedenen Lymphen unterschiedlicher Elektrolyt-Konzentrationen voneinander trennt.

Reiter-Krankheit
Urethro-okulo-synoviales Syndrom: Auftreten einer typischen Trias von Arthritis (v.a. Knie- und Fußgelenke), Urethritis und Konjuktivitis (mit möglicher Beteiligung der Uvea). Gehört zu den Spondylarthritiden und tritt vorwiegend bei Männern auf. Assoziiert mit einer genetischen Disposition mit HLA-B27 (siehe auch S. 45 und 86).

Rendu-Osler-Weber-Krankheit
Hereditäre Teleangiektasie: Autosomal-dominante Erbkrankheit mit Auftreten von flachen rotbraunen Knötchen an Schleimhäuten und rezidivierenden Blutungen. Leitsymptom: Nasenbluten.

Renshaw-Zellen
Interneuronen-Population im Rückenmark, die im Sinne eines Rückkopplungs-Mechanismus Axone von motorischen Vorderhornzellen hemmt, nachdem diese sowohl nachgeschaltete Ziel- als auch inhibitorische Renshaw-Zellen aktiviert haben.

Rett-Syndrom
Hereditäre und progressive Hirnatrophie mit Depigmentierung der Substantia nigra und psycho-sozio-motorischer Retardierung bis hin zur Demenz. Dazu Stereotypien und Gangstörungen mit Ataxie. Betrifft ausschließlich Mädchen im Kindergartenalter.

Reye-Syndrom
Seltene aber teilweise letal verlaufende Hepatoenzephalopathie bei Kindern. Steht wahrscheinlich in Zusammenhang mit viralen Infektionen des oberen Respirationstraktes oder der Einnahme von Salicylaten.

Rhesus-Blutgruppe
Aus 37 verschiedenen Antigenen bestehendes System, das sowohl menschliche als auch Rhesusaffen-Erythrozyten tragen und daher entsprechend benannt wurde. Am wichtigsten ist das Merkmal D/d (85% der Mitteleuropäer positiv) neben C/c und E/e.

Rhesus-Inkompatibilität
Gefahr der Blutgruppenunverträglichkeit in der Schwangerschaft bei Rhesus-positivem Feten und Rhesus-negativer, z. B. durch vorausgegange Schwangerschaft sensibilisierter Mutter mit Entstehung eines M. haemolyticus fetalis (Erythroblastose).

Riedel-Struma
„Eisenharte" Struma, Invasiv-sklerosierende Thyreoiditis. Ätiologisch unklare chronische Schilddrüsenerkrankung, die zur Fibrosierung von Schilddrüse und umliegendem Gewebe führt. Sonderform der *Hashimoto-Thyreoiditis* (siehe dort).

Ringer-Lösung
Natrium-, Kalium- und Calciumchlorid enthaltende, isotone Vollelektrolytlösung zum Volumenersatz und als Trägermedium kompatibler Arzneimittel. Nach Ergänzung von Natriumlaktat und Magnesiumchlorid auch Verwendung als Ringer-Laktat-Lösung.

Rinne-Test
Stimmgabelversuch zum Vergleich von Luft- und Knochenleitung beim Hören (ausführliche Beschreibung siehe S. 99).

Riolan-Anastomose
Gefäßverbindung zwischen A. mesenterica superior und inferior über anastomosierende Äste der A. colica media und der A. colica sinistra. Wichtige Möglichkeit für die Ausbildung von Kollateralkreisläufen bei Verschluß einer Mesenterialarterie.

Ritter-Krankheit
Dermatitis exfoliativa neonatorum, staphylococcal skalded skin syndrome (SSSS): Durch Staphylokokken verursachte Ablösung des Stratum corneum der Haut bei Neugeborenen mit hochgradiger Niereninsuffizienz oder unter Immunsuppresion.

Riva-Rocci-Methode
Methode zur unblutigen, indirekten Blutdruckmessung unter Verwendung einer aufblasbaren Extremitätenmanschette und eines Manometers. Dem auskultatorischen An- und Abschwellen der sog. *Korotkow-Geräusche* (siehe dort) wird der jeweilige systolische und diastolische Wert zugeordnet.

Robin-Syndrom
Komplexes Fehlbildungssyndrom, bei dem die Neugeborenen charakteristischerweise durch die Mikroretrogenie und Glossoptose lebensgefährdet sind. Hinzu kommen Gaumenspalte, Choanalatresie sowie Herz- und Extremitätenfehlbildungen.

Roemheld-Syndrom
Gastrokardialer Symptomenkomplex: Im Rahmen einer paraösophagealen Hernie kommt es v.a. bei betroffenen Männern nach den Mahlzeiten zu einer Verdrängung des Herzens mit entsprechender kardialer Symptomatik bis hin zur Angina pectoris.

Rolando-Fissur
Sulcus centralis: Sulcus zwischen Frontal- und Parietallappen des Großhirns.

Rolando-Fraktur
Basisnahe Y- oder T-förmige Fraktur des Os metacarpale I mit Subluxation im Daumensattelgelenk und in die Gelenkfläche einstrahlendem Frakturspalt. Dislokation nach radio-proximal.

Rolando-Spike-Epilepsie
Idiopathische Epilepsie des Grundschulalters, die sich typischerweise durch eine motorische Symptomatik der Gesichts- und Schlundmuskulatur äußert und ihren Fokus zumeist im zentrotemporalen Hirnareal („Spikes" im EEG) hat.

Romberg-Versuch
Neurologischer Test zur Prüfung der Standsicherheit bei offenen und geschlossenen Augen, bei dem der Patient seine Füße eng aneinander stellen muß. Nimmt die Standunsicherheit bei geschlossenen Augen zu, spricht man von einer Standataxie.

Rorschach-Test
Psychologisches Verfahren, bei dem der Patient z. T. bizarre Tintenklecksfiguren deuten soll, wodurch der Therapeut wichtige Anhalte zur Einschätzung der aktuellen Gemütsverfassung erhält. Aufgrund mangelnder Objektivierbarkeit umstritten.

Rosenmüller-Cloquet-Drüse
Lymphknoten im Bereich des Anulus femoralis. Bedeutend für Staging und Prognosestellung des fortgeschrittenen Prostatakarzinoms (bei Befall infaust).

Rosenmüller-Grube
Recessus pharyngeus: Vertiefung im Seitenbereich des Nasopharynx hinter dem Ostium der Tuba auditiva.

Rossolimo-Zeichen
Dem *Trömner-Reflex* (siehe dort) der Hand entsprechendes unsicheres Pyramidenbahnzeichen der Füße, bei dem es im positiven Fall nach Beklopfen der Zehenkuppen über den N. tibialis (S1 / S2) zur Beugung der Zehen II bis V kommt.

Roth-Flecke
Einblutungen in die Netzhaut mit charakteristischem weißen Zentrum aus koaguliertem Fibrin. Vorkommen bei bakteriellen Endokarditiden, diabetischer Retinopathie, AIDS-Retinopathie und Leukämien.

Rotor-Syndrom
Autosomal-rezessiv erbliche Bilirubinstoffwechselstörung der Leber mit typischer Hyperbilirubinämie des konjugierten Bilirubins. Im Gegensatz zum *Dubin-Johnson-Syndrom* (siehe dort) hat der Patient eine normal pigmentierte Leber und eine normale Ausscheidung von Koproporphyrin im Urin.

Rotter-Halstedt-Operation
Ultraradikale Mastektomie mit zusätzlicher Resektion beider Brustmuskeln, der axillären und parasternalen Lymphknoten sowie der A. mammaria interna. Wird heute nur noch bei Durchbruch eines Mammakarzinoms durch die M. pectoralis major-Faszie angewendet.

Rous-Sarkom-Virus (RSV)
Molitor tumoris: In den 1980er Jahren als erstes onkogenes (RNA-) Virus identifiziert, das die Entstehung von Hühnersarkomen begünstigt. Oncoviren sind eine Subfamilie der Retroviren.

Roux-Y-Enteroanastomose
Variante der *Billroth-II-Operation* (siehe dort), bei der nach Magenteilresektion und Gastrojejunostomie das ausgeschaltete und proximal blindverschlossene Duodenum Y-förmig an das 40 cm distalere Jejunum End-zu-Seit anastomosiert wird. Heute als Standard-OP-Verfahren durchgeführt.

Rovsing-Zeichen
Appendizitiszeichen, das bei Schmerzangabe aufgrund retrogeraden Ausstreichens des Kolonrahmens durch den Untersucher als positiv gilt. Als Ursache wird die zunehmende Füllung und damit Reizung der Appendixregion angenommen (weitere Appendizitiszeichen: *Blumberg* S. 154, *Lanz* S. 201, *McBurney* S. 209, *Sitkowsky* S. 237).

Ruffini-Körperchen
Subkutan gelegene, bekapselte, sensorische Nervenendigungen, verantwortlich für das Wärmeempfinden.

Rumpel-Leede-Test
Test zur Prüfung der Kapillarresistenz durch Aufpumpen einer Blutdruckmanschette um den Oberarm auf einen um 10 mm Hg höheren Druck als den diastolischen Blutdruck. Auftreten von Petechien nach Beibehalten des Druckes über 5 Minuten spricht für das Vorliegen einer Kapillar- oder Thrombozytenstörung.

Russell-Körperchen
Runde Plasmazelleinschlüsse, anfärbbar mit sauren Farbstoffen, Vorkommen bei Entzündungen und Tumoren.

Russell-Syndrom
Dienzephal-tumoröses Abmagerungssyndrom: Krankheitsbild des Kleinkindalters mit Gedeihstörung und Kachexie trotz guter Nahrungsaufnahme und den typischen neurologischen Merkmalen einer zerebralen Raumforderung. Tritt bei langsam wachsenden Malignomen im Bereich des 3. Ventrikels (meist Astrozytom) auf.

Sabin-Feldman-Test
Serofarbtest: Kommt es im Rahmen einer Toxoplasmen-Infektion zur Antikörper-Bildung (frühestens nach einer Woche), so zerstören diese deren Zellmembran und verhindern damit die Anfärbbarkeit mittels Methylenblau.

Sabin-Impfung
Impfung gegen Poliomyelitis mit einem Lebendimpfstoff, Schluckimpfung (siehe auch S. 122).

Sabouraud-Agar
Standardmedium zur Pilzkultivierung mit dem Ziel der Diagnose und Identifikation einer Pilzart bzw. -infektion, dem zur Ausschaltung bakterieller Verunreinigungen teilweise Antibiotika zugefügt werden.

Salk-Impfung
Erstimpfung gegen Poliomyelitis mit Formalin-inaktivierten Polioviren, Totimpfstoff (siehe auch S. 122).

Salter-Harris-Einteilung
Einteilung der Epiphysenfrakturen bei Kindern in Klassen von I bis V, die der Klassifikation von *Aitken* (siehe dort) in Klassen von 0 bis IV entspricht.

Salus-Zeichen
Funduskopisch auffallende bogenförmige Ausbiegungen der Retinalvenen und stumpfwinklige Venenkreuzungen bei Patienten mit fortgeschrittener Arteriosklerose (Fundus arterioscleroticus). Oft kombiniert mit *Gunn-Kreuzungszeichen* (siehe dort).

Sanarelli-Shwartzmann-Phänomen

Tierexperimentelles Modell, mittels dessen durch wiederholte Endotoxininjektion erstmalig das Phänomen lokaler und disseminierter intravasaler Gerinnung mit Blockierung terminaler Strombahnen durch Fibrinpräzipitate provoziert wurde.

Sandhoff-Krankheit

Zu den Gangliosidosen gehörende Form der *Tay-Sachs-Krankheit* (siehe dort) mit zusätzlichem Fehlen der Hexosaminidase B bei Fehlen der Hexosaminidase A (wie bei M. Tay-Sachs).

Sanfilippo-Krankheit

Mukopolysaccharidose Typ III. Autosomal-rezessive Erbkrankheit mit Auftreten von Zwergenwuchs, mentaler Retardierung, Skelettabnormitäten und Hepatosplenomegalie.

Schaltenbrand-Reflex

Ab dem 6. Lebensmonat lebenslang auslösbarer Sprungbereitschaftsreflex, bei dem es zum prophylaktischen Vorstrecken der Arme und Spreizen der Finger kommt, sobald beim in Bauchlage gehaltenen Kind ruckartig der Oberkörper abgesenkt wird.

Schanz-Krawatte

Zirkulärer Verband zur Ruhigstellung der Halswirbelsäule bei Zervicobrachialsyndrom oder nach Schleudertrauma.

Schatzki-Ring

Membranartiger Ring am Übergang von Ösophagus- zu Magenmukosa. Einengung des terminalen Ösophagusrings auf weniger als 1,3 cm im Durchmesser, häufig in Zusammenhang mit einer Hiatushernie. Mögliche Konsequenzen: Dysphagie und Regurgitation.

Schaumann-Körperchen

Synonym: Schaumann-Bodies, Konchoid-Körperchen. Muschelartig-laminare Kalzium-Protein-Einlagerungen in Langhans-Riesenzellen bei Sarkoidose (M. Boeck) oder seltener auch bei Tuberkulose (M. Koch). Daneben finden sich häufig Einschlüsse sternförmiger Asteroidkörper.

Scheie-Krankheit

Mukopolysaccharidose: Autosomal-rezessiv erbliche lysosomale Stoffwechselerkrankung mit vermehrter Mukopolysaccharid-Speicherung in verschiedenen Organen. Symptome sind leichte Deformationen des Skeletts, Hornhauttrübungen und Herzfehler, Manifestation im Erwachsenenalter.

Schellong-Test

Orthostatischer Test zur Diagnose hypo- oder asympathikotoner Kreislaufstörungen. Minütliche Bestimmung von Blutdruck und Herzfrequenz zunächst im Liegen, dann über etwa 20 Minuten im Stehen.

Scheuermann-Krankheit (M. Scheuermann)
Adoleszentenkyphose: Aseptische Knochennekrosen der Wirbelkörper mit Deckplattenschäden und -einbrüchen, sowie Keilwirbelbildung. Klinisch sichtbar durch Rundrücken mit Haltungsinsuffizienz.

Schick-Test
Test zum Antikörpernachweis gegen Diphterietoxine mittels intrakutaner Injektion, zur Beurteilung des Immunstatus des Patienten in Bezug auf Diphterietoxine.

Schilder-Krankheit
Orthochromatische Leukodystrophie, Adrenoleukodystrophie: X-chromosomal-rezessiv erbliche Akkumulation von langkettigen Fettsäuren im Zentralnervensystem mit Folge von zerebraler Demyeliniesierung und Nebennierenatrophie. Gekennzeichnet durch frühzeitige mentale Einbußen und Erblindung.

Schiller-Test, Schiller-Iodprobe
Test zur Lokalisation karzinomverdächtiger Areale der Zervix durch fehlende Anfärbbarkeit glykogenarmer Epithelgewebsbezirke nach Bestreichen mit 3 – 5 %-iger Lugol-Lösung.

Schilling-Test
Urinexkretionstest: Test zur Differenzierung einer perniziösen Anämie (vgl. *Biermer-Krankheit* S. 151) von anderen Formen der Malabsorption mit Hilfe von radioaktiv markiertem Vitamin B_{12}.

Schimmelbusch-Adenose
Als Präkanzerose geltende Sonderform einer gering proliferierenden Mastopathie II.° (vgl. *Prechtel-Klassifikation* S. 223 und *Reclus-Krankheit* S. 227) mit knotig imponierenden, konfluierenden Sklerosen proliferierter und hyperplasierter Epithelnester und Drüsenacini.

Schirmer-Test
Test zur Überprüfung der Tränensekretion mit Hilfe von Filterpapierstreifen, die in den Konjuktivalsack des Unterlides eingehängt werden. Eine normale Sekretion besteht bei einer Befeuchtung des Streifens von 10 bis 20 mm nach 5 Minuten.

Schlatter-Osgood-Krankheit
Aseptische Nekrose der Tibiaapophyse mit Druckschmerz im Bereich des Tibiakopfes, vorwiegend bei Jungen zwischen dem 10. und 15. Lebensjahr. Die Diagnosefindung erfolgt mittels seitenvergleichender Röntgenaufnahme: Die betroffene Seite zeigt eine Auflockerung und Zerklüftung des Knochenkerns.

Schlemm-Kanal
Sinus venosus sclerae: Drainiert das Wasser der Augenvorderkammer in das Venensystem des Bulbus im Kammerwinkelbereich. Infolge Abflussbehinderungen kann es zu Steigerungen des Augeninnendrucks bis hin zu Glaukomen kommen.

Schmidt-Syndrom
Autosomal-rezessiv erbliches, HLA B8-assoziiertes polyglanduläres Autoimmunsyndrom Typ II, das sich ab dem 3. Dezennium v.a. durch Nebennierenrindeninsuffizienz, Hypothyreose und Diabetes mellitus I äußert. Ggf. zusätzlich Pseudomyasthenie und Hypophysitis.

Schmincke-Tumor
Undifferenziertes lymphoepitheliales Epipharynx-Karzinom, das früh in die nuchalen Lymphknoten metastatiert und durch Infiltration Hirnnervenausfälle verursacht. Es äußert sich durch Nasenbluten und zu Beginn durch eine erkältungsartige Symptomatik.

Schmorl-Knorpelknötchen
Knorpelig umgewandelte Bandscheibeneinbrüche in die Deckplatten der Wirbelkörper, Vorkommen bei *M. Scheuermann* (siehe dort).

Schober-Index
Maß zur Testung der Beweglichkeit in der Lendenwirbelsäule. Nach Markierung des Dornfortsatzes von S1 und eines 10 cm kranialer gelegenen Punktes sollte diese Differenz bei maximaler Vorwärtsbeugung um mindestens 5 cm anwachsen (vgl. Ott).

Schoenberg-Krankheit
Siehe Albers-Schönberg-Krankheit.

Schönlein-Henoch-Krankheit (Morbus Schönlein-Henoch)
Schönlein-Henoch-Syndrom: Immunkomplexpurpura aufgrund allergischer Vaskulitis unterschiedlicher Genese, tritt vorwiegend bei Jungen im Vorschulalter auf. Gekennzeichnet durch Hautpurpura (v.a. der Extremitäten-Streckseiten), Arthralgien, Abdominalschmerzen und gelegentlich Darmblutungen.

Schüffner-Tüpfelung
Granulierung in Erythrozyten von Patienten mit Plasmodium-vivax-Infektion (Malaria tertiana).

Schüller-Schläfenbein-Röntgenaufnahme
Spezielle Felsenbeinaufnahme zur Darstellung von innerem und äußerem Gehörgang, Mastoid, Sinus sigmoideus und Kiefergelenk, bei der der Zentralstrahl bei an der Filmkassette anliegendem Ohr mit einem Winkel von 25° nach oben ausgelenkt wird.

Schwann-Zellen
Zellen ektodermalen Ursprungs, die das Neurolemm peripherer Nerven bilden.

Schwartz-Bartter-Syndrom
Syndrom der inadäquaten ADH- (Antidiuretisches Hormon) Sekretion: V. a. bei zerebralen Pathologien und paraneoplastisches Krankheitsbild mit massiv erhöhter Urinosmolarität und Natriurese bei und trotz hypotoner Hyperhydratation.

Seldinger-Punktionstechnik
Perkutane Arterienpunktion mit Nadel und Hülse: Nach Entfernen der Nadel wird über die Hülse ein Drahtmandrin eingeführt, über den nach Entfernen der Hülse der eigentliche Katheter vorgeschoben wird.

Sellinck-Handgriff
Manöver zur Aspirationsprophylaxe durch manuelle Ösophaguskompression mittels „Krikoiddruck" (Druck auf den Ringknorpel) im Rahmen der Intubation.

Sellink-Kontrastmittel-Aufnahme
Doppelkontrastuntersuchung des Dünndarms, bei der die sog. Bilbao-Sonde (= Duodenal-Sonde) von oral aus über das *Treitz-Band* (siehe dort) hinaus vorgeschoben und zur Kontrastmittelapplikation genutzt wird.

Selye-Syndrom
Regelhaftes Durchlaufen von Alarm-, Widerstands- und Erschöpfungsstadien durch Änderung v. a. der Nebennierenrinden-Aktivität als Adaptationsmechanismen von Körper und Seele gegenüber starken inneren oder äußeren Stressoren.

Sengstaken-Blakemore-Sonde
Doppelballonkatheter, bei dem der untere Ballon der Sondenfixierung im Magen bzw. Kardiavarizenblutungsstillung und der obere der Kompression z. B. blutender Ösophagusvarizen dient. Gefahr ischämischer Schäden ab 12-stündiger Liegedauer.

Sertoli-cell-only-Syndrom
Siehe Castillo-Syndrom.

Sertoli-Leydig-Zelltumor
Andro- / Arrhenoblastom: Meist benigner Keimstrang-Stroma-Tumor des Ovars (Sex-cord-Tumor), der durch Testosteron-Bildung zu Klitorishypertrophie, Hirsutismus und Bartwuchs sowie Amenorrhoe, Libidosteigerung und tiefer, männlicher Stimme führt.

Sertoli-Zellen
Der Ernährung und dem Schutz reifender Samenzellen dienende Stütz- bzw. „Fuß"-Zellen, die der Basalmembran der Hodenkanälchen (Tubuli seminiferi contorti) breitbasig aufsitzen. Ihre Tight-junctions bilden die sog. Blut-Hoden-Schranken.

Sertoli-Zelltumor
Meist benigner, in 10% der Fälle (niedrig-) maligner Stroma-Tumor des Hodens (nicht-germinativer Tumor), der durch Östrogen-Bildung zu Gynäkomastie führen kann. Die Wahrscheinlichkeit eines malignen Tumortypus steigt mit dem Alter.

Seveso-Gift
Dioxin: Hochgiftige Substanzgruppe, die bei der Produktion von z. B. Herbiziden und Desinfektionsmitteln entstehen kann. Namensgebend war ein Störanfall eines Chemiewerkes im italienischen Seveso, bei dem es 1976 zur Freisetzung von 2 kg Dioxin in die Umwelt mit konsekutiver Verseuchung und weitreichenden gesundheitlichen Folgen für Bevölkerung und Tierwelt kam.

Sézary-Syndrom
Seltenes T-Zell-Lymphom mit chronischem Verlauf, verursacht eine exfoliative Dermatitis. In Blut und Haut kommen Sézary-Zellen vor, infiltrativ wachsende T-Lymphozyten mit mukopolysaccharid-gefüllten Vakuolen. Die Erkrankung tritt meist bei älteren Patienten auf.

Shaldon-Katheter
Ca. 35cm langer, großkalibriger Doppellumenkatheter, der zur notfallmäßigen Hämodialyse in *Seldinger-Technik* (siehe dort) in die Vv. jugul. ext. oder subclavia eingebracht wird, z. B. bevor eine *Cimino-Fistel* (siehe dort) genutzt werden kann.

Sharpey-Fasern
Relativ dicke Kollagenfasern, die der Verankerung von Zähnen sowie Sehnen und Bändern in der Grundsubstanz des jeweiligen Knochens dienen.

Sharp-Syndrom
Mixed connective tissue disease: Autoimmunerkrankung guter Prognose, die sich im Sinne einer "Mischkollagenose" durch Symptome verschiedener anderer Kollagenosen äußert (u.a. Lungen- und Gelenkbeschwerden, Myositis, Vaskulitis, Raynaud-Symptomatik, siehe auch S. 46).

Sheehan-Syndrom
Hypophysenvorderlappeninsuffizienz bei Müttern nach der Geburt, hat den Verlust der normalen Nebennieren-, Schilddrüsen- und Gonadenfunktion zufolge.

Shoemaker-Linie
Hilfsmittel zur Lageeinschätzung des Trochanter major femoris, der physiologisch eine Linie mit der Spina iliaca anterior superior und dem Nabel bildet. Bei einem Trochanterhochstand kommt es zu einem Absinken dieser Linie nach kaudal.

Shouldice-Operation
Standardmethode zur operativen Leistenhernienreparation, bei der durch eine Doppelung der Fascia transversalis mit anschließender Fixierung von M. obliquus int. und M. transversalis am Leistenband die Hernien-Rezidivhäufigkeit gesenkt wird (vgl. *Bassini-Operation* S. 148).

Shrapnell-Membran
Pars flaccida membranae tympani: Trommelfell-Quadrant oberhalb des Hammervorsprungs, der aufgrund seines dünneren Bindegewebsanteils schlaffer ist.

Shy-Drager-Syndrom
Dysregulation des autonomen Nervensystems unklarer Ätiologie mit chonischer orthostatischer Hypotension.

Sicca-Syndrom
Entspricht dem *Sjögren-Syndrom* (siehe dort) ohne dessen arthritische Komponente. Versiegen nahezu sämtlicher sekretorischer Funktionen (v.a. Speichel-, Tränen-, Talg-, Magendrüsen, exokrine Pankreasinsuffizienz) mit Parotitis und Pankreatitis.

Simmonds-Krankheit
Hypophysenvorderlappeninsuffizienz. Kompletter Verlust der Nebennieren-, Schilddrüsen- und Gonadenfunktion aufgrund einer Atrophie der Hypophyse, vergesellschaftet mit Kachexie, Senilität und psychotischen Symptomen.

Simon'scher Spitzenherd
Hämatogene Streuherde bei Tuberkulose in den apikalen Bereichen der Lunge, zumeist beidseitig, die in der Primärperiode der Tbc entstanden sind. Dienen häufig als Ausgangspunkte für eine spätere Reaktivierung (vgl. *Assmann-Frühinfiltrat* S. 145).

Sims-Huhner-Test
In-vivo-Penetrationstest, bei dem innerhalb eines postkoitalen Zeitfensters von 12 Stunden periovulatorischer Zervixschleim entnommen und die Spermienquanti- sowie –qualität beurteilt werden. Vgl. *Kurzrok-Miller-Test* (In-vitro-Penetrationstest).

Sipple-Syndrom
Multiple endokrine Neoplasie Typ II (MEN II). Autosomal-dominante erbliche Erkrankung des endokrinen Systems, manifestiert sich meistens als Kombination aus medullärem Schilddrüsenkarzinom, Phäochromozytom und Tumoren der Nebenschilddrüse (siehe auch S. 52).

Sitkowsky-Zeichen
Appendizitiszeichen, das bei schmerzhafter oder unmöglicher Linksseitenlage als pathologisch, also positiv gilt. Als ursächlich wird die schwerkraftbedingte Dehnung des Fokus angenommen (weitere Appendizitiszeichen: *Blumberg* S. 154, *Lanz* S. 201, *McBurney* S. 209, *Rovsing* S. 230).

Sjögren-Syndrom
Trias von Arthritis (Arthralgien), trockenen Augen (Xerophthalmie, Konjuktivitis) und trockenem Mund (Dysphagie, Xerostomie mit Vergrößerung der Glandula parotis), verbunden mit einem erhöhten Risiko für B-Zell-Lymphome. Hauptsächlich sind Frauen zwischen dem 40. und 60. Lebensjahr betroffen.

Skene-Drüsen
Verzweigte, kleine Schleimdrüsen in der weiblichen Urethra, hinter der äußeren Harnröhrenmündung.

Sluder-Neuralgie
Pterygopalatinumsyndrom: Z. B. durch Sinusitiden auslösbare Affektion des Ggl. pterygopalatinum mit brennenden Schmerzen im Nasen- und inneren Augenwinkel-Bereich („Gesichtsneuralgie") und ggf. Tränen- sowie Speichel-sekretion.

Smith-Fraktur
Typische Radiusflexionsfraktur (nach Sturz bei gebeugtem Handrücken) mit Verschiebung des distalen Framents nach radial und palmar.

Sneddon-Syndrom
Vaskulitis kleiner Gefäße, die sich neben einer generalisierten Livedo racemosa mit blitzfigurenartigen Erythemen durch ZNS-Beteiligung bis hin zum Apoplex äußert. Betrifft v.a. rauchende Frauen, die orale Kontrazeptiva einnehmen.

Sokolow-(Lyon-)Index
EKG-Kriterium zur Abschätzung einer Herzhypertrophie: Beträgt die Summe aus der R-Zacke in V_6 und der S-Zacke in $V_1 > 3{,}5$ mV, ist von einer Links-, bei einer Summe aus R in V1 und S in V_6 von $> 1{,}05$ mV von einer Rechtshypertrophie auszugehen.

Somogyi-Phänomen
Rebound-Hyperglykämie nach einer Hypoglykämie durch gesteigerte Insulintherapie. Gefahr der falschen Gabe von mehr Insulin, welches in der Nacht wirkt, bei Unkenntnis des Phänomens.

Spieghel-Hernie
Seitliche Bauchwandhernie: Die Insertion der Mm. obliquus ext. und transversus abd. in die mediale Aponeurose verläuft halbmondförmig und bildet die äußere Grenze dieser Hernie, die die Aponeurose lateral vom M. rectus abd. durchbricht.

Spielmeyer-Vogt-Krankheit
Juvenile Form der Zeroidlipofuszinose: Lipidspeicherkrankheit mit Manifestation im Kindesalter (6. bis 7. Lebensjahr), Form der amaurotischen Idiotie, beginnt häufig mit Sehstörungen.

Spitz-Melanom
Juveniler Spindelzellnävus: Trotz Zellpolymorphie, -mitosen und dem malignen Melanom ähnelnder Histologie benigner Tumor des Kindesalters, der als erbsengroßer, halbkugeliger Nävus hellbraun-rötlicher Farbe meist im Gesicht imponiert.

Stack-Schiene
Hyperextensionsschiene zur Ruhigstellung des Fingers bei Strecksehnenabriss an der Endphalanx.

Stanger-Bad
Hydroelektrisches Vollbad, bei dem ein Gleichstrom von bis zu 60 Volt in Längs- oder Querrichtung angelegt wird. Tonussenkende, analgetische und hyperämisierende Wirkungen zur Therapie von Paresen, Neuralgien und rheumatischen Krankheiten.

Stauffer-Syndrom
Ätiologisch unklare, paraneoplastische Leberfunktionsstörung im Rahmen eines Nierenzellkarzinoms, bei der es neben einer Hepatomegalie zu Gerinnungsstörungen, Albuminmangel und weiteren typischen laborchemischen Veränderungen kommt.

Steele-Richardson-Olszewski-Syndrom
Progressive supranukleäre Ophthalmoplegie, Parkinson-„Plus“: Multisystem-Degeneration des 5.-7. Dezenniums mit Parkinson-Symptomatik (Rigor, Akinese) und vertikaler, später auch horizontaler Blickparese neben progredienter Demenz.

Stein-Leventhal-Syndrom
Polyzystisches Ovarialsyndrom (Sonderform), gekennzeichnet durch Unfruchtbarkeit bei Oligo- bis Amennorrhoe. In der Regel normales Wachstum und z.T. ausgeprägter Hirsutismus.

Steinmann-I-Meniskuszeichen
Rotation des Unterschenkels bei 90°-Beugung im Kniegelenk. Innenrotationsschmerz spricht für eine Außen-, Außenrotationsschmerz für eine Innenmeniskusläsion.

Steinmann-II-Meniskuszeichen
Wanderung des Schmerzes von ventral nach dorsal bei zunehmender Beugung im Kniegelenk. Spricht für einen Meniskusriss.

Stellwag-Zeichen
Herabgesetzte Lidschlaghäufigkeit (< 8 – 12 / min), Zeichen für eine Hyperthyreose (*M. Basedow*, siehe dort).

Stensen-Gang
Ductus parotideus, Ausführungsgang der Ohrspeicheldrüse.

Stenvers-Felsenbein-Aufnahme
Spezielle Röntgenaufnahme zur sagittalen Darstellung von innerem Gehörgang, Labyrinth und Mastoid, bei der der Patient bei an der Filmkassette anliegender Orbita den Kopf um 45° zur kranken Seite drehen muß. Dabei 12°-Zentralstrahl-Absenkung.

Sternberg-Reed-Riesenzellen
Typische Riesenzellen bei *M. Hodgkin* (siehe dort), entstanden aus dem Zusammenfluss mehrerer *Hodgkin-Zellen* (siehe dort). Charakteristische „Eulenaugen"-Form.

Sternhimmel-Zellen
Bei *Burkitt-Lymphomen* (siehe dort) und unspezifischen Lymphknotenhyperplasien vorkommende Makrophagen mit hellem Zytoplasmasaum inmitten dunkler Zellhaufen von Lymphknotenkeimzentren, die an das Bild eines Sternenhimmels erinnern.

Stevens-Johnson-Syndrom
Erythema exsudativum multiforme majus: Durch Infekt oder Medikamente bedingte allergische Form des Erythems mit generalisierten Anzeichen wie schlechtem Allgemeinbefinden, Fieber und Beteiligung von Mundhöhle und Konjunktiva.

Stiff-man-Syndrom
Androtropes Krankheitsbild autoimmuner oder paraneoplastischer Genese, bei dem es durch Hemmung des inhibitorischen GABA-Systems zu progredienter Steifigkeit v.a. im Bereich der paravertebralen Muskulatur mit schmerzhaften Spasmen kommt.

Stilling-Tafeln
Pseudoisochromatische Tafeln zur Diagnosestellung bei Verdacht auf eine Farbenfehlsichtigkeit (vgl. *Ishihara-Tafeln* S. 192 sowie S. 99).

Still-(Chauffard-) Syndrom
Systemische juvenile chronische Polyarthritis des Kleinkindalters, bei der die extraartikuläre Organsymtomatik mit Pankarditis und Hepatosplenomegalie im Vordergrund steht und die schlechte Prognose begründet. Serologie oft unauffällig.

Stokes-Kragen
Stauung der Halsvenen bei vorliegender oberer Einflußstauung.

Storchenbiß
Siehe Unna-Politzer-Nävus.

Strümpell-Zeichen
Pyramidenbahnzeichen, Supination des Fußes bei Beugung des Knies gegen einen Widerstand, positiv bei Pyramidenbahnschädigung.

Sturge-Weber-Krabbe-Krankheit
Angeborenes Symptom mentaler Retardierung mit Angiomen der Leptomeningen und des Plexus choroideus, intrakranielle Verkalkungen, Glaukom und Naevus flammeus im Bereich der drei Trigeminusäste.

Sudeck-Syndrom
Posttraumatische Knochenatrophie mit stadienhaftem Verlauf, kommt haupsächlich bei Kindern und Frauen vor (vgl. *Volkmann*, S.247).

Sutton-Krankheit
Granuloma fissuratum, Halonaevus: Naevuszellnaevus mit depigmentiertem Hof.

Swan-Ganz-Katheter
Pulmonaliskatheter zur Messung des Druckes im rechten Vorhof, des Pulmonalarteriendrucks, des Kapillardrucks und des Herzminutenvolumens mit Hilfe des Thermodilutionsverfahrens. Vierlumiger Katheter mit distal gelegenem Ballon.

Sweet-Syndrom
Fieber unklarer Ätiologie mit Auftreten von schmerzhaften Plaques an Gesicht, Hals und Oberarm. Assoziiert mit einer neutrophilen Leukozytose und einer neutrophilen Infiltration der Haut.

Swyer-James-Syndrom
Syndrom der einseitig hellen Lunge. Als Spätkomplikation einer kindlichen Bronchiolitis obliterans oft erst radiologisch auffallendes Krankheitsbild mit emphysematischer Umwandlung eines Lungenlappens oder -flügels.

Swyer-Syndrom
Reine XY-Gonadendysgenesie. Uterus- und Ovarialhypoplasie bei phänotypisch weiblichen, genotypisch aber männlichen Individuen. Vorhandensein rudimentärer, zur Entartung neigender Keimleisten, die prophylaktisch entfernt werden müssen.

Sydenham-Chorea
Extrapyramidales Syndrom mit unwillkürlichen Bewegungen, tritt im Alter von 6 bis 13 Jahren nach Streptokokkeninfektion und rheumatischem Fieber auf (vgl. *Huntington-Krankheit* S. 192 und S. 103).

t

Takayashu-Arteriitis
Aortenbogensyndrom, "pulseless disease": Verdickung der mittleren und großen Gefäße, inklusive des Aortenbogens. Der typische Patient ist eine asiatische Frau mit Nachtschweiß, Arthritis, Hautknoten und Myalgien in Kombination mit schwachem Puls und okulären Störungen.

Tamm-Horsfall-Mukoproteine
Uromodulin: Im distalen Tubulussystem sezerniertes, mengenmäßig bedeutendstes Urinprotein, das Hauptbestandteil hyaliner Zylinder ist und v. a. in saurem Harn gelartig ausfällt. Vermutlich immunmodulatorische Wirkung.

Tanner-Pubertätsstadien
Klassifikation zur Beschreibung der Brustdrüsen- (Thelarche) und Schambehaarungs-Entwicklung (Pubarche) während der Pubertät in 5 (B1-B5) bzw. 6 Stadien (P1-P6).

B1:	Keine tastbare Brustdrüse
B2:	Brust-„Knospe“ (Warzenhof-Vergrößerung und -Vorwölbung)
B3:	Über Warzenhof hinausgehende Drüsenvergrößerung
B4:	Abhebung des Warzenvorhofs
B5:	Reife Brust mit hervortretenden Mamillen bei Warzenvorhöfen im Niveau

P1:	Keine Behaarung
P2:	Beginnende Behaarung der Labia maiora
P3:	Kräftige Behaarung mit geringer Ausdehnung
P4:	Kräftige Behaarung wie bei erwachsener Frau bei geringerer Ausdehnung
P5:	Nach kranial horizontal begrenzte, kräftige Behaarung
P6:	(Pathologischer) Hirsutismus: Behaarung bis zum Nabel und an Oberschenkeln

Tardieu-Flecken
Zeichen des Todes durch Strangulation bzw. Ersticken, stellen sich als Ecchymosen der Pleura und / oder der Perikards dar.

Taussig-Bing-Syndrom
Seltener kongenitaler Herzfehler mit einer Pulmonalarterie, die aus beiden Ventrikeln austritt, Septum-Defekt und einer Aorta, die vom rechten Ventrikel gespeist wird.

Tawara-Schenkel
Fortsetzung des ventrikulären Erregungsleitungssystems ab dem Teilungspunkt hinter dem *His-Bündel* (siehe dort). Der linke der beiden resultierenden Schenkel teilt sich weiter in einen vorderen und einen hinteren Faszikel auf.

Tay-Sachs-Krankheit (M. Tay-Sachs)
G_{M2}-Gangliosidose: Autosomal-rezessiv erblicher Mangel an Hexosaminidase A, klassische Form der amaurotischen Idiotie. Die Patienten sind gekennzeichnet durch einen kirschroten Fleck auf der Makula, mentale Retardierung, Spastiken, Vergrößerung des Kopfes, Krampfanfälle und Sehverschlechterung bis zur Erblindung. Führt im Alter von etwa 3 Jahren zum Tod (siehe auch S. 56).

E

Tenon-Kapsel

Vagina bulbi: Feste Bindegewebskapsel, die den Augapfel gegen das umliegende Orbitalfett abgrenzt und im Sinne einer Gleitschicht Bulbusbewegungen in alle Richtungen zulässt. Unmittelbar unter ihr befindet sich die Sklera.

Thayer-Martin-Medium

Medium zur Kultivierung von Neisseria gonorrhoe.

Thomas-Handgriff

Test zur Diagnose einer Hüftbeugekontraktur, die im Liegen durch eine Hyperlordose der Lendenwirbelsäule verschleiert sein kann. Durch Beugung der kontralateralen Hüfte wird diese Lordose verhindert und eine eventuelle Kontraktur offensichtlich.

Thomas-Schiene

Sog. orthetischer Schienenschellenapparat, mittels dessen durch Abstützung des Tuber ischiadicum die Hüftkopfepiphyse z. B. bei einer *Perthes-(Calvé-Legg-) Erkrankung* (siehe dort) entlastet werden kann.

Thompson-Test

Untersuchungsmethode zur Abklärung bei Verdacht auf Achillessehnenruptur. Kompression der Wadenmuskulatur bei bäuchlings liegendem Patienten führt bei intakter Achillessehne mechanisch zur Plantarflexion (Thompson „negativ").

Thomson-Myotonie

Relativ gutartiger Myotonie-Typ mit aut.-dom. erbl. Störung der Chlorid-Kanäle, die zu Steifigkeit nahezu aller Muskelgruppen führt. Typisch ist der „athletische" Habitus der Betroffenen mit massiv hypertrophierter Rumpf- und v. a. Wadenmuskulatur.

Tiegel-Ventil

Kanüle mit eingeschnittenem Fingerling zur notfallmäßigen Entlastung eines Spannungspneumothorax, durch die die Luft aus dem Pleuraraum zwar austreten, im Sinne eines Ventilmechanismus aber nicht von außen eindringen kann.

Tietze-Syndrom

Selbst ausheilende Entzündung der Rippenknorpel am Sternalansatz mit späterer Verdickung, kann eine Schmerzsymtomatik hervorrufen, die einem Myokardinfarkt ähnelt.

Tiffeneau-Test

Atemstoß-, Einsekundenausatem-Test: Lungenfunktionsprüfung, bei der das forcierte Ausatemvolumen in der ersten Sekunde der Exspiration in Relation zur Vitalkapazität beurteilt wird. Als normal gelten Werte von mindestens 70 – 75 % (altersabhängig). Einsekundenkapazität: klinische Abkürzung FEV_1.

Tinel-Hoffmann-Zeichen

Siehe Hoffmann-Tinel-Zeichen.

Tolosa-Hunt-Syndrom
Durch granulomatöse Entzündungen im Bereich des Sinus cavernosus oder der Fissura orbitalis sup. entstehende Gesichtsneuralgie mit ipsilateral retrobulbären Schmerzen und externer Ophthalmoplegie durch Okulomotoriuslähmung (siehe auch S. 71).

TORCH-Komplex
Zusammenfassung der wichtigsten prä- und perinatalen Infektionskrankheiten, zu denen u.a. Toxoplasmose, „Others" (z. B. Lues, Listeriose, und Tuberkulose), Röteln, Cytomegalie und Herpes simplex gerechnet werden (siehe auch S. 96).

Tossy-Einteilung
Klassifikation von Schultereck- (Akromio-Klavikular-) Gelenkluxationen nach der Schwere der ligamentären Läsion:

Tossy I: Überdehnung der Ligg. acromio- und coraco-claviculare
Tossy II: Subluxation durch Ruptur des Lig. acromio- und Überdehnung des Lig. coraco-claviculare
Tossy III: Luxation durch Ruptur beider Ligamenta.

Tourette-Syndrom
Siehe Gilles-de-la-Tourette-Syndrom.

Tourniquet-Syndrom
Nach mehrstündigem Verschluß und Reperfusion eines Gefäßabschnitts eintretende systemische Reaktion bis hin zur Verbrauchskoagulopathie mit hypovolämischem Schock durch Einschwemmung ischämisch-toxischer Metabolite.

Touton-Riesenzellen
Auch als mehrkernige „Schaumzellen" bezeichnete Fremdkörperriesenzellen vom xanthomatösen (= fetteinlagernden) Typ, die bei xanthomatösen Entzündungen und *Hand-Schüller-Christian-Erkrankungen* (siehe dort) histologisch gefunden werden.

Treacher-Collins-Syndrom
Siehe Franceschetti-Zwahlen-Syndrom.

Treitz-Band
Plica duodeno-jejunalis: Peritonealfalte links-lateral der Flexura duodenojejunalis, die den Übergang des Duodenums zum Jejunum definiert. Die Plica enthält die V. mesenterica inf. und begrenzt den Recessus duodenalis sup.

Treitz-Hernie
Aufgrund ihrer Bildung durch Peritonealduplikaturen als „innere Hernie" (Hernia retroperitonealis) bezeichnete Verlagerung von Darmschlingen und / oder Netz in den Recessus duodenalis im Bereich des *Treitz-Bandes* (siehe dort).

Trendelenburg-Lagerung
25°-Schräglagerung des Patienten mit Kopftief- und Beinhochlagerung z. B. zur Verbesserung der Venenfüllung vor Punktionen der Vv. subclavia oder jugularis.

Trendelenburg-Zeichen
Bei Lähmung der Mm. glutaei (z. B. durch Kompression der Nervenwurzeln L4-S1) oder angeborener Hüftluxation auftretendes Absinken des Beckens auf der gesunden Seite. Sind beide Seiten betroffen, kommt es zum charakteristischen „Watschelgang".

Trömner-Reflex
Fingerbeuge- (Eigen-) Reflex. Der Untersucher umfasst die Dorsalseite einer lokker nach unten hängenden Patientenhand und schlägt von unten schnell und kräftig gegen dessen Fingerbeeren. Physiologische Reflexantwort ist die Fingerbeugung I-V.

Trousseau-Zeichen
Pfötchenstellung der oberen Extremität und der Hände bei Tetanie.

Tullio-Phänomen
Lärmempfindlichkeit, die zu Gleichgewichtsstörungen mit Schwindel, Erbrechen und Nystagmus führt und im Rahmen einer Innenohrbeteiligung bei Lues und Borreliose auftritt.

Turcot-Syndrom
Autosomal-dominant erbliche Sonderform der familiären adenomatösen Polyposen (FAP, Polyposis coli), der eine Mutation des APC-Gens auf Chromosom 5q zugrunde liegt und die neben einer Adenomatose zur Entwicklung von Glio- und Medulloblastomen neigt.

Turner-Syndrom
Häufigste Chromosomenaberration mit weiblichem Habitus, verursacht Hypogonadismus. 57 % haben den Karyotyp 45X. Schwer betroffene Patienten zeigen bei der Geburt Lymphödeme der Hände und Füße. Weitere Charakteristika sind Minderwuchs, primäre Amenorrhoe, Schildthorax (weit auseinander liegende Brustwarzen), Pterygium colli, Herzfehler (häufig Aortenisthmusstenose) und Unfruchtbakeit.

Tyndall-Effekt
Im Rahmen der ophthalmologischen Spaltlampenuntersuchung zeigt sich bei erhöhtem Kolloidanteil des Vorderkammerwassers (z. B. bei erhöhtem Proteinanteil im Rahmen von Iritiden) eine verstärkte Lichtstreuung mit Trübung des Lichtwegs.

Tzanck-Test
Mikroskopischer Akantholyse-Nachweis bei Pemphigus vulgaris durch Ausstrich von Zellen des Blasengrundes. Es treten Zeichen eines Verlustes von interzellulären Verbindungen auf.

U

Uhthoff-Zeichen
Nystagmus bei disseminierter multipler Sklerose.

Ullrich-Turner-Syndrom
Siehe Turner-Syndrom.

Ullrich-Scheie-Syndrom
Siehe Scheie-Krankheit.

Undine-Syndrom
Primäre idiopathische Hypoventilation: Ätiologisch unklarer Ausfall von Chemorezeptoren im Atemzentrum mit konsekutiver Hypoxämie, Zyanose und Somnolenz bei nur noch periodischem Atemmuster.

Unna-Politzer-Nävus
Storchenbiß, Naevus flammeus medialis: Häufige und harmlose, angeborene Erweiterungen der Blutgefäße v. a. im Nacken, die zumeist im Laufe des ersten Lebensjahres abblassen.

Unterberger-Tretversuch
Prüfung von Koordination und Gleichgewichtssinn durch etwa 60-maliges „Auf-der-Stelle-Treten" des Patienten mit geschlossenen Augen. Eine axiale Rotation von $> 45°$ spricht dabei für eine vestibuläre oder zerebelläre Störung auf der Seite, zu der der Patient dreht.

Unverricht-Lundborg-Syndrom
Autosomal-rezessiv erbliche Stoffwechselerkrankung mit myoklonischer Epilepsie, zerebellaren Symptomen und Demenzentwicklung. Auftreten in der späten Kindheit.

Usher-Syndrom
Autosomal-rezessiv erbliche Erkrankung mit angeborener Taubheit und progressivem Rückgang des Sehvermögens aufgrund einer Retinopathia pigmentosa.

Valleix-Druckpunkte
Nervendruckpunkte entlang des Verlaufs des N. ischiadicus zur Prüfung seiner Druckschmerzhaftigkeit bei Verdacht auf Ischiassyndrom, das zumeist durch Wurzelkompression, aber auch durch Infektionen und Traumata ausgelöst wird.

Valsalva-Preßversuch
Verfahren zur Erhöhung des intrathorakalen und intraabdominellen Druckes mit der Konsequenz einer Verminderung des Blutflusses zum Herzen, der Verminderung der Pulsfrequenz und einer Erhöhung des Venendrucks durch Pressen bei geschlosser Glottis, Nase und Mund.

Van Buren-Krankheit
Siehe Peyronie-Krankheit.

Vaquez-Krankheit
Polycythämia vera: Vermehrung einer Zellreihe im peripheren Blut, vornehmlich der des roten Blutbildes mit diversen Symptomen wie Gesichtsröte, Schwindel, Kopfschmerzen, Sehstörungen, Angina pectoris u.a., die auf eine Erhöhung der Blutviskosität zurückzuführen sind.

Vater-Pacini-Körperchen
Vibrationssensoren in der Subkutis, lamellenförmige Endkörperchen von Nervenfasern.

Vater-Papille
Papilla duodeni major, Mündung des Gallenganges und des Ductus pancreaticus.

VATER-Syndrom
Komplexes, schweres Fehlbildungssyndrom, bei dem die führenden Anomalien mnemotechnisch zusammengefasst wurden: **V**ertebrale (Wirbelsäulen-) Defekte, **A**nalatresien, **T**racheo-**E**sophageale Fisteln sowie **r**enale und **r**adiale Anomalien.

Veress-Nadel
Im Rahmen von Laparoskopien genutzte Kanüle zur Gasinsufflation in das Abdomen (meist CO_2). Nach Durchstoßen der Bauchdecke schiebt sich als Perforationsschutz innerer Organe automatisch ein stumpfer Mandrin über die Kanülenspitze.

Verner-Morrison-Syndrom
Durch unkontrollierte Sekretion von vasoaktivem intestinalem Polypeptid (VIP) aus einem malignen Pankreas-„VIPom“ kommt es zu Wässriger Diarrhoe („pankreatische Cholera“), Hypokaliämie sowie Achlorhydrie und Azidose (sog. „WDHA“-Syndrom).

Vernet-Syndrom
Hirnstammsyndrom mit Läsion des Foramen jugulare mit kontralateralen Ausfällen von Nervus glossopharyngeus, Nervus vagus und Nervus accessorius.

Virchow-Drüse
Lymphknoten links supraklavikulär hinter dem Schlüsselbeinansatz des M. sternocleidomastoideus neben der Mündung des Dct. thoracicus in den Venenwinkel, der bei abdominellen und insbesondere Magen-Malignomen vergrößert ist.

Virchow-Hassall-Körperchen
Körperchen im Thymus mit konzentrischem Schichtungsmuster.

Virchow-Robin-Raum
Blutgefäße werden bei ihrem Eintritt in das Gehirn von liquorhaltigen, erweiterten Interzellulärräumen tunnelartig umgeben, die als perivaskuläre Spalt- oder Virchow-Robin-Räume bezeichnet werden und Anschluß an den Subarachnoidalraum haben.

Voges-Proskauer-Reaktion
U. a. in der „Bunten Reihe“ zur Differenzierung der Enterobacteriaceae verwendeter biochemischer Test, mit dessen Hilfe die Bildung von Acetoin nachgewiesen werden kann.

Vojta-Methode
Zur speziellen physiologischen Therapie von Zerebralsklerotikern entwickelte Methode, bei der durch Reflexbahnung bestimmte Bewegungen erlernt werden, die sich günstig auf die eingeschränkte Motorik und gestörte Statik auswirken (vgl. auch *Bobath-Methode* S. 153).

Volkmann-Dreieck
V. a. in Zusammenhang mit *Weber-B / C-Sprunggelenksfrakturen* (siehe dort) durch Abscherung betroffenes, in Seitenansicht dreieckiges Areal der distalen, dorsalen Tibia.

Volkmann-Kontraktur
Ischämische Muskelkontraktur: Eine Unterbrechung der Blutversorgung eines Muskels führt zu Muskeldegeneration, Fibrose und schließlich Kontraktur (vgl. *Sudeck-Dystrophie* S. 240).

Von Gierke-Krankheit
Glykogenose Typ I: Mangel an Glukose-6-Phosphatase mit den Symptomen Minderwuchs, Hepatomegalie, Hypoglykämie und hämorrhagischer Diathese. Siehe auch Glykogenosen (vgl. *Glykogenosen* S. 182 sowie S. 57).

Von Hippel-Lindau-Krankheit
Netzhautangiomatose, multiple kapilläre Angiome der Netzhaut, des Kleinhirns und möglicherweise des Rückenmarks. Häufig kombiniert mit Zystenbildung in Pankreas, Leber und Nieren. Wahrscheinlich autosomal-dominante Erbkrankheit.

Von Recklinghausen-Krankheit
Autosomal-dominant erbliche Neurofibromatose-1, gekennzeichnet durch die Deletion eines Tumorsuppressorgens auf dem Chromosom 17q11.2. Typische Symptome sind Neurofibrome, mehr als sechs Café-au-lait-Flecken, und pigmentierte Irishamartome.

Von Willebrandt-Syndrom
Mangel des Gerinnungsfaktors VIII mit verlängerter Blutungszeit, Epistaxis (Nasenbluten), massiver Menstruation und Neigung zu Hämatomen (siehe auch S. 38).

Vrolik-Krankheit
Glasknochenkrankheit, Osteogenesis imperfecta Typ II: Bereits vor der Geburt zu multiplen Frakturen, weichem „Kautschuk"-Schädel und blauen Skleren führende, aut.-rez. erbl. Störung der Typ-I-Kollagen-Synthese mit infauster Prognose.

W

Waaler-Rose-Test
Weitgehend durch Latex-Tests abgelöstes Verfahren zur Quantifizierung von IgM-Rheumafaktoren mittels indirekter Hämagglutination, bei dem Antikörper-beladene Schafserythrozyten in Verdünnungsreihen mit Patientenserum inkubiert werden.

Waardenburg-Syndrom
Autosomal-dominant erbliche Erkrankung mit Innenohrschwerhörigkeit, Pigmentationsstörungen (u.a. weiße Haarsträhne über der Stirnmitte), okulären Anomalien, Ektodermaldysplasie und anderen Dysplasien.

WAGR-Komplex

Chromosom-11p⁻-Syndrom. Aus ***W****ilms-Tumor* (siehe dort), **A**niridie, **G**onadoblastom und **R**etardierung bestehender Symptomenkomplex, der sich im frühen Kleinkindalter manifestiert und auf eine strukturelle Chromosomenaberration zurückzuführen ist.

Waldenström-Krankheit (Morbus Waldenström)

Makroglobulinämie. Form einer Paraproteinämie durch ein lymphoplasmozytäres Immunozytom.

Waldeyer´scher Rachenring

Sammelbegriff für die lymphatischen Organe des Rachens, Tonsilla palatina, lingualis und pharyngealis, "erste Instanz" des Abwehrsystems im Magen-Darm-Trakt.

Wallenberg-Syndrom

Hirnstammsyndrom bei Verschluß der Arteria cerebellaris posterior, mit Muskelschwäche, Lähmungen, herabgesetzter Schmerz- und Temperaturempfindung sowie Dysphagie.

Waller-Degeneration

Degeneration des distalen Nervenstumpfes mit Verlust der Leitfähigkeit und damit der Erregbarkeit nach Durchtrennung des Axons. Regeneration oft nur nach operativer Therapie möglich. Kann mit und ohne Beteiligung des Perineuriums auftreten.

Walthard-Zellinseln

Versprengte Epithelzellinseln in Mesovar, Mesosalpinx oder Tubenserosa aus Resten des *Wolff- oder Müller-Gangs* (siehe dort), meist ohne klinische Bedeutung.

Warren-Shunt

Distaler splenorenaler (portosystemischer) Shunt. Absetzen der V. lienalis von der V. portae und Anastomosierung mit der V. cava über einen Anschluß an die V. renalis zur Blutungsprophylaxe bei Ösophagusvarizen z. B. im Rahmen von Leberzirrhosen.

Warthin-Tumor

Gutartiger Tumor der Glandula parotis.

Wassermann-Reaktion

Historisches Verfahren zum Nachweis spezifischer Antikörper („Reagine") gegen Syphilis mittels Komplementbindungsreaktion.

Waterhouse-Friedrichsen-Syndrom

Hämorrhagische Nekrose der Nebennieren mit nachfolgender Insuffizienz infolge einer Sepsis durch Meningokokken (Neisseria meningitidis), häufig bei Kleinkindern.

Watson-Schwartz-Test

Testverfahren zum Nachweis von Porphobilinogen im Urin mit Rotfärbung der Probe nach Zugabe von Ehrlich-Reagens. Dient zur Unterscheidung der Porphobilinogenurie von einer Urobilinogenurie.

Weber-Christian-Krankheit
Fettstoffwechselstörung mit nicht-suppurativer nodulärer Panniculitis (nicht-eiternde Entzündung des Unterhautfettgewebes), Bildung von subkutanen Fettknötchen und Fieber.

Weber-(Danis-) Klassifikation
Einteilung der Sprunggelenkfrakturen in Abhängigkeit von der Höhe des Bruchs (Fx) in Bezug auf die Syndesmose:

Weber A:	Fx unterhalb der (intakten) Syndesmose
Weber B:	Fx in Höhe der (teilrupturierten) Syndesmose
Weber C:	Fx oberhalb der (rupturierten) Syndesmose
Weber C-Maisonneuve:	Sonderform mit subkapitaler Fibulafraktur (vgl. *Maisonneuve*)

Weber-Lähmung
Läsion des Crus cerebri mit ipsilateraler Lähmung des Nervus oculomotorius und kontralateraler spastischer Hemiplegie.

Weber-Ramstedt-Operation
Siehe Ramstedt-Operation.

Weber-Test
Hörprüfung zur Charakterisierung von Schwerhörigkeit (ausführliche Erklärung siehe S. 99).

Wedge-Druck
Pulmonaler Kapillarverschlussdruck, der dem linksventrikulär-endiastolischen Druck entspricht (Norm: 5 – 12 mm Hg) und Aussagen über die kardiale Pumpfunktion erlaubt. Gemessen wird mittels über einen Pulmonaliskatheter eingeschwemmten Ballon (vgl. *Swan-Ganz-Katheter* S. 240).

Wegener(-Klinger-)Granulomatose
Erkrankung der Lunge (nekrotisierende Granulome und nekrotisierende Vaskulitis) und der Nieren (nekrotisierende Glomerulonephritis) mit Nachweis des antizytoplasmatischen Antikörpers C-ANCA. Die Patienten können Hämoptysis, Husten, Dyspnoe, Perforation des Nasenseptums, chronische Sinusitis, Mastoiditis und Otitis media zeigen (siehe auch S. 47).

Wegner-Krankheit
Siehe Parrot-Pseudoparalyse.

Weil-Felix-Reaktion
Agglutination von Proteus-X-Stämmen bei Vermischung mit Antikörpern von Patienten mit Rickettsien-Infektion.

Weil-Krankheit (Morbus Weil)
Schwerwiegende Infektionskrankheit durch Leptospiren. Infektion erfolgt häufig über Rattenurin (Kanalarbeiter etc.). Nach 1 bis 2 Wochen phasenförmiger Verlauf mit zunächst Fieber, Bradykardie und diversen Schmerzsymptomen, später Hepatitis, Nephritis, Meningitis und Hämostasestörungen. Letal bei schwerem Verlauf, leichte Variante: sog. Erntefieber (siehe auch S. 113 und 122).

Wenckebach-Periodik
Siehe *Mobitz-I-AV-Block II.°* (= AV-Block II.° Typ I).

Wendl-Tubus
Nasopharyngealtubus zur kurzfristigen Freihaltung der Atemwege bei Bewusstlosen bzw. im Rahmen von (kurzen) Maskennarkosen. Vgl. *Guedel-Tubus.*

Werdnig-Hoffmann-Krankheit
Spinale Muskelatrophie: Erbliche Degeneration des Vorderhorns im Rückenmark mit muskulärer Atrophie, "floppy child" mit fehlendem Muskeltonus und Faszikulationen der Zunge, führt unweigerlich zum Tode.

Werlhof-Krankheit (Morbus Werlhof)
Idiopathische thrombozytopenische Purpura: Verminderte Überlebenszeit der Thrombozyten, kann akut post infectionem und chronisch auftreten. Gekennzeichnet durch Blutungen in Haut und Schleimhaut. Die akute Form heilt häufig spontan aus, die chronische geht mit der Bildung von Antikörpern gegen Thrombozyten einher und tritt häufig bei Frauen mittleren Lebensalters auf.

Wermer-Syndrom
MEN I: Multiple endokrine Neoplasie mit Adenomen v.a. in Nebeniere, Pankreas, Hypophyse, Schild- und Nebenschilddrüse. Tritt im Erwachsenenalter auf und manifestiert sich mit Symptomen entsprechend der betroffenen Organe (siehe auch S. 52, *Gorlin-Syndrom* S.183 und *Sipple-Syndrom* S. 237).

Wernicke-Aphasie
Sensorische Aphasie mit zumeist flüssiger Spontansprache, jedoch stark gestörtem Sprachverständnis. Lokalisation: 1. Temporalhirnwindung (vgl. *Broca-Aphasie* S. 157).

Wernicke-Korsakoff-Syndrom
Vitamin-B_1-Mangelsyndrom (häufig bei Alkoholkranken) mit periventrikulärer Hämorrhagie und / oder Nekrose v.a. der Corpora mammaria. Die Wernicke-Enzephalopatie beschreibt ein Vorläuferstadium dieses Syndroms, und ist im Gegensatz dazu noch reversibel.

Wernicke-Mann-Prädilektionstyp
Aufgrund spastisch-hemiplegisch-bedingter Kontrakturen und Haltungsanomalien (z. B. nach Apoplex) stigmatisierender, zirkumduzierender Gang mit gestrecktem Knie und plantarflektiertem Fuß sowie Armbeugung und Hand- sowie Finger-Adduktion.

Wernicke-Zentrum
Sensorisches Sprachzentrum im hinteren Bereich des Gyrus temporalis superior meistens der linken Hemisphäre (Area 41 / 42).

Wertheim-Meigs-Operation
Gynäkologische Radikaloperation mit Entfernung von Uterus, Tuben, Ovarien, des oberen Vaginaldrittels sowie des umgebenden Gewebes samt Bändern und Lymphknoten (bis V. renalis!) bei invasiven Zervix- und Endometriumkarzinomen.

Westergren-Methode

Bestimmung der Blutkörperchensenkungsgeschwindigkeit (BSG). Ablesung der Höhe der Sedimentationssäule von v. a. Erythrozyten in ungerinnbar gemachtem Blut nach 1 und 2 Stunden. Bei vielen pathologischen Prozessen unspezifisch beschleunigt.

Westermark-Zeichen

Indirektes radiologisches Zeichen leichterer Lungenembolien, bei dem sich segmentale Hypovolämien in Form lokaler Aufhellungen zeigen können.

West-Syndrom

Blitz-Nick-Salaam-Krämpfe, Propulsiv-Petit-mal-Epilepsie. Kurz nach der Geburt beginnendes Anfallsleiden, das sich durch das Aufeinanderfolgen von plötzlichem Körperzucken, Nicken und tonischer Vorwärtsbeugung von Armen und Beinen äußert.

Wharton-Sulze

Gallertiges, aus Mukopolysacchariden mit Kollagenfasern und Mesenchymzellen bestehendes Bindegewebe der Nabelschnur, das schützend die Nabelschnurgefäße umgibt.

Whipple-Krankheit

Intestinale Lipodystrophie. Seltene Erkrankung des Dünndarms, verursacht durch das Bakterium Tropheryma whippelii, resultierend in einer Malabsorption. Es lassen sich Steatorrhoe, entzündliche Infiltrationen der Mikrovilli, eine atypische Pigmentation der Haut und eine chronische Arthritis feststellen.

Whipple-Operation

Duodenopankreatektomie: Abdominelle Radikaloperation bei Pankreaskarzinomen mit Entfernung eines Großteils des Pankreas samt regionärer Lymphknoten, des Duodenums, der Gallenblase inkl. ableitender Gallenwege und von Teilen des Magens.

Wickham-Streifung

Leitphänomen bei von Lichen ruber planus Betroffenen, bei denen v. a. im Bereich der Wangenschleimhaut eine weißliche, netzartige Zeichnung auf flachen, rötlichen Papeln als Ausdruck einer Verdickung des Stratum granulosum sichtbar wird.

Widal-Reaktion

Agglutinationstest mit bekannten Bakterien zum Nachweis von Antikörpern im Patientenserum, v.a. eingesetzt bei Typhus.

Widmark-Formel

In der Forensik bedeutsame Formel zur Berechnung der Alkoholmenge A im Körper:

$$A = c \cdot p \cdot r$$

(mit c: Alkoholkonzentration im Blut [$^0/_{00}$], p: Körpergewicht [kg], r: Verteilungsquotient [Frauen: r=0,6; Männer: r=0,7])

Wiedemann-Beckwith-Syndrom

Exomphalos-Makroglossie-Gigantismus-Syndrom:
Chromosomales Fehlbildungssyndrom, das neben den namensgebenden Symptomen auch zur Ausbildung charakteristischer Y-förmiger Ohrmuschelkerbungen und einer diabetischen Stoffwechsellage führt und häufig mit Malignomen (insbesondere *Wilms-Tumoren* [siehe dort]) assoziiert ist.

Williams-Beuren-Syndrom

Fehlbildungssyndrom mit multiplen Herzanomalien und Dysmorphien (Leitsymptome: supravalvuläre Aortenstenose und „Elfengesicht"), das auf eine Mikrodeletion des Elastin-Gens zurückzuführen ist und schon pränatal zu Hyperkalzämie führt.

Willis-Kreis (Circulus arteriosus Willisii)

Arterieller Kollateralkreislauf an der Hirnbasis, Verbindung zwischen der Versorgung durch die Arteriae carotides internae und Arteria basilaris.

Wilms-Tumor

Nephroblastom: Embryonaler Tumor der kindlichen Niere, metastasiert häufig in regionale Lymphknoten, Lunge, Leber und Gehirn.

Wilson-Ableitungen

Standard-EKG-Brustwandableitungen, die mittels 6 vornehmlich auf der linken Thoraxhälfte zwischen 4. und 5. Interkostalraum positionierter Elektroden „V1-6" (bei Bedarf mehr) die kardiale Erregungsausbreitung in der Horizontalebene projizieren.

Wilson-Krankheit (Morbus Wilson)

Degeneratio hepatolenticularis: Angeborene Kupfertransportstörung aufgrund eines autosomal-dominant erblichen Mangels an Coeruloplasmin, was zu einer Anreicherung von Kupfer in verschiedenen Organen führt. Die Folgen sind eine Degeneration der Basalganglien, *Kayser-Fleischer-Ringe* (siehe dort), Demenz, Leberzirrhose und hepatozelluläre Karzinome.

Wilson-Mikity-Syndrom

Blasenlungensyndrom: Interstitielle, herdförmig fibrosierende Pneumonie mit Atemnot bei Früh- und Neugeborenen, Ätiologie unklar.

Winniwarter-Bürger-Krankheit

Thrombangiitis obliterans. *Siehe Buerger-Krankheit.*

Winterstein-Fraktur

Mittelhandfraktur: Extraartikuläre (= ohne Gelenkbeteiligung) Querfraktur der Basis des Os metacarpale I.

Wirsung-Gang

Ductus pancreaticus: Hauptausführungsgang des exokrinen Pankreas, der gemeinsam mit dem Ductus choledochus im Bereich der *Vater-Papille* (siehe dort) in die Pars descendens duodeni mündet und so die Verdauungssäfte transportiert.

Wiskott-Aldrich-Syndrom
X-chromosomal-rezessiv erblicher Defekt der T- und B-Zellfunktion mit Thrombozytopenie, Blutungsneigung, Infektanfälligkeit und Ekzemen (siehe auch S. 36).

Witzel-Fistel
Transkutane Magenvorderwandfistel, die als Palliativmaßnahme bei nicht (mehr) möglicher PEG-Sondierung (**P**erkutane **E**ndoskopische **G**astrostomie) zwecks Ernährung operativ angelegt wird (z. B. bei Ösophaguskarzinom).

Wolff-Gang
Embryonaler Urnierengang, der sich beim weiblichen Geschlecht zum rudimentären *Gartner-Gang* (siehe dort) und Epoophoron zurückbildet, während es beim Mann zur Weiterentwicklung zu Nebenhodengang, Samenleiter und Bläschendrüsen kommt.

Wolff-Parkinson-White-Syndrom (WPW)
Sog. Präexzitationssyndrom aufgrund akzessorischer Leitungsbahnen zwischen Herz- Vorhöfen und -Kammern (vgl. *Kent-Bündel*), die zur vorzeitigen Kammererregung mit verkürzter PQ-Zeit, charakteristischer Delta-Welle und ST-Streckenveränderungen führen.

Wolhyn´sches Fieber
Fünftagesfieber. Zu den Rickettsiosen gezählte, durch Kleiderläuse übertragene Infektion mit Rochalimea quintana, die zu periodischen Fieberschüben alle fünf Tage führt. Einziges Erregerreservoir ist der Mensch (siehe auch S. 122).

Wolman-Krankheit
Speicher-Lipidose, die durch autosomal-rezessiv erblichen Mangel an saurer Lipase hervorgerufen wird. Sie führt aufgrund massiver und irreversibler Cholesterin-Einlagerung in allen Zellen und Organen innerhalb des ersten Lebensjahres zum Tod.

Wood-Licht
Gefiltertes UV-Licht (365 nm), das in speziellen Quecksilberhochdrucklampen erzeugt und durch Fluoreszenzreaktionen zur Differenzialdiagnose dermatologischer Infektionskrankheiten genutzt werden kann:

Ziegelrot:	Erythrasma / Corynebacterium minutissimum
Blau-grünlich:	Mikrosporen
Grün:	Trichophyton schoenleinii (Favus)
Orange:	Malassezia furfur (Pityriasis versicolor)

y

Young-Helmholtz-Dreifarbentheorie
Theorie zum trichromatischen Sehen entsprechend den Gesetzen der additiven Farbmischung, beim Menschen also der Farben blau (420 nm), grün (530 nm) und rot (660 nm).

Yusho-Krankheit
In Japan vorkommende Vergiftung mit polychlorierten Biphenylen, bei der es zu Hautirritationen (V. a. Chlorakne. Intrauterin vergiftete Neugeborene imponieren als „schwarze Babys"), Schädigungen parenchymatöser Organe und Malignomen kommt.

z

Zahn-Infarkt
Aufgrund einer lokalen Hyperämie dunkelbraun-schwarze Zone, die sich scharf vom umgebenden Lebergewebe abhebt und z. B. im Rahmen intrahepatischer Pfortaderthrombosen nachweisbar ist.

Zahorsky-Krankheit
Herpangina durch Coxsackie-Viren Typ A. Typischerweise in den Sommermonaten auftretendes Krankheitsbild des Kleinkindalters, bei dem es zu charakteristischer schmerzhafter Bläschenbildung an den Gaumenbögen und hohem Fieber kommt.

Zangemeister-Handgriff
Sog. 5. *Leopold-Handgriff* (siehe dort) zur Feststellung eines Missverhältnisses zwischen der Größe des kleinen Beckens und der des vorangehenden Kindsteils durch bi-manuellen Höhenvergleich der Symphysen- und suprapubischen Region.

Zeis-Drüsen
Glandulae sebaceae, Haarbalgdrüsen. Neben den *Meibom-Drüsen* (siehe dort) modifizierte Talgdrüsen zur Fettung der Wimpern an den Augenlidern.

Zeiss-Schlinge
Hilfsmittel zur Steinextraktion aus Ureter oder Nierenbecken mittels über ein Cystoskop eingeführtem Harnleiterkatheter mit Kunststoffschlinge, die sich durch Zug um einen Stein schließen lässt (Fangkorbmechanismus.)

Zellweger-Syndrom
Autosomal-rezessiv erbliches zerebro-hepato-renales Syndrom infauster Prognose, bei dem es durch ein Fehlen hepatischer und renaler Peroxisomen zur Kumulation langkettiger Fettsäuren mit konsekutiv extremer Muskelhypotonie, aufgehobenen -reflexen, multiplen Dysmorphie-Stigmata und schwerer Retardierung kommt.

Zenker-Divertikel
Ösophagusdivertikel im Hypopharynx in der Nähe des oberen Ösophagussphinkters. Eventuelle Ursache für Dysphagien, Obstruktionen und foetor ex ore.

Ziehl-Neehlson-Färbung
Färbemethode zur Darstellung von säurefesten Stäbchen (Mykobakterien, z.B. Mycobacterium tuberculosis). Nach Lufttrocknung und Hitzefixierung wird das Präparat mit Karbofuchsinlösung bedeckt, erhitzt und anschließend mit Salzsäurealkohol entfärbt. Schließlich wird mit Methylenblau gegengefärbt.

Zieve-Syndrom
Akutes hämolytisches Syndrom nach exzessivem Alkoholgenuss bei bestehender Alkoholkrankheit mit Übelkeit, Abdominalschmerzen, sekundärer Hyperlipidämie und eventueller akuter Pankreatitis (siehe auch S. 21).

Zohlen-Zeichen
Der Untersucher fixiert kaudal die Patella, während der Patient zur Kontraktion des M. quadriceps femoris aufgefordert wird. Kommt es hierbei zu einer Schmerzinduktion, spricht dies für eine Chondropathia patellae.

Zollinger-Ellison-Syndrom
Gastrinbildender Tumor aus Inselzellen des Pankreas, der den Magen zu übermäßiger Salzsäureproduktion anregt. Die Tumoren können außer im Pankreas auch im Duodenum lokalisiert sein. Verdachtsdiagnose bei Patienten mit rezidivierenden bzw. perforierenden Magenulzera.

Suchwortregister

A

Suchwortregister

P

Danksagung

Es war recht aufwendig, sich Merksprüche (Mnemonics) zu komplizierten medizinischen Zusammenhängen auszudenken oder externe Quellen zu analysieren. Hervorheben möchte ich das Engagement der beiden Coautoren Sebastian Pohle und Torsten Kaussen, die die geeignetsten Merksprüche mit mir herausgefiltert und überarbeitet haben. Sebastian Pohle hat viele der Merksprüche in originelle Cartoons umgesetzt, um ihre Behaltbarkeit zusätzlich visuell zu unterstützen.

Den Graphikerinnen Frau Susanne Kniest und Inger Jürgens danken wir herzlich für Ihre Beratung, Unterstützung und das Layout des gesamten Bandes. Meiner Frau Stefanie Hofer verdanken wir das unverzichtbare Lektorat und zahlreiche Verbesserungsvorschläge.

Sie können etwas gewinnen – machen Sie mit !

Tausende Medizinstudierende, Ärztinnen und Ärzte werden jedes Jahr in Staatsexamina und Facharztprüfungen mit komplexen Prüfungsinhalten konfrontiert, die sie sich oft nur schwer merken können. Sie alle sind in diesem Lernprozess Experten in der Einschätzung, welche Dinge Sie sich eher leicht, und welche Sie sich nur unter größtem Zeitaufwand aneignen können.

Nutzen Sie Ihr Kreativpotential: Schicken Sie Ihren neuen Merkspruch und seine Bedeutung an den Herausgeber unter:

matthias.hofer@uni-duesseldorf.de

Sowohl Alternativvorschläge als auch neue Sprüche sind willkommen. Als Dank erhält jede(r) Einsender(in) eines neu aufgenommenen Merkspruchs ein Exemplar der Neuauflage des jeweiligen Bandes kostenlos zugeschickt. Wir können natürlich eingereichte Vorschläge weder zurück schicken, noch für deren Aufnahme garantieren. Sie müssten uns bitte schriftlich die uneingeschränkte Verwendung Ihrer Merksprüche gestatten und Ihre eigene Urheberschaft bestätigen.